·全国高等职业教育口腔医学/口腔医学技术专业“十三五”规划教材·

可摘局部义齿修复工艺技术

（供口腔医学、口腔医学技术专业使用）

主　编　黄呈森

副主编　唐艳萍　郭建康　蒋晓芳　武竞业

编　委　（以姓氏笔画为序）

马　杰（山东医学高等专科学校）
王　莉（廊坊卫生职业学院）
王建军（安徽中医药高等专科学校附属口腔医院）
王美艳（承德护理职业学院）
苏继华（安阳职业技术学院）
李　静（安徽中医药高等专科学校）
武竞业（辽宁医药职业学院）
徐飞飞（枣庄职业学院）
郭建康（河南护理职业学院）
郭艳玲（甘肃卫生职业学院）
唐艳萍（长沙卫生职业学院）
黄呈森（承德护理职业学院）
阎　杰（石家庄医学高等专科学校）
蒋晓芳（济南护理职业学院）

中国健康传媒集团
中国医药科技出版社

内 容 提 要

本教材依据高等职业院校口腔医学技术专业培养目标的教学要求而编写。理论部分共五篇十六章，第一篇（第一至第三章）是可摘局部义齿工艺技术的理论及技师医师合作交流部分；第二篇（第四至第九章）是基本工艺制作部分，以可摘局部义齿工艺流程为主线，重点介绍可摘局部义齿的基本制作工艺，内容与企业的工艺流程一致；第三至第五篇（第十至第十六章）是可摘局部义齿新技术和口腔修复学的有关扩展性内容，除介绍附着体义齿、套筒冠义齿、覆盖义齿、赝复体工艺技术外，新增了近年来临床上日益普及的种植义齿、CAD/CAM、3D 打印技术。每章节内容都有学习目标、案例讨论、考点提示、本章小结、习题及参考答案，同时附有必要的插图，对有必要进一步说明和引导的地方插入了知识拓展或知识链接，其目的是使学生在学习过程中更具有针对性、系统性和可读性。实训指导部分包括八个实训。本教材为书网融合教材，即纸质教材有机融合电子教材、教学配套资源（PPT、微课、视频、图片等）、题库系统、数字化教学服务（在线教学、在线作业、在线考试）。

本书除作为口腔医学技术、口腔医学、口腔修复工艺技术专业教材外，亦可作为义齿加工企业从业人员及临床口腔医务工作者的参考用书。

图书在版编目（CIP）数据

可摘局部义齿修复工艺技术 / 黄呈森主编 . -- 北京 : 中国医药科技出版社 , 2019.12
全国高等职业教育口腔医学 / 口腔医学技术专业“十三五”规划教材
ISBN 978-7-5214-1445-5

Ⅰ . ①可… Ⅱ . ①黄… Ⅲ . ①义齿学—高等职业教育—教材 Ⅳ . ① R783.6

中国版本图书馆 CIP 数据核字 (2019) 第 266883 号

出版 **中国健康传媒集团** | 中国医药科技出版社
地址 北京市海淀区文慧园北路甲 22 号
邮编 100082
电话 发行：010-62227427 邮购：010-62236938
网址 www.cmstp.com
规格 889 × 1194mm $^{1}/_{16}$
印张 17 $^{3}/_{4}$
字数 475 千字
版次 2019 年 12 月第 1 版
印次 2022 年 6 月第 2 次印刷
印刷 三河市万龙印装有限公司
经销 全国各地新华书店
书号 ISBN 978-7-5214-1445-5
定价 68.00 元

获取新书信息、投稿、为图书纠错，请扫码联系我们。

数字化教材编委会

主　编　黄呈森

副主编　唐艳萍　郭建康　蒋晓芳　武竞业

编　委（以姓氏笔画为序）

马　杰（山东医学高等专科学校）

王　莉（廊坊卫生职业学院）

王建军（安徽中医药高等专科学校附属口腔医院）

王美艳（承德护理职业学院）

苏继华（安阳职业技术学院）

李　静（安徽中医药高等专科学校）

武竞业（辽宁医药职业学院）

徐飞飞（枣庄职业学院）

郭建康（河南护理职业学院）

郭艳玲（甘肃卫生职业学院）

唐艳萍（长沙卫生职业学院）

黄呈森（承德护理职业学院）

阎　杰（石家庄医学高等专科学校）

蒋晓芳（济南护理职业学院）

全国高等职业教育口腔医学/口腔医学技术专业“十三五”规划教材

出版说明

为深入贯彻《现代职业教育体系建设规划（2014—2020年）》以及《医药卫生中长期人才发展规划（2011—2020年）》文件的精神，满足高等职业教育口腔医学/口腔医学技术专业培养目标和其主要职业能力的要求，不断提升人才培养水平和教育教学质量，在教育部及国家药品监督管理局的领导和指导下，在本套教材建设指导委员会主任委员王斌教授等专家的指导和顶层设计下，中国医药科技出版社组织全国60余所高职高专院校及附属医疗机构近130余名专家、教师历时1年多精心编撰了“全国高等职业教育口腔医学/口腔医学技术专业‘十三五’规划教材”。本套教材包括高等职业教育口腔医学/口腔医学技术专业理论课程主干教材共计10门，主要供全国高等职业教育口腔医学/口腔医学技术专业教学使用。

本套教材定位清晰、特色鲜明，主要体现在以下方面。

一、紧扣培养目标，满足职业标准和岗位要求

口腔医学专业高等职业教育的培养目标是培养能够面向口腔医疗机构的助理医师或医师助手等高素质、实用型医学专门人才，即掌握口腔医学、基础医学和临床医学的基本理论知识，具备口腔临床工作的主要技术技能，能够从事口腔常见病、多发病的基本诊疗和预防工作；口腔医学技术专业高等职业教育的培养目标是培养能适应口腔修复制作行业需要的高素质、技能型专门人才，即具有与专业相适应的基础理论与专业技能，能运用现代技术和手段进行各种口腔修复体制作。本套教材的编写以高等职业教育口腔医学/口腔医学技术专业培养目标为导向，对接职业标准和岗位要求，为培养口腔医学/口腔医学技术专业高素质、技能型专门人才提供教学蓝本。

二、体现口腔医学/口腔医学技术专业特色

本套教材在专业思想、专业知识、专业工作方法和技能上体现口腔医学/口腔医学技术专业特色。基础课、专业基础课教材的内容注重与专业课教材内容对接；口腔医学专业课教材内容与口腔临床岗位对接，着重强调符合基层口腔临床岗位需求及全科医生口腔助理医师培养需求；口腔医学技术专业课教材内容与行业及企业标准、职业资格标准衔接，着重强调符合行业需要及职业能力培养需要。

三、对接口腔执业助理医师和口腔医学技术初级（士）卫生专业技术资格考试

本套教材中，涉及口腔执业助理医师和口腔医学技术初级（士）卫生专业技术资格考试的课程内容紧密对接《口腔执业助理医师资格考试大纲》《口腔医学技术初级（士）考试大纲》，并在教材中插入相关“考点提示”，有助于学生复习考试，提升考试通过率。

四、书网融合，使教与学更便捷更轻松

全套教材为书网融合教材，即纸质教材与数字教材、配套教学资源、题库系统、数字化教学服务有机融合。通过“一书一码”的强关联，为读者提供全免费增值服务。按教材封底的提示激活教材后，读者可通过PC、手机阅读电子教材和配套课程资源（PPT、微课、视频等），并可在线进行同步练习，实时反馈答案和解析。同时，读者也可以直接扫描书中二维码，阅读与教材内容关联的课程资源，从而丰富学习体验，使学习更便捷。教师可通过PC在线创建课程，与学生互动，开展在线课程内容定制、布置和批改作业、在线组织考试、讨论与答疑等教学活动，学生通过PC、手机均可实现在线作业、在线考试，提升学习效率，使教与学更轻松。此外，平台尚有数据分析、教学诊断等功能，可为教学研究与管理提供技术和数据支撑。

编写出版本套高质量教材，得到了全国知名专家的精心指导和各有关院校领导与编者的大力支持，在此一并表示衷心感谢。出版发行本套教材，希望受到广大师生欢迎，并在教学中积极使用本套教材和提出宝贵意见，以便修订完善，共同打造精品教材，为促进我国高等职业教育口腔医学/口腔医学技术专业教育教学改革和人才培养做出积极贡献。

中国医药科技出版社

2019年11月

全国高等职业教育口腔医学/口腔医学技术专业“十三五”规划教材

建设指导委员会

前　言

Foreword

为了贯彻落实“国家职业教育改革实施方案”精神，加快发展现代职业教育，为建设创新型国家提供人才支撑，13所高职高专院校教师及医院口腔临床专家，共同编写了体现现代职业教育特点的“全国高等职业教育口腔医学 / 口腔医学技术专业‘十三五’规划教材”《可摘局部义齿修复工艺技术》。

本教材编写以高等职业院校口腔医学技术专业培养目标为导向，以职业技能的培养为根本，满足3个需要（岗位需要、学教需要、社会需要），依据口腔医学技术专业培养目标的教学要求，教材内容与口腔医学技术初级（士）卫生专业技术资格考试相衔接，着重强调符合行业需要及职业能力培养。

可摘局部义齿修复工艺技术是口腔医学技术专业学生必修的专业核心课程。教材的编写遵循“三基（基本知识、基本理论、基本技能）、五性（思想性、科学性、先进性、启发性、适用性）和三特定（特定目标、特定对象、特定限制）”的原则。本教材的特定对象是三年制高职高专口腔医学技术、口腔医学专业学生。基本知识和基本理论以“必需、够用”为度，注重创新精神和基本技能的培养，融传授知识、培养能力、提高技能、提升素质为一体。编写过程中力求教材内容与口腔医学技术工作岗位需求相对接，与口腔医学技术初级（士）考试紧密结合，培养具有“双证书”的高技能型口腔技术人才。

本教材理论部分共五篇十六章。第一篇概论，包括第一～三章，主要介绍口腔修复工艺技术的起源发展，可摘局部义齿的组成及技师与医师的合作交流；第二篇常用可摘局部义齿修复工艺技术，包括第四～九章，主要介绍印模模型技术，排牙技术，弯制支架技术，铸造支架技术，义齿的完成及义齿戴入后出现的问题及处理；第三篇固定－可摘义齿修复工艺技术，包括第十～十二章，主要介绍附着体，套筒冠及覆盖义齿修复工艺技术；第四篇可摘局部义齿数字化制作技术，包括第十三、十四章，主要介绍可摘局部义齿CAD/CAM及3D打印技术；第五篇特殊可摘局部义齿修复工艺技术，包括第十五、十六章，主要介绍种植义齿及赝复体修复工艺技术。每章设置学习目标、案例讨论、知识链接、本章小结、习题等项目，以激发学生的创新思维能力，增强学生学习兴趣，拓展知识面。在编写教材中我们将口腔医学技术初级（士）考纲中的考点以“考点提示”的方式，在教材中呈现，以帮助学生掌握考点，提升应试能力。同时附有实训指导，包括八个实训，为教师教学及学生学习提供方便。本教材为书网融合教材，即纸质教材有机融合电子教材、教学配套资源（PPT、微课、视频、图片等）、题库系统、数字化教学服务（在线教学、在线作业、在线考试）。

本教材图文并茂，重点突出，结构严谨，实用性强，除供口腔医学技术、口腔医学、口腔修复工艺技术专业使用外，亦可作为义齿加工企业从业人员及临床口腔医务工作者的参考用书。

在本教材编写过程中，学习并引用了同行的学术成果，也得到了各编者所在单位的大力支持，在此一并表示衷心的感谢！由于水平和时间所限，不足之处在所难免，恳请广大读者批评指正。

编　者

2019年5月

目　录

Contents

第一篇　概　论

实训指导

第一篇

概　论

第一章

绪　　论

学习目标

1. 了解　口腔修复工艺技术的起源。
2. 了解　近代口腔修复工艺技术的发展简史。
3. 了解　可摘局部义齿修复工艺技术的定义、学科特点、工艺流程。

扫码“学一学”

第一节　口腔修复工艺技术的起源和发展

口腔修复工艺技术是口腔医学临床工作中的重要技术类型。口腔修复工艺技术的范畴包括固定修复工艺技术、可摘修复工艺技术、种植修复工艺技术、颌面缺损修复工艺技术、数字化修复工艺技术、正畸工艺技术等部分。随着口腔修复学、口腔材料学和口腔设备器械学等学科的发展，口腔修复工艺技术所涉及的范围更加广泛，业务内容也日益丰富。

一、口腔修复工艺技术的起源及早期的义齿修复

口腔修复工艺的发展有着悠久的历史。公元前 2600 年，在埃及出土的文物中即可见到眼鼻耳等颌面修复体的实物。公元前 1000 年左右，古埃及、叙利亚等地的墓葬中已看到颌骨上有用金属丝结扎而形成的修复体。公元前 400 年—前 300 年期间，腓尼基人用金丝将两个去除牙根的天然中切牙结扎于两侧邻牙上，形成了早期的固定桥修复体。上述证据表明，人类早在数千年前就开始了口腔修复的尝试。

据考古发现、文学描述和史学记载，我国口腔修复工艺具有悠久的历史。公元前 200 年，中国出现了金属基底层上涂漆的面部修复体。南宋（公元 1125 年）诗人陆游所著《岁晚幽兴》反映了当时已有专门从事镶牙的医生的史实。公元 1137 年楼钥著《攻媿集》，其中的《赠种牙陈安上文》记载“陈氏术妙天下，凡齿之有坠者，易之一新，才一举手，便使人保编贝之美”，说明陈氏的修复技术的高超。马可·波罗于 13 世纪曾记载了中国某地区使用金箔包牙的风俗，这些牙齿包镶得十分逼真，说明当时修复工艺的精湛。Kerr 与 Roger（1877 年）首先报道中国人用象牙、兽骨雕刻成牙，用铜丝或肠线结扎在真牙上修复缺牙。上述记载，反映了我国古代修复工艺水平。

二、近代口腔修复工艺技术的发展简史

在近代，我国口腔医学的发展较为缓慢，口腔修复工艺也受此影响并未得到较快的发展。1949 年以前和建国初期，承担修复体加工的机构主要是城镇中的“镶牙馆”，多数“镶

牙馆”兼营照相业务，叫作“照相镶牙馆”，为分散的个体经营。在此期间或之前，我国只有少数的口腔医学系（原牙医学系）或少数几家综合性医院的口腔科具有技工室或制作室，这里可以培养少数的口腔修复技师，他们以师徒相承的方式培养屈指可数的学生。

在20世纪50年代，口腔修复工艺主要的业务是胶连可摘义齿、有缝冠桥、锤造冠桥及中低合金铸造修复体，虽然条件恶劣，但工艺可谓精湛。此后的文革时期，口腔修复工艺工作及发展基本处于停滞状态。在20世纪七八十年代，临床上可以看到当时制作的锤造3/4冠、固定桥边缘密合，功能行使良好。此后，国产牙科镍铬合金、钴铬合金等高熔合金的研发、应用，为我国口腔修复工艺的发展做出了贡献。在当时的国情下，上述工作不仅节约了大量的贵金属，而且钴铬合金支架义齿也得到了发展。在上述相当长一段时间内，口腔修复医师与口腔修复技师的分工不明确，修复体工艺制作很多都是由修复医师完成的，也有技师出门诊接诊患者并完成全部义齿的制作。

20世纪80年代前，义齿加工集中在口腔医院和综合医院的口腔科，多半以“技工室”的形式存在，加工的义齿仍以胶连法制作的总义齿、可摘义齿以及锤造和简单铸造加银焊焊接的固定义齿为主。20世纪80年代以后，我国口腔修复工艺专业迎来了快速发展的时期。借着改革开放的契机，口腔修复的新理论、新设备、新材料、新技术、新工艺引入我国，从而带动了口腔修复工艺专业的快速发展。瓷修复技术、钛铸造技术、精密附着技术、种植义齿修复技术、CAD/CAM技术等代表口腔修复学最新发展水平的技术，在我国各地口腔医疗机构中迅速得到普及。口腔修复工艺专业的迅速发展，使义齿制作方面有了多种选择。口腔临床医师根据患者口腔情况，选择最佳的修复设计方案。承担义齿制作任务的“制作室”或“加工中心”也必须随之进行细化的专业分工，即按不同的制作工艺流程形成不同的专业组，以满足临床医师、口腔修复工艺水平发展对义齿制作质量的要求。

20世纪末及21世纪初，随着我国民营经济的发展，基于口腔修复工艺加工的特点，许多民营（企业型）或商业性运营的义齿加工中心不断诞生。部分医院、诊所等医疗机构通过契约委托的方式让民营或商业性加工中心承接修复工艺加工任务。由于这些加工中心在运营方面具有较高的灵活性，在设备和技术方面更新及时，使得他们成为我国口腔修复工艺技术发展的中坚力量之一，与从属于专科口腔医院等医疗机构的加工中心形成了相互补充、共同发展的局面。

在可摘义齿及颌面缺损修复工艺方面，19世纪以前，口腔修复治疗以全口义齿、可摘局部义齿居多，当时的工艺较为落后。19世纪中叶开始用橡胶制作义齿基托。1851年，Nelson Goodyear使用硬质的硫化橡胶制作义齿基托，此种情况一直持续到树脂的发明。进入20世纪，该方面进入快速发展期。1924年George W.Stryker首次将树脂作为义齿基托材料。丙烯酸树脂材料的发明为可摘义齿的修复带来了重大发展，树脂人工牙、树脂基托沿用至今。20世纪60年代，硅橡胶的发明为颌面缺损修复带来了重大的改进，硅橡胶柔软、耐用、可配色等特征使其目前仍为主要的面缺损修复材料。

第二节 可摘局部义齿修复工艺技术概述

一、可摘局部义齿修复工艺技术的定义

可摘局部义齿修复工艺技术是利用义齿修复学的理论和原理，采用符合人体生理的各种修复工艺技术，制作出患者可自行摘戴的修复体的一门学科。

二、可摘局部义齿修复工艺技术与其他学科的关系

可摘局部义齿修复工艺技术是以医学基础、口腔医学基础、口腔临床医学、口腔医学美学、应用材料学、材料力学、工艺学、生物力学及现代工程技术学等学科知识为基础，利用人工材料制作各种可摘修复体以恢复、重建患者的牙列缺损及颌面部缺损畸形，从而尽可能恢复其形态和功能的一门学科。口腔技术人员只有扎实地掌握基本知识和相关学科的知识，才能够合理地、正确地设计并制作出符合人体生理的各种修复体，为患者提供良好的修复治疗。

三、可摘局部义齿修复工艺技术的学科特点及工艺流程

可摘局部义齿修复工艺技术具有工艺流程和环节复杂、工序要求严谨、技术含量较高、涉及多学科和多工种、专业性强等工艺技术特点。其基本工艺技术有：填塞倒凹技术、支架弯制技术、铸造技术、排牙技术、焊接技术、调𬌗技术、磨光和抛光技术、平行研磨技术等。

可摘局部义齿修复的基本工艺过程是：原始模型的处理，复制模型，模型的观测、设计，审阅义齿设计单，制定工艺流程，制作修复体，完成修复体，质检、监测，送交临床医师试戴。

本章小结

本章主要介绍了口腔修复工艺技术的起源和发展，以及可摘义齿修复工艺技术的定义、与其他学科的关系和工艺流程。通过本章的学习，我们了解到口腔修复工艺技术历史悠久，但是在近代，我国的口腔修复工艺技术发展缓慢，进入20世纪末及21世纪初，才开始蓬勃发展。可摘局部义齿工艺技术是口腔修复工艺技术的一个分支，具有工艺流程复杂、技术含量较高、涉及多学科和多工种、专业性强等工艺技术特点。要求从业人员掌握更多的学科知识和实践技能才能胜任工作。

（唐艳萍）

习　题

一、单项选择题

1. 可摘局部义齿修复基本工艺技术有

A. 填塞倒凹技术　　B. 支架弯制技术、铸造技术

C. 排牙技术、调𬌗技术　　D. 磨光和抛光技术、平行研磨技术

E. 以上都包括

2. 哪一年 Kerr 与 Roger 首先报道中国人用象牙、兽骨雕刻成牙，用铜丝或肠线结扎在真牙上修复缺牙

A. 1125 年　　B. 1137 年

C. 1877 年　　D. 1851 年

E. 1982 年

3. 下列关于牙列缺损的描述错误的是

A. 牙列缺损是指在上、下颌牙列内的不同部位有不同数目的牙齿缺失，牙列内同时有不同数目的天然牙存在

B. 牙列缺损是口腔临床常见的多发的缺损畸形

C. 牙列缺损的常规修复方法有可摘局部义齿修复和固定局部义齿修复，可摘局部义齿是牙列缺损修复最常用的方法

D. 牙列缺损是指各种原因引起的牙体硬组织不同程度的损坏或畸形

E. 根据牙列缺损的部位和缺牙数目不同，可有成千上万个缺牙形式

二、思考题

可摘局部义齿修复工艺技术的特点是什么？

第二章

可摘局部义齿修复工艺技术

学习目标

1. 掌握 可摘局部义齿的概念、组成；Kennedy 牙列缺损的分类、人工牙的选择标准；基托的要求；直接固位体卡环和间接固位体的要求和作用；大小连接体的要求；可摘局部义齿的设计要求和基本原则。

2. 熟悉 可摘局部义齿的作用、分类、适应证；人工牙及基托的种类；大小连接体的作用；外形高点线和观测线、倒凹的定义；常规卡环的名称、组成形式及固位原理。

3. 了解 可摘局部义齿的优缺点；冠内固位体的种类；观测器的结构、功能。

4. 学会运用合适的方法修复牙列缺损。

5. 具有尊重和保护病人权利的素质以及关爱患者的意识。

扫码“看一看”

案例讨论

【案例】

患者，男，53 岁。因左上有一大牙拔除半年左右，且有其他牙缺失，要求修复来诊。口内检查：上颌 876321125678 缺失，余牙无出血、松动、感染，缺牙牙槽嵴丰满、圆钝，无骨尖等妨碍修复的情况，开口度正常。

【讨论】

1. 如何设计可摘局部义齿？

2. 修复原则是什么？

第一节 可摘局部义齿概述

扫码“学一学”

一、可摘局部义齿的定义

可摘局部义齿（removable partial denture，RPD）是牙列缺损常用的修复体之一，是用人造材料以人工方法制作的，是弥补因各种原因所致的牙齿缺失及其周围软硬组织缺损，患者能够自行摘戴的一种修复体。这种修复体是利用余留的天然牙和基托下黏膜及骨组织作支持，依靠义齿的固位体和基托来固位，用人工牙恢复缺失牙的形态和功能，用基托材料恢复缺损的牙槽嵴及软组织形态，从而在口腔内发挥功能的。

二、可摘局部义齿的优点和缺点

1. 可摘局部义齿的优点 可摘局部义齿需要磨除的基牙牙体组织较少，对基牙的要求也不如固定义齿那么高，设计灵活，价格较低廉，可修复牙列任何部位的缺损，适应范围广，禁忌证少，制作方法比较简单，便于患者清洁和洗刷，损坏后容易修补，牙齿再有缺失可添加。夜间摘除义齿后，可让基牙及支持组织解除压力，得到适当休息。此外，对于缺失牙伴软组织和牙槽嵴硬组织缺损的病例，用可摘义齿的基托填塞缺损区，恢复适当外形，修复效果良好。

2. 可摘局部义齿的缺点 义齿因有一定的基托，所以体积较大，初戴时异物感明显，需要一定的适应时间；其稳定性较差，不如固定义齿，咀嚼时义齿的动度较大；咀嚼效率明显低于固定义齿。

近年来临床出现的固定可摘义齿已将可摘局部义齿和固定义齿的优点结合在一起。精密和半精密附着体近年来广泛应用于临床，其在国内虽然起步晚，但起点高，发展快，设计集中了固定修复和可摘修复的优点，今后也将更多用于牙列缺损的修复。

知识链接

可摘义齿的发展展望

精密和半精密附着体近年来广泛应用于临床，今后将更多用于牙列缺损的修复。修复体的仿生性、仿真性也是一个发展方向，仿生要求修复材料生物安全性极佳，这对我们目前使用的义齿制作材料提出了更高的要求。种植义齿的普及应用是另一个发展趋势，种植技术的发展不仅丰富了口腔种植学的内容，扩大了适应证的范围，同时也促进了配套义齿修复的发展。

近年来由于科技的快速发展，新材料、新技术不断出现，使可摘局部义齿从设计到制作技术方面，都有了长足的发展，而口腔修复学与信息科学、材料科学、计算机学、机械学及生物医学的紧密结合，也促进了口腔修复学的飞速发展。随着社会的发展和人们生活水平的不断提高，患者对修复体的要求也越来越高，修复体不仅仅是一个咀嚼工具，更应该作为一个人工器官而发挥其功能。这就要求我们所制作的修复体不仅要恢复患者的缺损牙列，恢复缺损、缺失部位的软硬组织形态和功能，还要保护周围组织的健康，满足患者的生理需要和心理需要。因此必须融汇社会医学的内容，才能使修复体和谐地长存于患者口内。对于牙列缺损的修复治疗，追求功能和美学的不断融合使修复治疗产生功能和美学的高度统一；努力使修复体与天然牙齿、牙龈、口周软组织、面部、口颌系统乃至整个机体的功能及美观协调，才能塑造完美的口颌系统的外形及功能。

三、可摘局部义齿的适应证

1. 适用于各种牙列缺损，尤其是游离端缺失者。

2. 因牙周病、外伤或手术造成的缺牙，伴有牙槽骨、颌骨和软组织缺损者。

3. 𬌗面过度磨损或多个牙缺失等原因造成咬合垂直距离过低，在修复缺失牙的同时须升高颌间距离者。

4. 基牙松动不超过 II°，牙槽骨吸收不超过 1/2，必要时可兼作义齿和松动牙固定夹板。

5. 拔牙伤口未完全愈合，但因工作需要急于修复者或因职业需要而制作即刻义齿者。

6. 腭裂伴缺失牙需以基托封闭裂隙者。

7. 不接受或不能耐受固定义齿修复时磨除牙体组织的，或主动要求做可摘局部义齿修复者。

8. 食物嵌塞矫治器兼可摘义齿修复者。

9. 年老体弱，全身健康条件或缺牙区的邻近牙齿健康状况差，不宜做固定义齿修复者。

10. 固定义齿或种植义齿修复失败者。

四、可摘局部义齿的非适应证

1. 缺牙间隙过小或𬌗间距离过低，致义齿强度不足者。

2. 基牙倾斜移位，松动达 III° 者，或牙冠形态异常，不能为义齿提供足够固位力者。

3. 因各种原因如偏瘫、精神病、痴呆症、癫痫症及上肢残疾等疾病造成患者生活不能自理，不能摘戴、保管、清洁义齿和维持口腔卫生，以及有误吞义齿危险的患者。

4. 严重的牙体、牙周或口腔黏膜病病变未得到有效治疗控制，义齿接触或覆盖病变区者。

5. 对义齿塑料丙烯酸酯过敏或对义齿基托的异物感无法克服者。

6. 因职业原因对发音要求较高者。比如演员、教师、播音员等。

7. 第三磨牙单独缺失一般不予修复。

考点提示 可摘局部义齿的适应证和非适应证。

第二节　可摘局部义齿的组成及作用

扫码“学一学”

可摘局部义齿通常由人工牙、基托、固位体和连接体四部分组成（图 2-1）。按其组成部件所起的作用，可归纳为三个部分，即修复缺损部分，包括人工牙和位于牙槽嵴部分的基托；固位和稳定部分，包括固位体、基托、𬌗支托，主要是固位体；连接传力部分，包括连接体、基托、𬌗支托，主要是连接体。

一、人工牙

人工牙（artificial tooth）是义齿结构上用来代替缺失的天然牙，恢复其牙冠的形态和咀嚼、发音等功能的部分。

（一）按制作材料的不同分类

按人工牙的制作材料不同可分为塑料牙、瓷牙、金属（舌）𬌗面牙和金属牙四种类型。

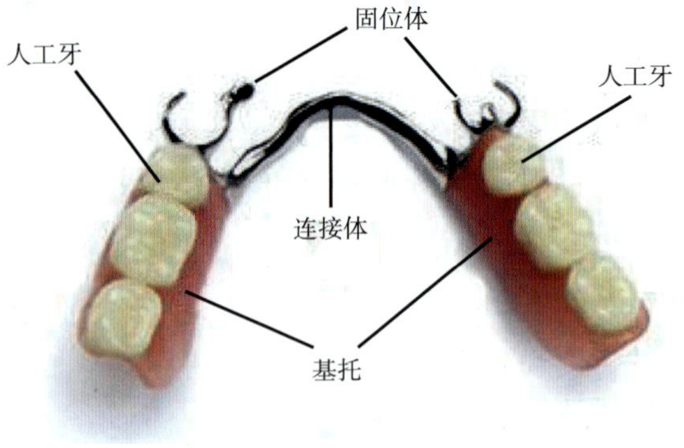

图 2-1　可摘局部义齿的组成

1. 塑料牙　由聚甲基丙烯酸甲酯塑料或复合树脂制作。它与基托为化学性结合，连接牢固，不易脱落，有韧性，不易折断，可任意磨改。复合树脂牙由多层色硬质塑料构成，色泽较美观，形态逼真，硬度和耐磨损性较普通塑料牙好，重量轻，易抛光，是近年来应用广泛而首选的可摘局部义齿人工牙。而普通塑料牙硬度差，质软，易磨损，易污染变色，光泽度差，咀嚼效率差，近年来临床上已较少选用。

2. 瓷牙　是指成品陶瓷牙，借助其盖嵴面上的固位钉或孔与基托相连，为机械固位。瓷牙硬度大，质致密，不易磨损，色泽好，美观，咀嚼效率高，不易污染变色。但陶瓷牙脆性大，易折裂，与基托连接不牢固，不易调改，重量较塑料牙重，咬合冲击力较塑料牙大。适用于缺隙较大及多个后牙连续缺失，缺牙间隙近、远中距及𬌗龈距正常，牙槽嵴丰满，对颌牙牙周健康者。

3. 金属𬌗（舌）面牙　是一种金属与塑料的联合人工牙，其后牙的𬌗面及前牙的舌面是金属，可通过锤造或铸造制成，利用金属固位装置与塑料牙或基托机械连接。由于在塑料牙的功能面增加了金属部分，使人工牙的硬度增大、强度提高，增强了机械性能，能承受较大𬌗力，不易磨损和折裂，但难以调𬌗磨改，不美观，制作复杂。适用于对牙伸长，或因邻牙移位、倾斜使缺牙间隙窄小，𬌗龈距离过低者。

4. 金属牙　对于缺牙间隙窄小，咬合过紧或𬌗龈距离过低者，为了提高义齿的抗力，防止人工牙的折断和便于固位体等义齿部件的连接，采用铸造金属牙或采用金属牙与𬌗支托、卡环及大连接体等整体铸造的方法，达到修复缺失牙及耐用的目的。

（二）按𬌗面形态不同分类

人工牙也可以根据其𬌗面形态进行分类，不同的𬌗面形态发挥的咬合功能也不同，在临床上要根据患者的具体情况而选择合适的咬合面形态人工牙，才能充分发挥义齿的功能（图 2-2）。

1. 解剖式牙　亦称有尖牙，其𬌗面形态与初萌天然牙相似，𬌗面沟、窝、尖、嵴形态清晰，牙尖斜度为 30° 或 33°。在正中𬌗时，上下颌牙间的尖窝锁结关系良好，形态自然，咀嚼功能较好，效率高。但咀嚼运动时，侧向力大，对支持组织要求高，不适于义齿固位差或对颌牙已有明显磨损的患者。

2. 非解剖式牙　𬌗面为平面，无牙尖及牙尖斜面，即牙尖斜度为零度，故又称无尖牙、平尖牙或零度牙。其𬌗面无解剖形态，仅有食物溢出沟，其颊舌轴面凸度与解剖式牙类似，颊舌面有溢出沟。在正中𬌗时无上下牙尖窝锁结关系。咀嚼运动时产生的侧向力小，对牙槽嵴的损害小，有助于义齿的稳定，适用于严重牙槽嵴吸收，或者对颌天然牙显著磨损、对颌为人工牙者。对颌天然牙无磨损或磨损不显著者，会造成咬合接触少，而影响功能，不宜选用非解剖式牙。

3. 半解剖式牙　其殆面有近似正常的解剖形态，但牙尖斜度较小，在 20° 左右，上下颌牙间有一定的尖窝锁结关系，咀嚼功能较好，比解剖式牙的侧向力小，临床应用较广。多数成品牙为半解剖式牙。

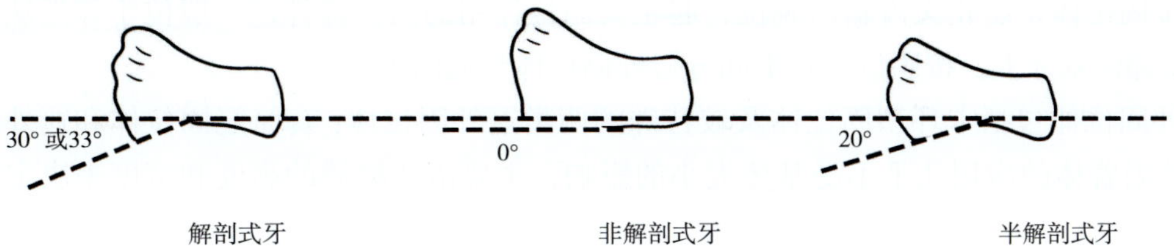

图 2-2　人工牙根据殆面形态分类

二、基托

基托（base plate）是指义齿覆盖在牙槽嵴及相关的牙槽嵴唇（颊）、舌（腭）侧，与承托区黏膜直接接触的部分，又称基板。位于缺隙部分的基托又称为鞍基（saddle）。基托将连接体和人工牙连成整体，将人工牙产生的咬合力传递到牙槽嵴和连接体。

（一）基托的功能

1. 连接作用　将义齿的各个部分连接在一起，形成功能整体。

2. 修复缺损　修复如颌骨、牙槽骨和软组织的缺损，恢复正常外形和美观。

3. 传递殆力　承担、传递与分散人工牙的咬合力。

4. 固位与稳定作用　借助基托和黏膜之间的吸附力、大气压力、基托与基牙之间产生的摩擦力和约束反力，加强义齿的固位和稳定。也有间接固位作用，可抵抗义齿的移位，防止义齿下沉、旋转和翘动，有助于固位。

（二）基托的类型

按材料的不同，可分为金属基托、塑料基托、金属 – 塑料联合基托三种。弯制支架的可摘局部义齿基托通常用塑料制作，整铸支架可摘局部义齿用金属 – 塑料联合基托或金属基托。

1. 塑料基托　优点是色泽近似口腔黏膜组织，较美观，重量轻，制作设备简单，操作简便，经济，便于修补义齿和添加人工牙。塑料基托适用于扩大覆盖面积，有助于义齿的支持、固位和稳定，还可分散殆力，是弯制法制作可摘局部义齿基托的常规形式。缺点是硬度低，强度较差，易老化，温度传导性差，不易自洁，并因体积大导致异物感明显。

2. 金属基托　一般由铸造法制作而成，优点是强度高，硬度大，不易折断，体积小，患者感觉舒适美观，温度传导性能好。缺点是制作修理均困难，制作难度较高，难以做衬垫，价格较贵。

3. 金属 – 塑料联合基托　兼有金属、塑料基托的优点，在基托易发生折断的应力集中区和几何薄弱区设计金属板、金属杆或放置金属网状物进行加强。在缺牙区牙槽嵴顶上安置金属网并设计固位钉、环等固位形，以供人工牙和基托附着；在上颌腭侧和下颌舌侧设计金属板或金属杆，增加了强度，减少了基托的体积，又有塑料基托的美观等优点。

三、固位体

固位体是可摘局部义齿安放在基牙上的部分，用以抵抗脱位力，起固位、稳定和支持的作用，一般由金属制成，义齿通过固位体固位于基牙上。按固位体的作用不同分为直接固位体和间接固位体。

（一）直接固位体

直接固位体是防止义齿𬌗向脱位，起主要固位作用的固位部件，一般位于邻近缺隙的基牙或毗邻的基牙上。按固位形式不同分冠外固位体与冠内固位体。

冠外固位体包括卡环型固位体及较特殊的两类冠外固位体：套筒冠固位体和冠外附着体。冠外附着体的应用几乎不受基牙大小的影响，主要由牙槽嵴的高度和宽度来决定附着体的应用类别。

冠内固位体属于精密附着体，最常用的是栓体栓道形式。冠内附着体固位作用好，美观，舒适；但对基牙所产生的作用力较大，磨除牙体组织多，技术操作精密复杂，损坏后不易修理。基牙牙冠短、髓腔大者不宜选用。

下面主要介绍临床常用的直接固位体——卡环。

传统可摘局部义齿中应用最广泛的直接固位体主要是卡环，是直接卡抱在基牙上的金属部分。利用有一定弹性的卡环臂尖端进入基牙倒凹区起固位作用，防止义齿𬌗向脱位；以卡环臂尖端和对抗臂起稳定作用，防止义齿摆动、旋转和移位；以𬌗支托和卡臂肩起支持作用，防止义齿下沉。卡环的连接体同时有加强基托强度的作用。

1. 卡环的结构、作用和要求 以三臂卡环（圆环形卡环）为例，卡环是由卡环臂、卡环体、𬌗支托和小连接体四部分组成（图 2-3）。

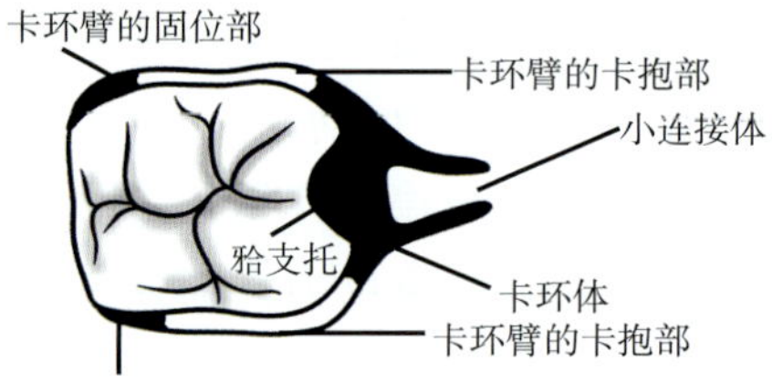

图 2-3 卡环的组成

（1）卡环臂：为卡环的游离部分，位于基牙轴面，环抱基牙。卡环臂由卡环体部伸出，向游离端逐渐变薄、变窄，卡环臂游离端弹性较强，近卡环体的部分弹性较弱。卡环臂尖端位于倒凹区，是卡环产生固位作用的主要部分。当义齿戴入时，借卡环臂臂端的弹性，卡环臂通过基牙牙冠的外形高点进入倒凹区。当脱位力起作用时，卡环臂起阻止义齿向𬌗向脱位的作用。卡环臂在经基牙外形高点进出倒凹区的过程中，其对基牙产生的水平分力应该被相应设计的对侧卡环臂或导平面板、小连接体等抵消掉，以避免侧向力对基牙的损伤。卡环臂起始部分比较坚硬，放置在非倒凹区，起稳定作用，防止义齿侧向移位。卡环臂的形态依所用材料和制作方法不同，常用的有圆形、半圆形和扁平形三种。

（2）卡环体：又称卡环肩，为连接卡环臂、𬌗支托和小连接体的坚硬部分，无弹性，位于基牙的非倒凹区，包绕基牙近缺隙侧的颊、舌轴面角，主要起对基牙的环抱作用，有稳定和支持义齿的作用，阻止义齿的侧向和龈向移位。所以要求卡环体有较高的强度，不易变形。

（3）小连接体：是卡环、𬌗支托等结构延伸与大连接体或基托相连的部分，主要起连接作用，小连接体不能进入基牙或软组织的倒凹区，以免影响义齿就位。

（4）𬌗支托：是卡环体向基牙𬌗面方向延伸的部分，有较高的强度，无弹性。常与卡环铸造成一个整体，所谓的三臂卡环，是把𬌗支托也当成一个臂的笼统称呼。

1）𬌗支托的功能。

①支持、稳定功能：支持、稳定义齿，防止义齿下沉移位，阻止义齿游离端翘动、摆动；

②传递功能：将人工牙所承受的𬌗力传递给天然牙；

③恢复关系：部分恢复倾斜或低位基牙及咬𬌗接触不良的基牙的咬合关系（图 2–4）；

④防止食物嵌塞：如余留牙之间有间隙，放置𬌗支托可防止食物嵌塞（图 2–5）。

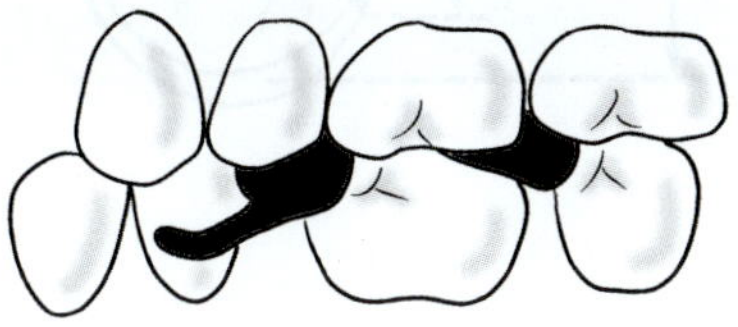

图 2–4　用𬌗支托恢复咬合关系

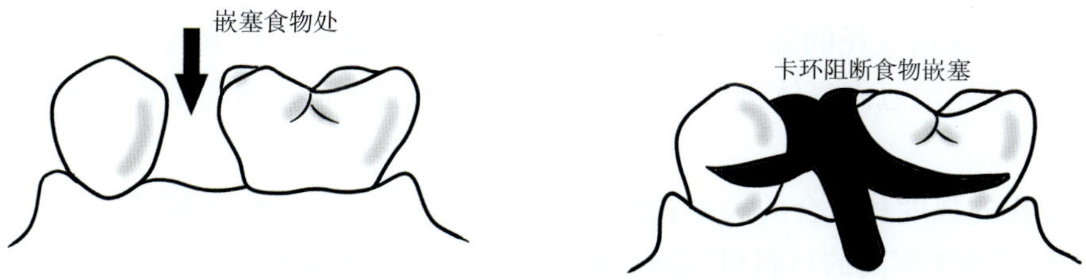

图 2–5　牙间卡环、联合卡环等卡环可防止食物嵌塞

2）𬌗支托的设计要求。

① 𬌗支托的位置：𬌗支托应应根据患者牙体、牙列的具体情况设计。一般应设置在基牙邻近缺隙侧的𬌗面边缘嵴上，即缺隙两旁基牙𬌗面的近、远中边缘嵴上。如果咬合过紧不易获得𬌗支托位置，可以设置在下颌磨牙的舌沟处或上颌磨牙的颊沟处（图 2–6）。此外，尖牙的舌隆突、切牙的唇外展隙，均可设计支托，分别称为舌支托和切支托。

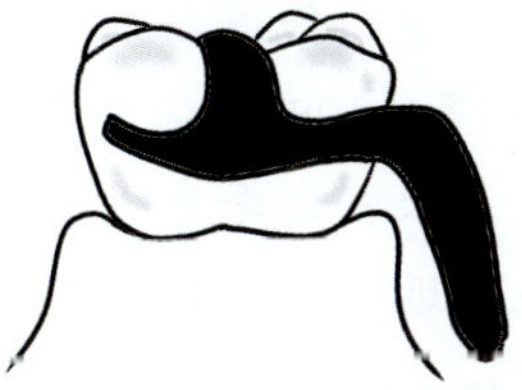

图 2–6　下颌磨牙舌沟区支托

② 𬌗支托与基牙长轴的关系：𬌗支托所传递至基牙的作用力应与牙体长轴一致或接近。

生物力学研究证明支托凹底与基牙长轴的垂线呈正向 20° 夹角时，基牙牙周应力分布最均匀，不致使基牙倾斜移位（图 2–7）。

③𬌗支托大小和形态：铸造𬌗支托应呈尖端圆钝的三角形，前窄后宽，前薄后厚，近𬌗缘处最宽、最厚，且𬌗缘转折处圆钝。铸造𬌗支托的颊舌径宽度约为磨牙颊舌径的 1/3 或者前磨牙颊舌径的 1/2。𬌗支托长度为磨牙近远中径的 1/4 或者前磨牙近远中径的 1/3（图 2–8）。𬌗支托的厚度为 1.0 ~ 1.5mm。无铸造条件，使用扁钢丝弯制𬌗支托时，可用厚 1.0 ~ 1.5mm 成品𬌗支托钢丝弯制或用直径 1.2mm 的牙用不锈钢丝压扁或锤扁，使其厚度达 0.9 mm 左右再行弯制，一般要求𬌗支托宽 1.5mm，厚 1mm，长 2mm。

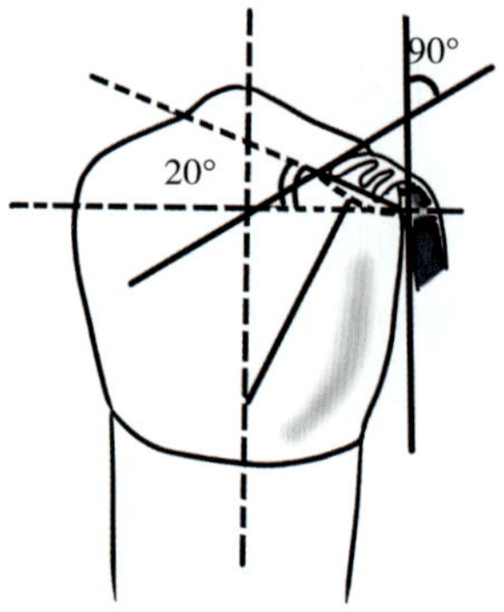

图 2-7　𬌗支托与基牙长轴的关系

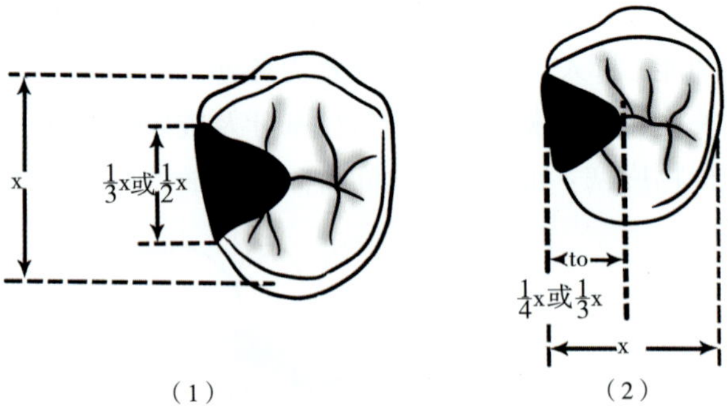

图 2-8　𬌗支托的形态和大小

（1）𬌗支托的宽度；（2）𬌗支托的长度

如果基牙安放𬌗支托的部位有龋坏或解剖形态不合适安置𬌗支托，例如尖牙舌隆突形态不明显等，应先用冠修复体进行牙体修复，恢复解剖形态并预先制作出支托凹，以便放置𬌗支托。

④ 𬌗支托的强度和咬合的关系：𬌗支托的支托凹应该预备出足够的空间，以保证𬌗支托的强度；而选择强度高的材料可以减小𬌗支托的厚度，减少对咬合的影响。铸造𬌗支托的优势较锤造𬌗支托突出，故应该尽量设计铸造𬌗支托。

知识拓展

国内外关于𬌗支托凹底与基牙长轴的关系的研究

汪文骏等的研究表明，𬌗支托凹底应与基牙长轴的垂线呈 20°（磨牙）或 10°（前磨牙）左右夹角，以便𬌗支托所承受的作用力、作用方向恰好通过基牙的转动中心，不会使基牙倾斜移位。Kratochvil 等（1988）认为，𬌗支托的长度应至少到达基牙𬌗面的中心，𬌗支托凹底面应与基牙长轴的垂直线平行（0°），使得𬌗力能够沿着基牙长轴传递。有学者将长度超过基牙近远中径 1/2 的𬌗支托称为延伸支托，将贯穿整个基牙近远中面的𬌗支托称为跨支托。还有学者认为当缺隙为后牙，且缺隙近远中均有后牙作基牙并放置近缺隙侧𬌗支托时，应采用支托凹底面与基牙长轴的垂直线呈负度数（−15°）的设计，由于两基牙受到的斜向缺牙间隙作用力的水平分力被充满缺隙的处于同一轴线的刚性义齿部件支撑、抵消掉，也不会使基牙产生倾斜移位。

2. 理想卡环应具备的条件

（1）有良好的支持作用：由𬌗支托提供支持功能，抵抗垂直𬌗力，防止可摘局部义齿下沉和义齿龈向移位。

（2）有良好的稳定作用：由卡环的非弹性部分（卡环体、𬌗支托、卡环臂的卡抱部分、特殊卡环的小连接体）提供，用以抵抗水平方向的力，使义齿不发生水平向移位。

（3）良好的固位作用：由卡环臂的弹性固位部分提供，防止义齿𬌗向脱位。

（4）有适当环抱：卡环应环抱牙周径的一半以上（大于 180°）以防止卡环从牙冠水平

方向脱出。

（5）有对抗作用：卡环就位或摘下时不应当对基牙产生任何水平方向的侧向力，卡环固位弹性部分作用于基牙上的力，应能为另一个力量相等、方向相反的力所对抗。

（6）具有被动性：卡环就位后在基牙上应处于静止状态，不对基牙产生作用力，只有当义齿受到脱位力时，它们的相应部分才起作用。

（7）较小的接触面积：卡环与基牙接触面积越小越好，可减少龋齿的发生。金属外露少，患者感到舒适美观。

（8）垂直向力：卡环作用到基牙上总力的方向应与牙体长轴方向一致，不产生侧向力、扭力。

3. 卡环材料的要求

（1）有一定的硬度和强度，能磨光，坚固耐用，不易变形、折断。

（2）有一定弹性，弹性极限高，使义齿就位时能顺利通过外形高点进入倒凹区，并与牙面贴合，而基牙不会因受力而产生创伤和移位。长期使用不易变形。

（3）性能稳定，耐腐蚀，不变色，对人体组织无刺激，易于焊接，能保持光洁度。

4. 观测线和卡环臂的关系　各个基牙的外形、倾斜方向和程度、位移程度均可使基牙的倒凹处于不同的状态，基牙倒凹区的位置和倒凹区的大小均与义齿的设计密切相关。基牙倒凹区域的测定可用观测器，而倒凹的大小则需用倒凹计测量。

（1）观测器：是一种用来确定基牙的倒凹区和非倒凹区，选择卡环类型，确定义齿共同就位道的仪器。其组成部分有分析杆、支架和观测台三部分。分析杆能够垂直升降，上端固定在横臂上，下端有测绘用的铅芯，可在基牙各个轴面上做旋转运动；支架通过横臂将分析杆固定在水平方向，并支持观测台；观测台用以固定模型，可以在前后、左右方向上做倾斜运动。观测工具包括金属分析杆、碳标记杆、铅芯、倒凹计等（图 2–9）。

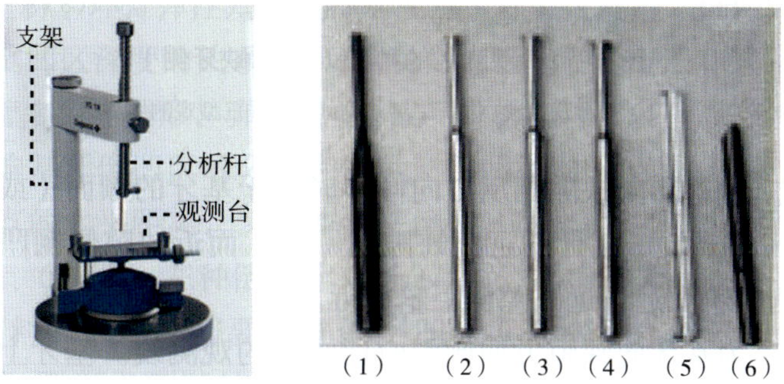

图 2–9　观测器及其附件

（1）分析杆；（2）倒凹计；（0.25 mm）；（3）倒凹计（0.5 mm）；（4）倒凹计（0.75 mm）；（5）加强鞘；（6）铅芯

（2）外形高点线：是口腔解剖学的一个概念，是指牙体各个轴面上最突出的部分。当牙齿随牙列模型固定在观测台上，令被观测牙齿的牙体长轴与垂直分析杆平行一致时，移动垂直分析杆，使其与牙列模型上被观测牙齿接触，这时会有一个接触点，此点即为牙冠的一个外形高点；当分析杆接触牙体轴面的不同部位，在被观测牙齿的轴面上可画出很多个外形高点，将这些外形高点连成一条线，即为此牙齿的外形高点线。外形高点线只有一条，一般都在牙冠上。

（3）观测线：又称导线，是把模型固定在观测台上，分析确定义齿就位道后，将分析杆紧贴被分析牙齿的牙冠，转动分析杆，围绕基牙牙冠轴面一周，分析杆与该牙牙冠轴面

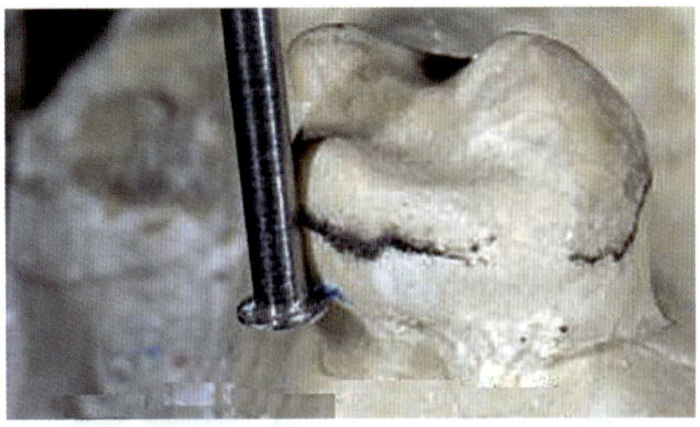

图 2–14　用倒凹计测量倒凹深度

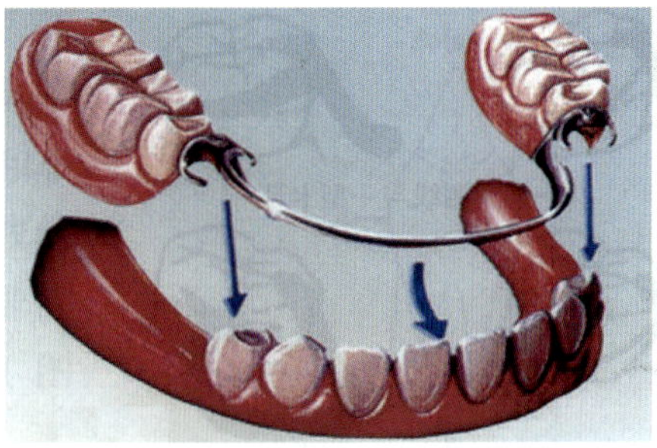

图 2–15　可摘局部义齿的共同就位道

5. 卡环的种类　卡环的种类较多，通常根据制作方法、卡环的形态、卡环臂的数量、卡环与观测线的关系等进行分类。

（1）根据卡环的制作方法不同分为铸造卡环和锻丝卡环或弯制卡环。

① 铸造卡环：一般临床常用 18 ∶ 8 镍铬不锈钢或钴铬合金，目前已开始使用纯钛、钛合金等通过制作熔模、包埋、失蜡铸造而成，有条件的还可采用金合金。其优点是可根据基牙的条件和基牙上观测线的位置，充分利用基牙上的有利倒凹，设计出任何形式的卡环臂。因此铸造卡环的固位、支持、卡抱作用都较好。但中温或高温精密铸造，需要专门器械、材料和设备，以及要求较高的工艺技术。

② 弯制卡环或锻丝卡环：目前临床仍较为常用，是用成品的牙用不锈钢丝弯制而成。磨牙卡环多用直径 0.9 ~ 1.0mm 的钢丝，前牙及前磨牙卡环多用直径 0.8 ~ 0.9mm 的钢丝弯制。其优点是弹性较大，与基牙接触面小，光滑易清洁，对基牙损伤小，龋坏率较低，制作简便，经济耐用。

（2）根据卡环臂数量分类，可分为单臂卡环、双臂卡环和三臂卡环等。

① 单臂卡环：只有一个弹性卡环臂，位于基牙的唇颊面，卡环的弹性部分进入倒凹区，其舌侧则用高基托起对抗臂的作用，可铸造或弯制而成。单臂卡环有较好的固位作用和稳定作用，但是没有支持作用，卡环臂会因义齿受力而下沉（图 2–16）。

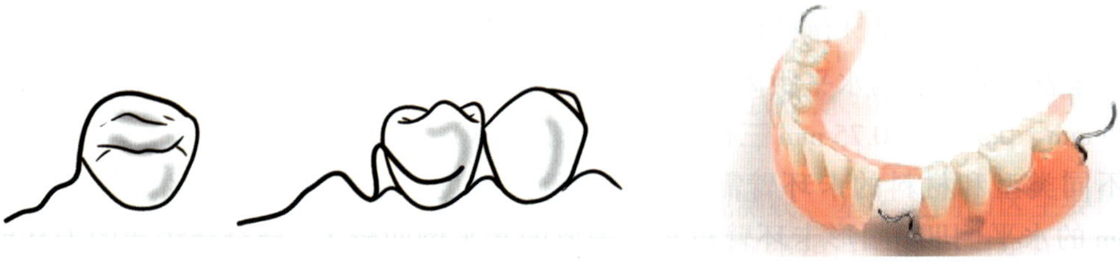

图 2–16　单臂卡环

间隙卡环：也叫牙间卡环，是单臂卡环的一种，只有一个安置在基牙颊面的固位臂，经过颊外展隙转向𬌗外展隙，再经过舌外展隙延伸成卡环的小连接体进入基托，舌侧需用基托对抗。位于𬌗外展隙的卡环金属丝与其下的隙卡沟密贴，可分担部分𬌗力。牙间卡环有良好的固位作用和一定的稳定作用，特定部位的牙间卡环还有间接固位作用（图 2–17）。

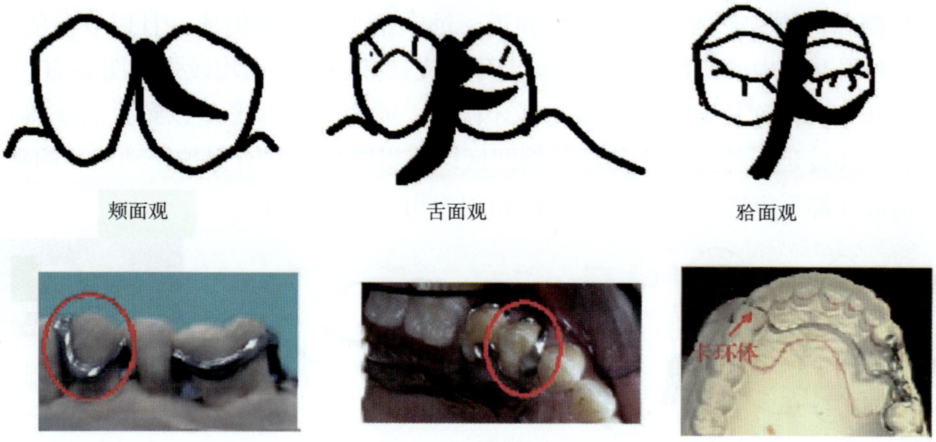

图 2-17　间隙卡环

② 双臂卡环：有颊、舌两个卡环臂，无𬌗支托，可设计为颊侧固位臂和舌侧对抗臂。与单臂卡环相比，其结构上的不同点在于用舌侧对抗臂替代了基托，作用与之相同。主要用于咬合紧不能获得𬌗支托凹预备空间的基牙及黏膜支持式义齿的基牙（图 2-18）。可铸造或弯制而成。

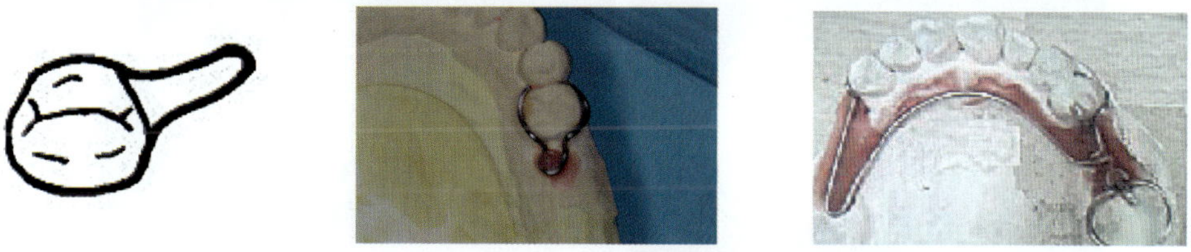

图 2-18　双臂卡环

③ 三臂卡环：由颊、舌两个卡环臂和一个𬌗支托组成。

（3）根据卡环和导线的关系，分成一型、二型和三型导线卡环。

（4）根据卡环的形态结构分类，可分为圆环形卡环和杆型卡环。

1）圆环形卡环：圆环形卡环常常包绕基牙的 3 个面和 4 个轴面角，即包绕基牙牙冠的 3/4 以上，形似圆环，故名圆环形卡环。因为这种卡环为 Aker 首先使用，故又称 Aker 卡环。此类卡环用于强壮、健康、牙冠外形良好的基牙上，常规的圆形卡环是牙支持式可摘局部义齿最常用的设计，也可用于混合支持式可摘局部义齿。常见的圆环形卡环除单臂、双臂、三臂卡环之外，还有圈形卡环、回力卡环、对半卡环、联合卡环、延伸卡环、倒钩卡环、尖牙卡环等。

①圈形卡环：也称环形卡环，多用于远中孤立的，向近中颊侧倾斜的上颌磨牙和向近中舌侧倾斜的下颌磨牙，颊侧和舌侧倒凹区的大小和位置往往相差较大，几乎包绕基牙牙冠的 7/8，铸造圈形卡环的近中、远中分别或同时放置𬌗支托，并可以加宽非倒凹区对抗臂或设计并行双臂，以提高其强度；对锻丝弯制者，非倒凹区用高基托，起对抗臂作用，加𬌗垫恢复𬌗面咬合形态，临床应用较多（图 2-19）。

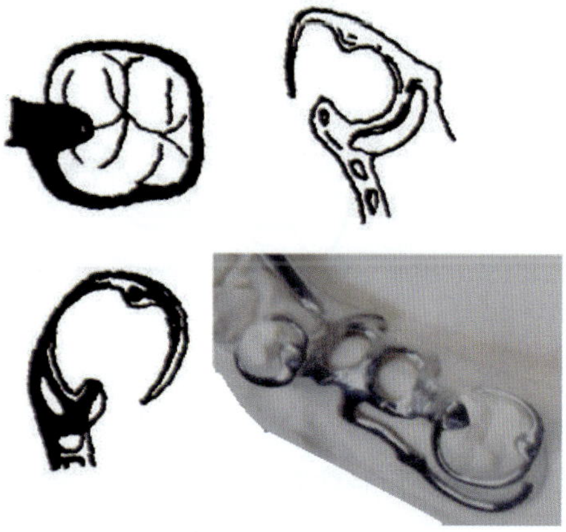

图 2-19　圈形卡环

②对半卡环：主要用于近中缺隙和远中缺隙均需要做义齿修复的孤立基牙，例如孤立的前磨牙或

磨牙。由颊侧和舌侧2个独立的卡环臂和近、远中𬌗支托连接组成，且以各自的小连接体分别连接于塑料基托中或铸造支架上。该卡环的支持和固位作用均较强（图2–20）。

③延伸卡环：也称长臂卡环，用于基牙松动，或者基牙外形差以致无法获得足够的固位力时，将卡环臂延长伸至基牙邻牙的倒凹区以获得固位，并有保护松动基牙的夹板作用。该卡环任何部件都不应进入近缺隙松动基牙的倒凹区（图2–21）。

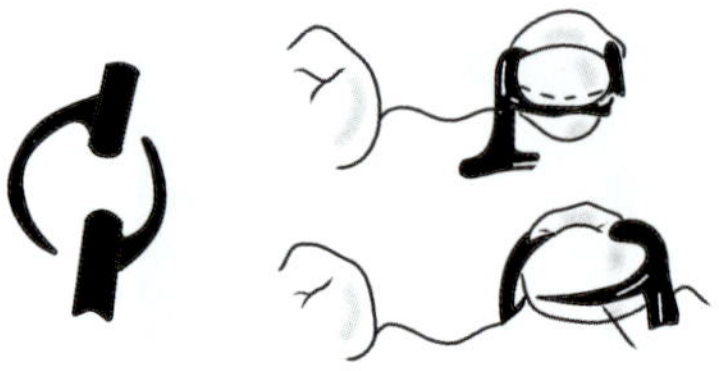

图2–20　对半卡环

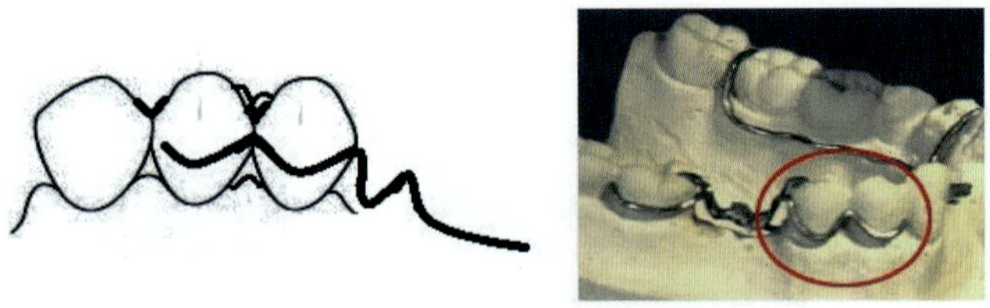

图2–21　延伸卡环

④联合卡环：适用于基牙牙冠短而稳固，相邻的两个基牙邻面有间隙或食物嵌塞等情况。此卡环需用铸造法制作。2个卡环的4个卡环臂共用1个位于两基牙𬌗外展隙的卡环体，并且伸至𬌗面与2个支托相连接（图2–22）。

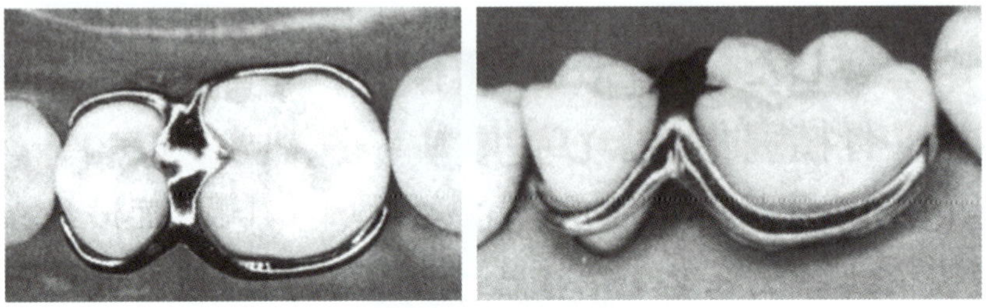

（1）　　（2）

图2–22　联合卡环

（1）𬌗面观；（2）颊面观

⑤连续卡环：多用于牙周夹板，放置在两个以上基牙上。弯制法的连续卡环常可包括整个前牙区或后牙区，卡环臂较长，两端固定埋入基托，仅其中间部分弹性较大处可进入基牙倒凹区，其余部分与导线平齐。此类卡环无游离臂端。连接体越过𬌗外展隙至舌侧，埋入基托内。铸造连续卡环位于两个或两个以上基牙上，具有独立不相连的颊侧固位臂和各自独立的小连接体，而舌侧固位臂末端相连并且与舌侧导线平齐，由于该类卡环弹性小，有学者认为不宜过多进入倒凹，以免损伤基牙，此类卡环只发挥摩擦固位和稳定作用（图2–23）。

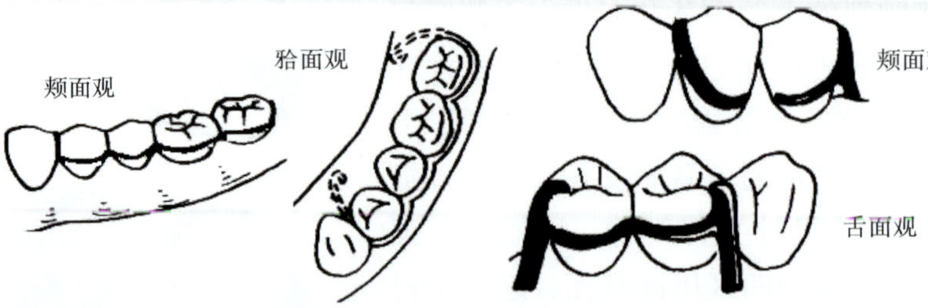

图2–23　连续卡环

⑥回力卡环和反回力卡环：常用于后牙游离缺失患者，前磨牙或者尖牙作为末端基牙，基牙的牙冠较短，或者是锥形牙。卡环的固位臂尖端位于唇（颊）面的倒凹区，绕过基牙

的远中面与𬌗支托相连接，再绕向舌面的非倒凹区形成对抗臂，在基牙舌侧近中与小连接体相连接，此为回力卡环。反回力卡环的固位臂尖端位于基牙舌侧的倒凹区，经过基牙非倒凹区与远中𬌗支托相连，再转向近中颊侧非倒凹区，通过小连接体与基托相连接，与回力卡环方向相反，适用于向舌侧严重倾斜的下颌基牙。回力卡环和反回力卡环均为铸造卡环。由于远中𬌗支托不与基托或连接杆直接相连，𬌗力传导时，通过人工牙和基托首先传至基托下组织上，减轻了基牙的负荷，起到应力中断的作用（图 2-24）。

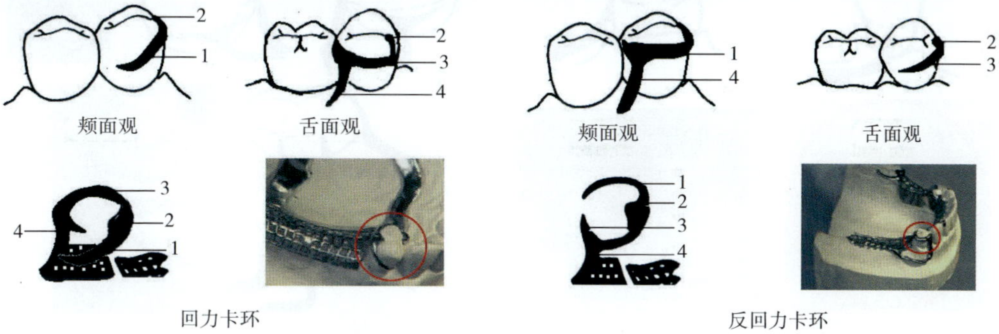

图 2-24　回力卡环和反回力卡环

1. 颊臂；2. 𬌗支托；3. 舌臂；4. 连接体

⑦倒钩卡环：常用于倒凹区在𬌗支托同侧下方的基牙，又称下返卡环。当有较大的软组织倒凹而无法使用杆形卡环时，更常使用倒钩卡环（图 2-25）。

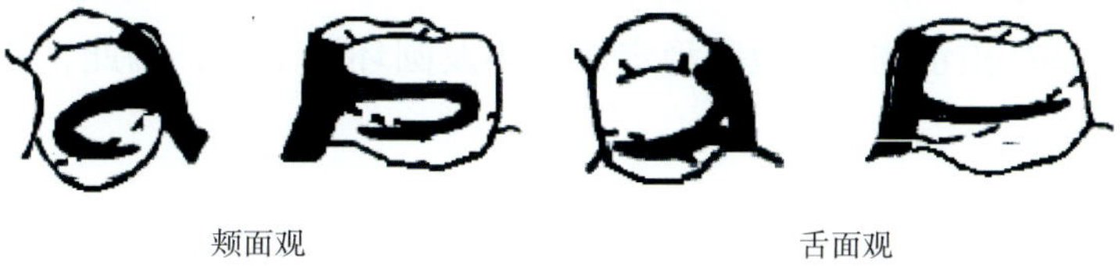

图 2-25　倒钩卡环

⑧尖牙卡环：专门用于尖牙上。卡环由近中的切支托顺尖牙舌面近中边缘嵴向下，到尖牙的舌隆突，再向上经尖牙舌面远中边缘嵴到尖牙的远中切角，继续下降到唇面，卡环臂在唇面进入近中倒凹区。该卡环的支持、固位作用均较好（图 2-26）。

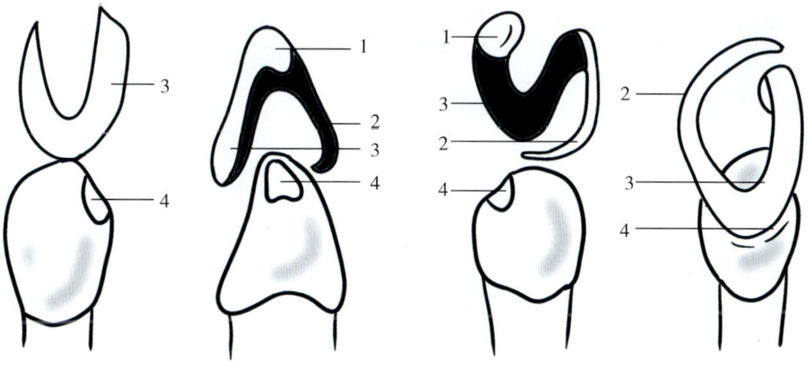

图 2-26　尖牙卡环

1. 切支托；2. 唇臂；3. 舌臂；4. 切支托凹

2）杆形卡：又称 Roach 卡环。该卡环是从基托中伸出，沿牙龈缘下方 3mm 的位置平行向前延伸到达基牙牙冠唇、颊面的倒凹区，深度约 0.25mm，卡臂尖末端约 2mm 与基牙表面接触。其固位作用是由下向上呈推型固位，故又称推型卡环。卡环臂为相对独立的颊侧臂和舌侧臂，包绕基牙约 1/4，卡环臂从金属支架、基托内网状支架，或大、小连接体伸出，经过牙龈到基牙，固位臂到达基牙的倒凹区。该卡环适用于邻近义齿游离端的基牙。杆形卡环均用金属铸造制作。杆形卡环以颊侧固位臂为特色，变异类型较多，舌侧采用卡环对抗臂设计，𬌗支托可以单独存在，或者𬌗支托与舌侧对抗臂铸造相连（图 2–27）。

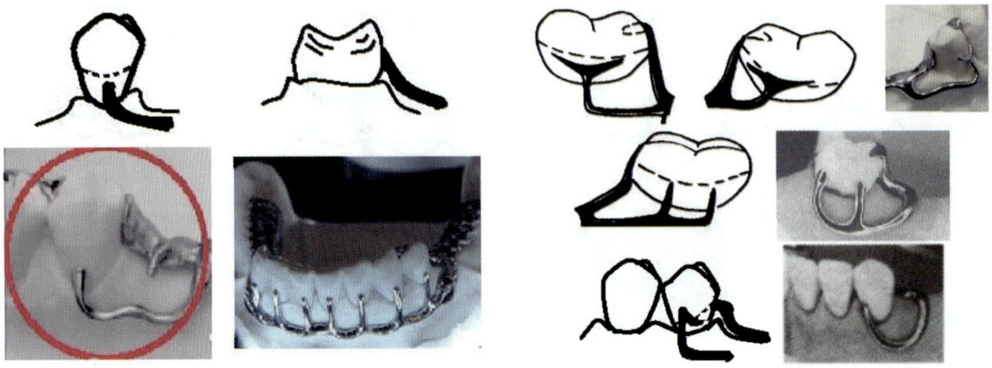

图 2–27　杆形卡环及其变体

根据基牙的外形，倒凹的位置和大小，设计有不同种类的杆形卡环：I 型杆卡、变异杆卡（分臂卡）、T 型卡环、U 型卡环、L 型卡环及 C 型卡环等。杆形卡环的优点主要有：金属外露少，美观；基牙外形磨改量少，推型固位作用强；降低加到游离端末端基牙上的扭力。杆形卡环的主要缺点是：口腔前庭浅、软组织倒凹大、系带附着高的情况下不宜使用；杆卡通过龈缘处的空间易存积食物；卡抱和稳定作用不及圆环形卡环，因此，常与一些相应设计的义齿部件组合应用。

（5）卡环的组合应用

根据临床上牙列缺损的程度、口内基牙及余留牙的条件以及义齿的设计要求，各种卡环可以灵活组合应用。

1）RPI 卡环组：由近中𬌗支托、邻面板和 I 型杆卡三部分组成（图 2–28），常用于远中游离端义齿。

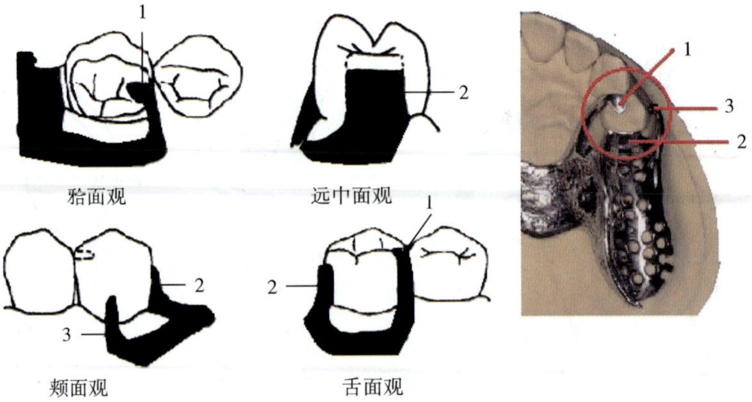

图 2–28　RPI 卡环

1. 近中𬌗支托；2. 远中邻面观；3. I 型杆卡

①近中𬌗支托：指远中游离端义齿在邻缺隙基牙的𬌗面近中边缘嵴放置的𬌗支托。𬌗支托的小连接体位于两邻牙的舌外展隙处，可与基牙形成小的导平面接触。远中游离端义

齿的近缺隙基牙若采用远中𬌗支托，当咬合力垂直作用于义齿时，基牙受力向远中倾斜，而采用近中𬌗支托时，义齿受力后，基牙受到向近中倾斜的力，由于得到近中余留牙的支持，部分力量传导至近中邻牙，由于有邻牙支持，使基牙受力减少或抵消。由于近中𬌗支托将支点从远中移至近中，位置前移，使基牙上的卡环臂与游离端位于支点同侧，在𬌗力作用下，基托和卡环同时下沉，卡环和基牙脱离接触，故使用近中𬌗支托时基牙不会受到扭力。需要注意的是，因支点前移，虽然在相同的𬌗力作用下，基牙受力减少，基托下黏膜及牙槽骨组织的受力方向接近垂直，而且受力比较均匀，但基托下组织受力增加（图 2–29）。所以，还应根据口腔具体情况，选择𬌗支托的放置位置。

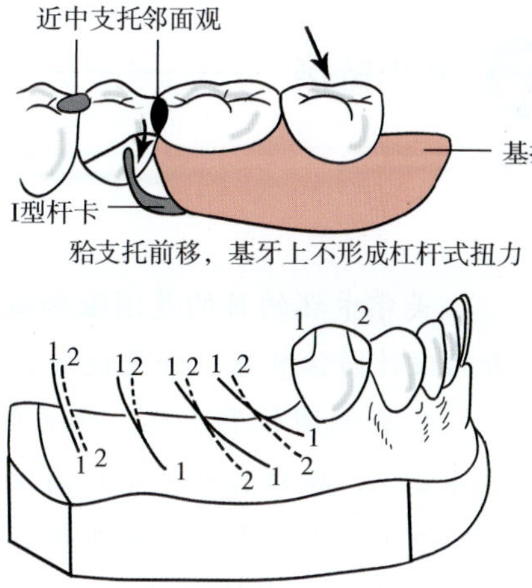

图 2–29　游离端义齿应用近中𬌗支托的优点

𬌗支托由远中 1 移至近中 2，由于加大了转动半径，使基托下组织受力均匀

②邻面板：是卡环组中与基牙邻面上通过基牙预备形成的导平面紧密贴合的金属板，与义齿就位道方向平行，呈平面式接触，但其𬌗向高度不得越过基牙远中邻面的外形高点，并且在咬合运动时，邻面板与导平面应脱离接触。基托受载下沉时，邻面板亦能随之向下，不脱离和基牙的接触。邻面板主要作用是：能够防止义齿脱位，即抵抗除就位道方向以外的脱位力；向舌侧伸展至远中轴角，对抗颊侧卡环臂，起卡抱和稳定作用；减小基牙邻面倒凹，防止食物滞留，邻面板位置隐蔽，有利于美观。

③ I 型杆卡：放置于基牙颊面倒凹区，与基牙接触面小，对基牙的损伤小，美观，固位作用好。

RPI 卡环组的优点：在𬌗力作用下，游离端邻近缺隙基牙受力小，并且作用力方向接近牙体长轴；近中𬌗支托小连接体可防止游离端义齿向远中移位；I 型杆卡与基牙接触面积小，美观，患龋率低；远中邻面板可防止义齿与基牙间食物嵌塞，同时起舌侧对抗卡环臂的作用；游离端基托下组织受力虽然增加，但作用力比较垂直于牙槽嵴，且较均匀。

RPI 卡环组用于游离端义齿时，由于其在保护近缺隙基牙的同时，有可能增加缺牙区牙槽嵴的负担，因而在应用时，宜采取人工牙减数或减小人工牙近远中径、增大基托面积、增加间接固位体等减小𬌗力的措施，以降低牙槽嵴受力。

2）RPA 卡环组：是 Eliason（1983）在 RPI 卡环的基础上提出来的，由近中𬌗支托、邻面板和圆环形卡环固位臂三部分组成。RPA 中的 A 为 Aker 的前缀，RPA 卡环中的近中𬌗支托、邻面板的设计与 RPI 卡环中相同，不同之处仅是用圆形卡环的固位臂代替 I 型杆卡。常用于远中游离端义齿，用于不宜使用 RPI 卡环组的口腔前庭深度不足或基牙下存在软组织倒凹者。

RPA 卡环组要求基牙排列正常，观测线应位于牙冠的中部，以便获得颊面近中和远中两个倒凹区，颊侧卡环臂的坚硬部分应该准确地设置在观测线的上缘，而弹性部分进入倒凹区（图 2–30）。

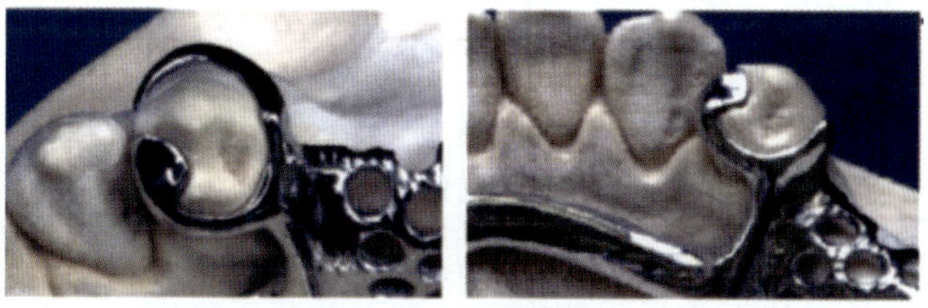

图 2–30　RPA 卡环

知识链接

美学卡环的应用

美学卡环的目的是消除和减少暴露于唇颊侧的金属卡环。方法是在基牙的邻面和舌面设计固位装置。如果设计在颊侧，则尽量少露金属。美学卡环类型及特点如下：

1. 舌侧固位臂卡环　由舌侧固位臂、颊侧短对抗臂和𬌗支托组成。该卡环牙体预备量少，操作容易，制作简便，便于清洁。其缺点是颊侧对抗臂较短，交互作用较差。适用于舌侧有适宜倒凹的前磨牙和磨牙，也可以用于游离端缺失的基牙。

2. 中轴𬌗支托卡环　由舌侧固位臂、中轴𬌗支托组成。此类卡环无颊臂，美观，且𬌗支托长，𬌗力可沿长轴传导，缺点是中轴𬌗支托磨除牙体组织较多，外形线长，容易致龋。适用于舌侧有适宜倒凹，𬌗面能够预备出中轴支托凹的磨牙和前磨牙。

3.RLS 卡环　由近中𬌗支托、舌侧 L 形杆卡环固位臂和远中稳定板组成。该卡环无颊侧卡环臂，较美观。有近中𬌗支托的优点，远中的稳定器类似邻面板，与固位卡环有一定的交互作用，制作略困难，容易导致菌斑堆积。适用于游离端缺失病例，有适宜倒凹的末端的前磨牙或磨牙上。

4.Terec 卡环　由𬌗支托、邻面固位臂、舌侧对抗臂和小连接体组成。该卡环无颊侧卡环臂，较美观。固位力来自邻面，从小连接体上伸出至邻面的固位臂，利用舌侧对抗臂提供交互作用。其缺点是结构复杂，制作困难，基牙可提供的水平倒凹较小，铸造卡环臂的回弹性差，容易导致永久性形变。主要适用于牙近缺隙侧有适度倒凹时。

5. 复合固位卡环　由𬌗支托、舌侧对抗臂、颊侧短固位臂和邻面板组成。该卡环颊侧显露金属少，比较美观。固位作用较强，由伸入颊面近缺隙侧倒凹区的短固位臂和邻面板提供，设计简单，易于制作。适用于牙支持式可摘局部义齿的基牙，基牙的近缺隙侧有倒凹，且基牙无明显倾斜，可预备出导平面者，但不适用于游离端缺失的远中端基牙。

3）悬锁卡环：由 Simmon（1960）年提出，其结构一般包括铸造唇杆、固位指、铰链关节和锁扣等部分（图 2–31）。铸造唇杆的一端以铰链形式与义齿支架相连，使唇杆可以回转、开闭，另一端以锁扣关系与义齿相连。

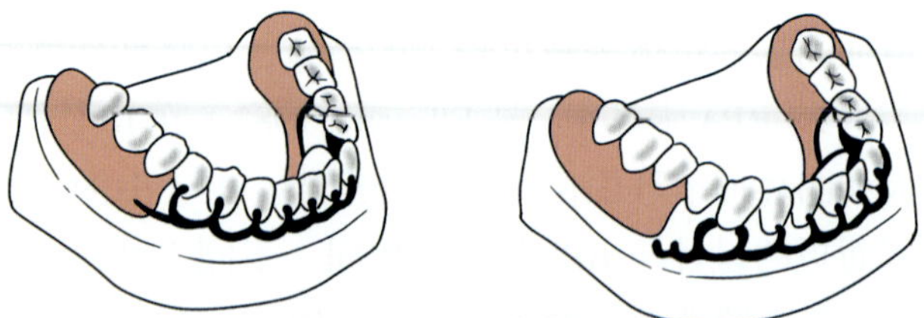

图 2–31　悬锁卡环

唇杆上的𬌗方指向的若干个固位指，相当于 I 型杆形卡环，位于每个余留牙唇面的倒凹区。悬锁卡环义齿的特点是由舌侧就位，由全部余留牙作为基牙，以保证义齿的固位和稳定。就位时唇杆锁扣打开，就位后唇杆关闭并由锁扣锁住，这样唇杆可进入唇侧组织倒凹区。此类卡环适用于余留牙牙周健康情况不佳，下颌前牙舌向倾斜的下颌双侧游离缺失的患者。这种义齿下前牙舌侧有舌杆和下前牙舌隆突之上的连续卡环，可与固位指形成对抗。

4）混合型卡环组：主要指 I 型、II 型、III型卡环的组合应用（图 2–32）。

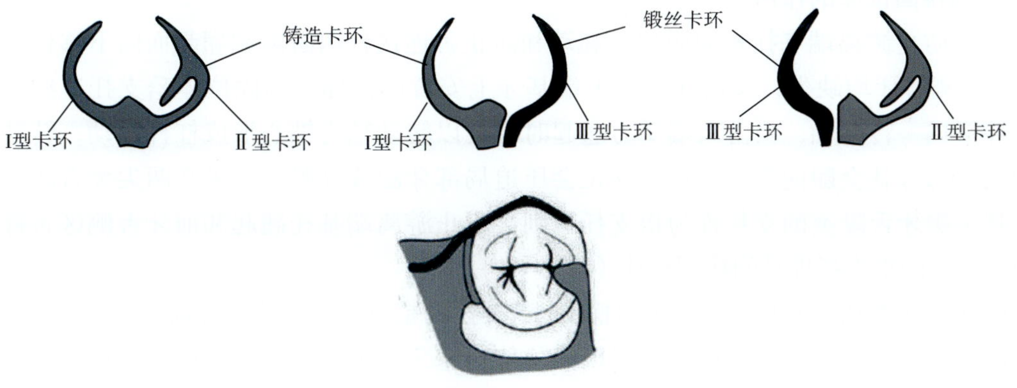

图 2-32 混合型卡环及结合型卡环

5）结合型卡环组：指铸造卡环臂和弯制卡环臂组合应用。铸造卡环臂和锻丝卡环臂的联合应用是可行的，能充分发挥各自的优点。临床基牙颊面和舌面的观测线不一定是同一类型。如基牙的颊面是一型观测线，舌面是三型观测线时，则颊面用铸造的一型卡环固位臂，舌面用锻丝的三型卡环对抗臂。设计中还应注意牙冠形态的影响，牙冠短圆者观测线较低，可设计铸造卡环，而牙冠形态较长且颈部内收者，观测线较高，可设计锻丝卡环（图 2-32）。

（二）间接固位体

间接固位体（ indirect retainer）辅助直接固位体防止义齿翘起、摆动、旋转、下沉。辅助直接固位体固位，增强义齿稳定的固位装置，称为间接固位体。可摘局部义齿在口腔内行使功能时会发生上述各种不稳定的临床表现，为了稳定义齿，往往需要一些间接的固位装置来加固，如𬌗支托、附加卡环、连续卡环、金属舌（腭）板、基托等都可以起到稳定义齿作用。设计间接固位体时，要考虑到其与义齿支点线的关系，间接固位体距支点线的垂直距离愈远，对抗转动的力愈强。

连接基牙固位体或𬌗支托的连线称为支点线。根据支点线在牙弓上所形成的不同形式分为四类，又叫 Cummer 分类（图 2-33）。第一类：斜线式或对角线式，支点线斜割牙弓；第二类：横线式，支点线横割牙弓；第三类：纵线式，支点线位于牙弓一侧，成前后方向；第四类：平面式，支点线互成多边形。

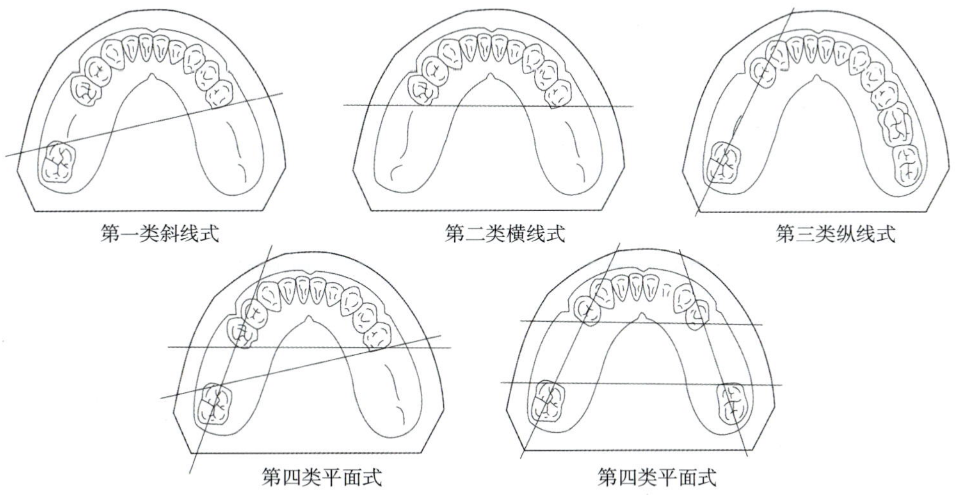

图 2-33 Cummer 分类

1. 间接固位体的作用

（1）防止游离端基托殆向脱位或翘动和防止舌连接杆因游离端翘起而向下移位压迫黏膜：如两侧磨牙均缺失，义齿在双侧末端基牙上安置固位体，两固位体殆支托连线横割牙弓，并形成一转动轴，当游离端受力翘起时将会以转动轴为轴心形成杠杆运动，转动轴之前的义齿部分就会龈向移位，这种移位会压迫局部牙龈或黏膜。如果在两尖牙舌隆突上安置支托（尖牙舌隆突的支托称为指支托）则会阻止游离端基托翘起和前牙舌侧区舌杆压迫黏膜。此时的指支托即是间接固位体（图 2–34）。

（2）防止游离端基托末端水平向摆动：这种摆动是以末端基牙垂直轴为轴，以垂直轴到义齿游离端基托为半径进行的，同时因固位体对基牙的卡抱，还会造成基牙也以其垂直长轴产生转动，造成基牙牙周组织损伤。此时在两侧尖牙舌隆突上安置指支托，因指支托抵及尖牙的牙冠硬组织，其反作用力抵消了义齿末端产生摆动的水平向力，稳定了义齿，保护了基牙（图 2–35）。

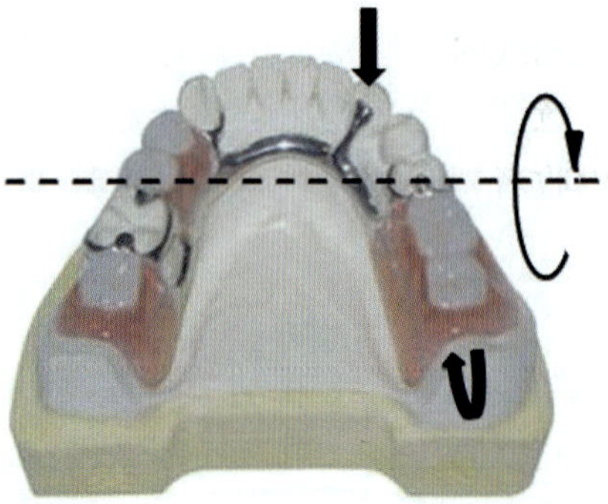

图 2–34　间接固位体防止游离端基托翘起和舌杆下移

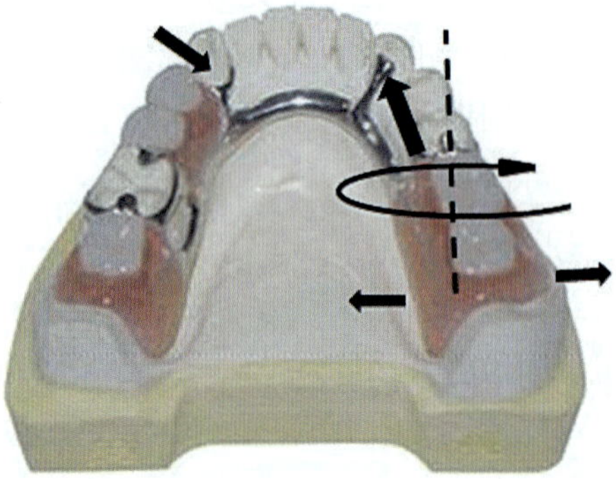

图 2–35　间接固位体防止义齿基托末端沿垂直轴摆动

（3）防止义齿沿牙弓纵轴转动：义齿受水平侧向力时还会产生义齿基托沿纵线支点线转动，同时还会造成末端基牙颊舌向倾斜移动，对基牙牙周组织造成损伤。此时在牙弓的两侧安置尖牙指支托，可防止义齿基托的转动和末端基牙的颊舌向倾斜移位，稳定义齿，保护基牙（图 2–36）。

（4）分散殆力，减轻基牙负担：义齿承受的殆力通过连接体可传导到间接固位体，使其与基牙共同承担殆力。

2. 间接固位体的位置和支点线的关系　义齿的稳定与间接固位体的位置、分布和支点线有重要关系。

充分发挥间接固位体的稳定作用，必须考虑间接固位体的位置和支点线的关系。原则上支点线到基托游离端的距离应等于支点线到间接固位体的垂直距离。根据杠杆的原理，受同样大小的力，力臂越长，力矩越大，因此，间接固位体距支点线越远，对抗转动力越强，支持间接固位体的基牙受力越小，且稳定作用也越好（图 2–37）。根据这一原则加上适合安置间接固位体的基牙条件来选择其在牙弓上的位置、数量和种类。

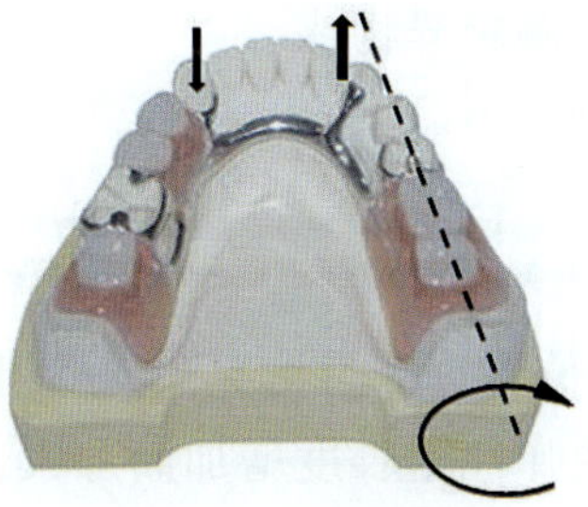

图 2-36　间接固位体

防止基托沿纵轴旋转

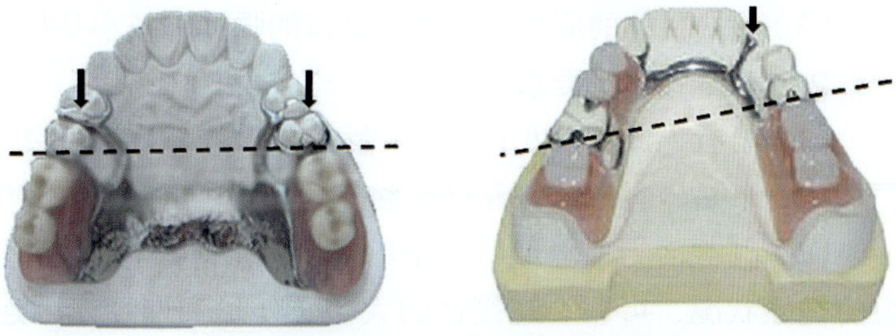

图 2-37　间接固位体与支点线的关系

3. 间接固位体的种类　常应用的间接固位体有尖牙舌隆突上安放的指支托；切牙远中或近中的切缘处安置的切支托；第一前磨牙近中舌侧𬌗边缘嵴处的𬌗支托；Kennedy 杆，即舌杆和舌隆突杆合并使用，亦称双舌杆（图 2-38）；下前牙舌隆突上的舌隆突杆（图 2-38）；前牙多数牙缺失时后牙特定部位的𬌗支托，如下磨牙舌沟处的𬌗支托或最后磨牙处的远中𬌗支托（图 2-39）。临床上，一些特定部位的义齿组成部分亦具有间接固位作用。

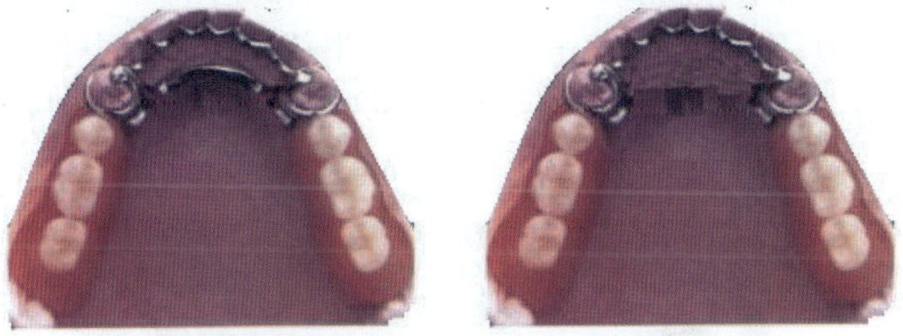

（1）　　（2）

图 2-38　舌杆

（1）双舌杆　（2）舌隆突杆

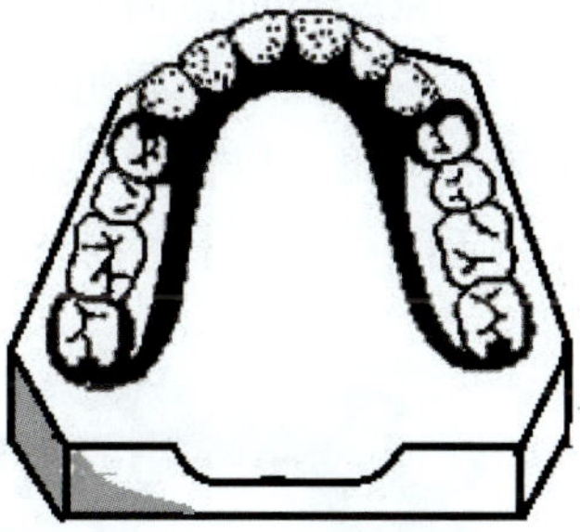

图 2-39　设计最后磨牙

远中𬌗支托为间接固位体

如游离缺失时，支点线前部的舌板、腭板也同样有间接固位作用。此外，特定部位的义齿基托；特定部位的附加卡环，如游离缺失时支点线前安置在前磨牙上的隙卡；特定部位的义齿鞍基，如后牙游离缺失时合并有前牙缺失，此时前牙区的义齿鞍基有间接固位作用，我们也可把它们称作间接固位体。

四、连接体

连接体是可摘局部义齿的组成部分之一，可将义齿的各个部分连接在一起。连接体可分为大连接体、小连接体和弹性连接体三类（图 2-40）。

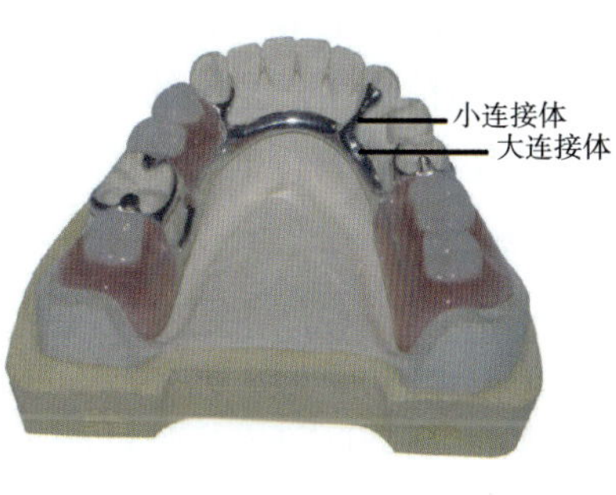

图 2-40　连接体

（一）大连接体

大连接体（major connector）亦称为连接杆，主要有腭杆、舌杆、腭板、舌板、唇杆等。连接杆仅用于牙支持式和混合支持式义齿双侧设计。

1. 大连接体的作用

（1）连接义齿各部分形成一个整体。

（2）传导和分散𬌗力至基牙和邻近的支持组织，减少了基牙在功能状态时所承受的扭力和载荷。

（3）大连接体的应用可以增加义齿的强度，减小基托的面积，减轻异物感。

2. 对大连接体的要求

（1）要有一定的强度和抗弯曲性能，不变形，不断裂。

（2）不妨碍唇、颊、舌和各系带的运动。

（3）其截面为扁平形、板条形或半梨形。根据连接杆所在的位置、受力情况和支持组织的健康状况，可调整连接杆的大小、外形和厚度。因连接杆的弹性随长度增加而加大，所以连接杆应随长度增加而加厚，杆的边缘应圆钝。

（4）不能进入软组织倒凹区，以免影响义齿就位和损伤软组织。在上颌硬区、下颌舌隆突区及其他骨性突出区应作缓冲，以防压迫引起疼痛。

3. 大连接体的种类

（1）腭杆（palatal bar）：根据在腭部的位置不同，分为前腭杆、后腭杆和侧腭杆三种（图 2–41）。

1）前腭杆（anterior palatal bar）：位于上腭硬区之前、腭皱之后，特点为薄而宽，厚度 1mm，宽度 8mm，离开龈缘至少 6mm。为了保证发音的质量，不影响舌尖的活动，感觉舒服，前腭杆应与黏膜组织密合无静压力，前部边缘设计于腭皱的后半部，杆的表面可具有腭皱的外形，以仿生增加发音摩擦力。必要时，可以适当减小前腭杆的宽度，辅以舌隆突杆。舌隆突杆位于各前牙的舌隆突上，适用于前牙咬合关系正常者（图 2–42）。

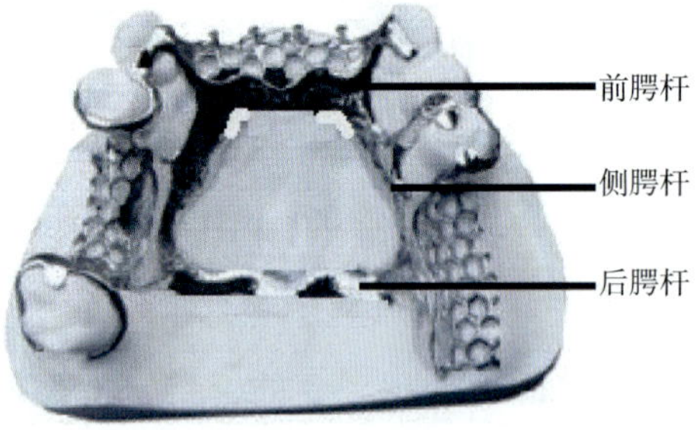

图 2–41　腭杆

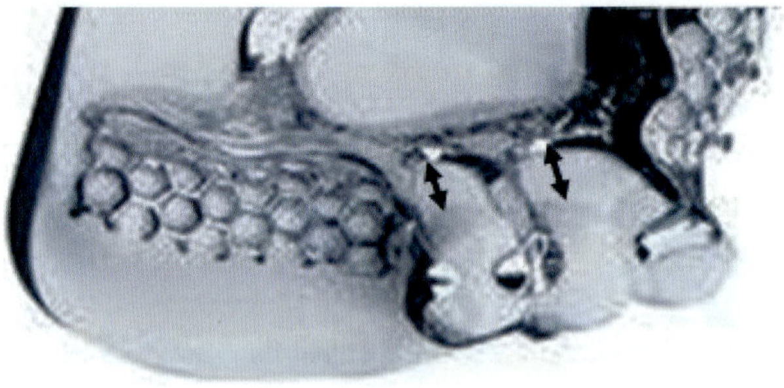

图 2–42　前腭杆

上大连接体的边缘距龈缘 6 mm 以上

2）后腭杆（posterior palatal bar）：位于上腭硬区之后、颤动线之前的部位，后腭杆的两端稍微弯向前至第一、二磨牙之间。后腭杆的厚度为 1.5 ~ 2mm，因舌体不接触后腭杆，中间较两端稍厚些，宽度约为 3.5mm。后腭杆应与黏膜轻轻接触，表面扁圆光滑。设计混合支持式义齿的后腭杆时，在杆和黏膜之间可留有一定的间隙，义齿受载鞍基下沉时，杆和黏膜接触，而不致造成创伤和疼痛。如牙支持式义齿，腭杆应与黏膜密贴接触。

3）侧腭杆（lateral palatal bar）：位于上腭硬区的两侧，与牙弓平行，离开龈缘 4 ~ 6mm。宽度为 3.0 ~ 3.5mm，厚度为 1.0 ~ 1.5mm。侧腭杆用于连接一侧或者两侧的前、后腭杆。侧腭杆对增加腭杆的强度和抗变形力有很大作用。

（2）腭板（palatal plate）：是位于腭部的板形连接体，厚薄均匀一致。常用的腭板有马蹄状腭板、关闭型马蹄状腭板、全腭板和变异腭板四种（图 2–43）。

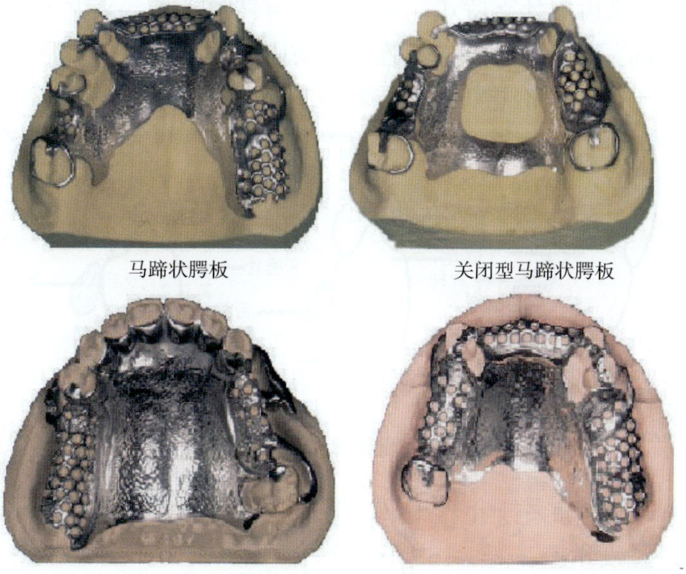

马蹄状腭板　　关闭型马蹄状腭板

全腭板　　变异腭板

图 2-43　腭板

1）马蹄状腭板：前腭杆变薄，向两侧远中延伸形成马蹄状腭板，前缘离开龈缘 4 ~ 6 mm。如果患者咬合关系正常，为了增加支持力量，前腭杆也可以向前延伸至前牙舌隆突上，在切牙乳头处需做缓冲。

2）关闭型马蹄状腭板：在马蹄状腭板的基础上与后腭杆相连接，形成关闭型马蹄状腭板，与马蹄状腭板相比，形成框架，支持力增强。

3）全腭板：为覆盖全腭区的腭板。要求厚薄均匀一致。全腭板的前缘通常离开龈缘 4 ~ 6 mm，也可以延伸至上前牙舌隆突处。后缘应终止在腭小凹之后 2mm 处，必要时可制备后堤区形成后缘封闭。需要进行缓冲之处是切牙乳头及上颌硬区。

4）变异腭板：为覆盖部分上颌硬区的腭板，也称中腭板（middle palatal bar）。其前缘在腭皱后缘，其后缘可在第一磨牙远中连接处。因覆盖硬区，应在局部缓冲，避免压伤软组织和影响义齿就位。

（3）舌杆（lingual bar）：可分单舌杆（简称舌杆）、双舌杆和舌隆突杆（图 2-44）。

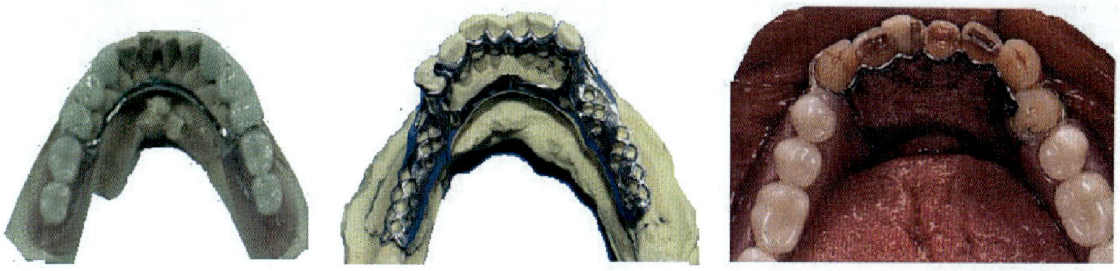

舌杆　　双舌杆　　舌隆突杆

图 2-44　舌杆

1）单舌杆：位于下颌舌侧龈缘与舌系带或黏膜皱襞之间。舌杆厚约 2 mm，宽约 5 mm，剖面呈半梨形，边缘薄而圆滑，通常距龈缘 3 ~ 4 mm。舌杆与黏膜的接触关系，应根据下颌舌侧牙槽嵴的形态而定，舌侧牙槽嵴的形态分为垂直型、倒凹型和斜坡型（图 2-45）。垂直型舌杆与黏膜平行接触，与基牙长轴基本平行，边缘离开龈缘 3 ~ 4 mm；倒凹型舌杆应放在倒凹以上，如果口底较浅必须放在倒凹区，应做缓冲留出空隙，避免对义齿就位造成影响；斜坡型者，如果义齿为牙支持式，舌杆轻轻与黏膜接触，义齿为混合支持式，舌杆应离开黏膜 0.3 ~ 0.4 mm。另外，舌杆的位置在不妨碍口底功能的前提下，应尽可能降低其位置，减少对舌运动的干扰，但不能妨碍系带和口底的功能运动。

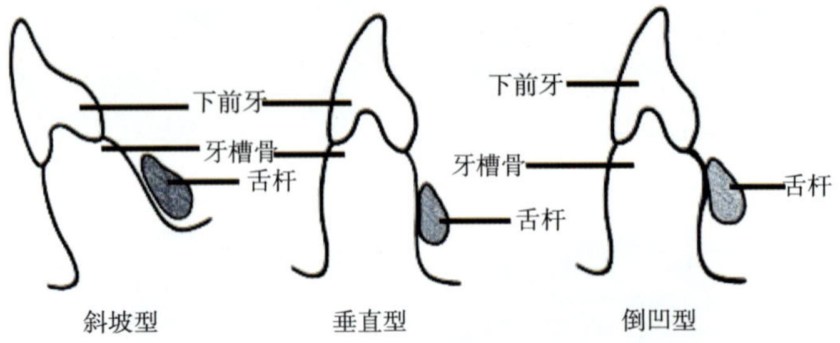

图 2-45　下牙槽骨舌侧的形态与舌杆的关系

2）双舌杆：舌杆和舌隆突杆合并使用，形成双舌杆，又称 Kennedy 杆。双舌杆的支持力强，稳定性好，舒适度稍差。

3）舌隆突杆：也称连续舌支托或连续卡环。在下前牙舌隆突上做连续的舌支托，舌支托相连接形成舌隆突杆，在下尖牙远中处与支架相连。由于其位置较高，所以不影响龈缘和口底，但异物感强。如果是单独使用，对杆的强度要求较高，故厚度较大。

（4）舌板（lingual plate）：为下颌前牙舌侧板形大连接体，覆盖在下前牙的舌隆突之上，并进入下前牙区的邻间隙，起固位作用，其下缘位于口底黏膜皱襞和舌系带之上。舌板常用于口底浅，舌系带附着过高，舌侧倒凹过大等不宜使用舌杆的情况。此外，可用于前牙松动须用夹板固定者，下颌双侧多个牙游离缺失者，以及牙槽嵴严重吸收者。基牙龈缘的骨性倒凹处均应做缓冲（图 2-46）。

（5）颊杆（buccal bar）：仅适用于余留牙向舌侧严重倾斜的病例，无法在腭侧或舌侧设置大连接体时，可用颊杆连接。这种病例多系先天性畸形，或者外伤后错位愈合所致。若能够采用正畸、正颌治疗和冠桥修复最好。只有在不具备这些条件时才设计颊杆，颊杆的边缘应该离开龈缘 3 ~ 4 mm。颊杆影响美观，设计时应谨慎使用（图 2-47）。

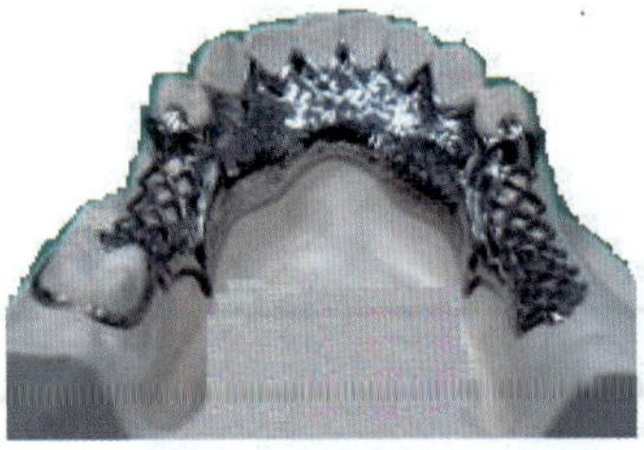

图 2-46　舌板

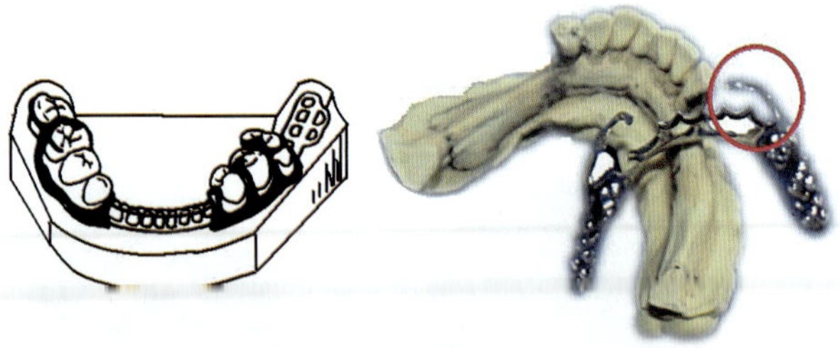

图 2-47　颊杆

（二）小连接体

1. 小连接体的作用　把可摘局部义齿金属支架上的各个部件与大连接体相连接的部分称为小连接体（minor connector）。这些部件如卡环、支托、固位钉、增力网等。表面应光滑，与大连接体呈垂直相连，需离开牙龈少许，以防压迫牙龈颈缘。小连接体不能进入基牙倒凹区，以免妨碍义齿就位。需放在相邻牙间外展隙的小连接体，表面光滑，较细，但要有足够的强度，以便传递、分散𬌗力。与基托相连的小连接体，连接处表面应粗糙，或做成一定的机械相连接形状，除不能进入倒凹之外，还应预留空隙，以利于基托塑料的包绕连接。

2. 小连接体的要求

（1）小连接体与大连接体应垂直相连，但在结合区应圆钝。连接卡环和附加𬌗支托的小连接体要以 90° 角越过龈缘线。

（2）与牙龈接触区为防止压迫牙龈应离开牙龈少许，并尽可能少覆盖牙龈。

（3）经过牙齿表面时，应较细、无间隙，以免干扰舌的活动，妨碍咬合、滞留食物等。

（4）相邻的小连接体之间，应可能地保留 4 ~ 5mm 的间隙。

（5）邻间隙处的小连接体，应置于非倒凹区，以免影响义齿就位。

（6）要有足够的强度和硬度。

（三）弹性连接体

弹性连接体是具有应力缓冲作用的一类连接体，亦称应力中断连接体。方法是改变游离鞍基与固位体之间的硬性连接为弹性连接，使义齿所受力不直接传至基牙，而是通过弹性连接体或应力缓冲系统将𬌗力大部分分散到牙槽嵴上，使𬌗力得到减缓、减轻，达到基牙与黏膜共同承受𬌗力。此种连接体对抗侧向力能力较差。这种连接体多用弹性好的金属铸造而成。弹性连接体多适用于基牙、牙周健康差，或基牙受力过大的下颌游离缺失的修复病例，但制作较复杂，易变形，使用较少（图 2–48）。

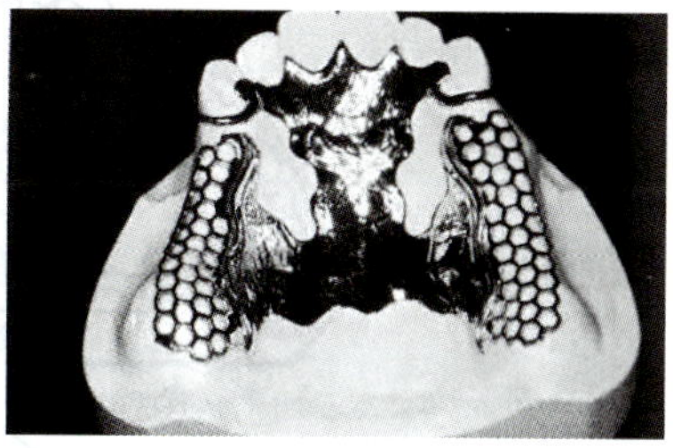

图 2–48　弹性连接体

考点提示　可摘局部义齿的组成及作用。

第三节　牙列缺损的分类及可摘局部义齿的类型

口腔内牙列缺损的样式由简单的、小范围的一个牙齿缺失到复杂的、大范围的只留一个牙齿的缺损，可以有数万种种类繁多、样式复杂的缺损，而可摘局部义齿就是以它们为对象所制作的修复体。由于牙列缺损的种类繁多，因此可摘局部义齿的修复对象也就非常广泛。为了方便医师、技师的交流，为了便于临床诊断、研究、讨论、记录和修复体的设计、制作，有必要根据牙列缺损的规律和特点对牙列缺损进行科学的分类。分类方法要表达可摘局部义齿的设计，必须包括牙列缺损的情况、义齿的支持形式、义齿的固位方式三个重要内容。目前分类法有多种，但均不够理想，现介绍常用的 Kennedy 分类法和王征寿六类分类法。

扫码“学一学”

一、牙列缺损的分类

（一）Kennedy 牙列缺损的分类

1925 年 Kennedy 根据牙列缺隙所在部位，结合可摘局部义齿鞍基与基牙之间的关系对牙列缺损进行分类，共分四类（图 2–49）。这一分类方法表达了缺牙间隙所在的部位，体现了可摘局部义齿鞍基与基牙的关系，易于区分牙支持式与混合支持式可摘局部义齿，将牙

二、可摘局部义齿的类型

（一）按可摘局部义齿的材料及结构分类

1. 塑料基托式可摘局部义齿（plastic） 塑料基托可摘局部义齿多以锻丝卡环固位，靠塑料基托将义齿的各部分连接在一起，基托面积可适当加大，𬌗力分散好，但其体积较大，义齿强度较低，适用于各种类型的可摘局部义齿，尤其是缺牙较多，基牙条件较差的患者，多用作暂时性、过渡性修复（图 2–52）。

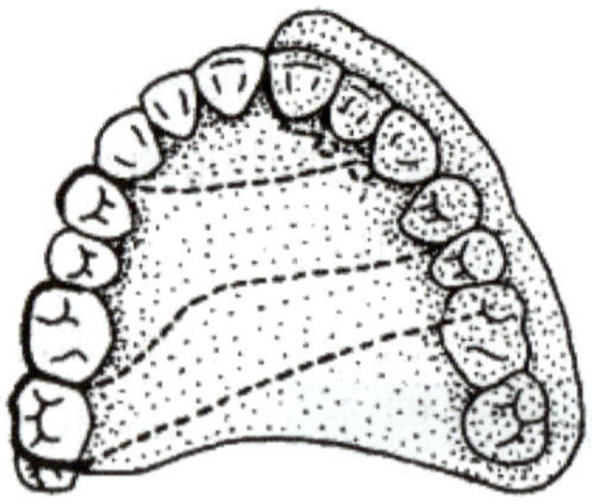
图 2–52　塑料基托义齿

2. 金属支架式可摘局部义齿（framework） 铸造金属支架式可摘局部义齿用金属大连接体取代了部分塑料基托，在后牙缺牙间隙小，𬌗龈距离过低时也可将基托、人工牙及固位体全部整铸完成（图 2–53）。相对塑料基托义齿而言，该义齿体积明显减小，坚固耐用，稳定性较好，增加了患者的舒适性和美观性，但工艺复杂，修改与加补困难，费用较高，适应证相对较严格，如基牙条件差，软、硬组织倒凹较大者不宜选用整铸式可摘局部义齿。多用于牙支持式义齿和混合支持式义齿。

3. 塑料 – 金属混合式义齿 兼具塑料基托义齿与金属支架义齿的优点，在缺牙区牙槽嵴顶上设计金属网、固位钉等辅助固位形，以利于人工牙与基托附着；在上颌腭侧和下颌舌侧设计金属板或金属杆，不仅增加了义齿的强度，减小了体积，又具备了塑料基托的美观等优点（图 2–54）。

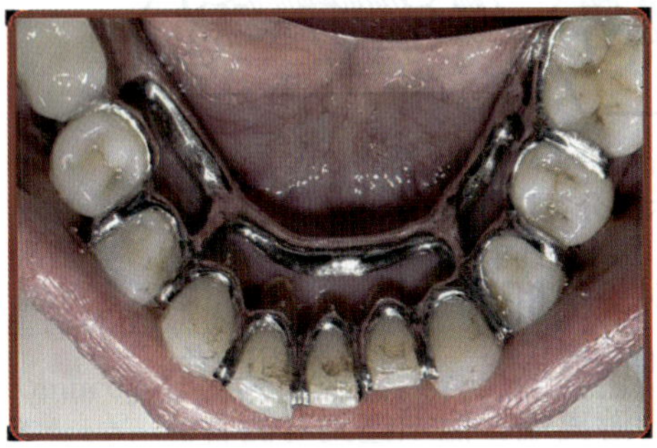
图 2–53　金属支架式义齿

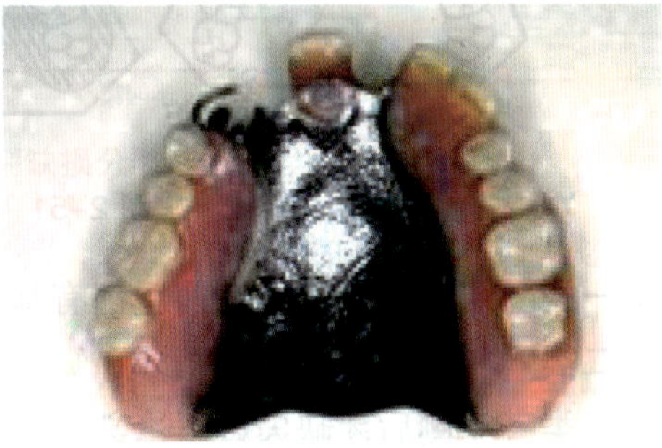
图 2–54　塑料 – 金属混合式义齿

（二）按可摘局部义齿的支持形式分类

1. 牙支持式可摘局部义齿 义齿承受的咬合压力由基牙及其支持组织承担。此类义齿缺隙两端均有余留天然牙，两端基牙上均设有𬌗支托，义齿所承受的𬌗力主要由天然牙承担。适用于缺牙数目少，基牙健康，缺牙间隙小，缺隙两端均有健康基牙者，咀嚼效率较高、修复效果较好（图 2–55）。

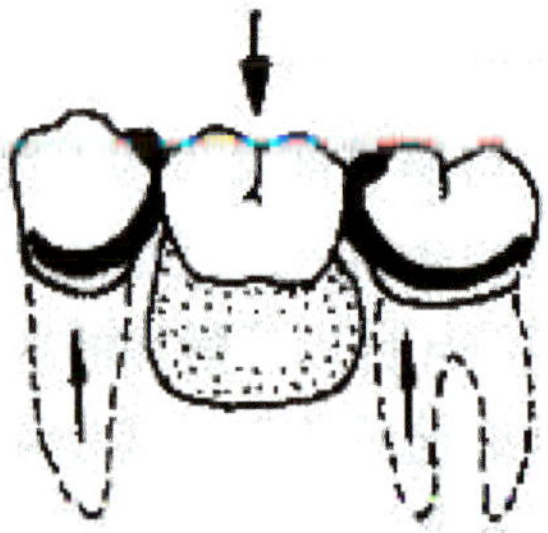
图 2–55　牙支持式可摘局部义齿

2. 黏膜支持式可摘局部义齿 黏膜支持式义齿指义齿所承受的𬌗力主要通过基托传递到黏膜及其下方的牙槽嵴承担。适用于多数牙缺失，余留牙条件差，或咬合条件差者；或虽然缺隙的一侧或双侧均有余留天然牙存在，但是余留牙松动或因咬合过紧无法设置𬌗支托者。义齿由人工牙、基托及无𬌗支托的固位体组成。此类设计的义齿，咀嚼效能差，患者常有基托下组织压痛等问题

（图 2–56）。

3. 混合支持式可摘局部义齿　混合支持式可摘局部义齿所承受的咬合压力由天然牙和黏膜、牙槽嵴共同承担，其修复效果介于牙支持式和黏膜支持式之间，咀嚼效率较高。适用于各类牙列缺损，尤其是游离端缺失者，为临床上最常用的义齿支持形式（图 2–57）。

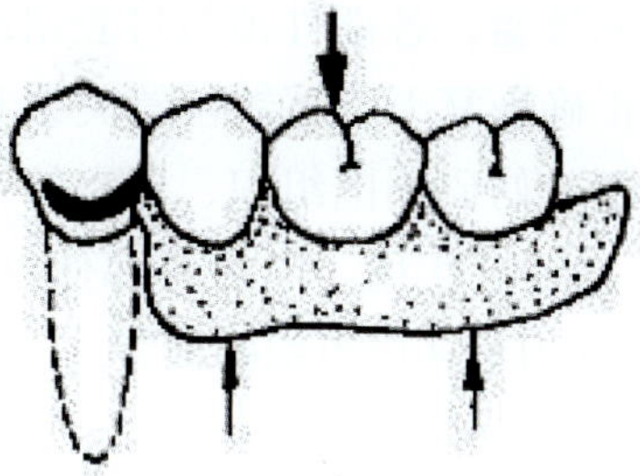

图 2–56　黏膜支持式义齿

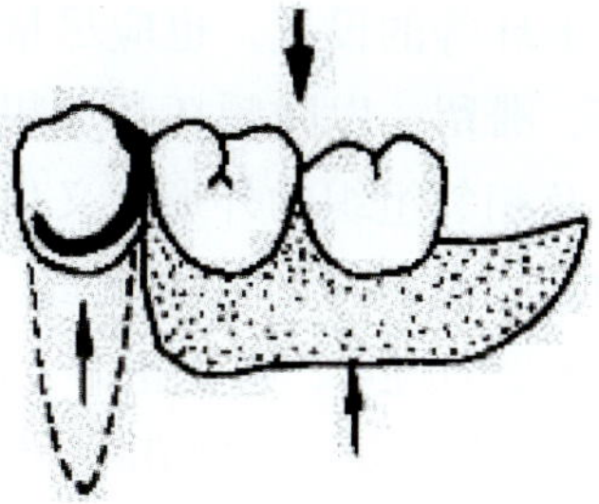

图 2–57　混合支持式义齿

（三）根据义齿的目的分类

除了常规常用的可摘局部义齿之外，可摘局部义齿还可以用做以下情况：

1. 即刻义齿　是为了避免因牙列缺损所导致的美观或发音功能障碍，拔牙前先制取印模，预测牙类缺损的情况，制作义齿，在临床拔除牙齿后即刻戴入的可摘局部义齿。

2. 临时义齿　在旧义齿因残留牙的治疗、拔除等，为等待拔牙创愈合，对旧义齿采取加人工牙予以修补，或重新制作的，可以维持部分功能的过渡性可摘局部义齿。待 3 个月后，重新制作新义齿。在最终修复完成之前，为了维持美观和恢复部分咀嚼功能而使用。

3. 治疗性义齿　在最终修复治疗完成前，为了调整患者的颌间距离、改善其咬合关系、治疗牙周组织疾病等制作的可摘局部义齿，如可摘牙周夹板、𬌗垫等。

考点提示　可摘局部义齿的分类和支持形式。

第四节　可摘局部义齿的设计

一、应达到的基本要求

（一）适当地恢复咀嚼功能

恢复缺失牙的咀嚼功能是义齿修复的主要目的。可摘局部义齿所受的𬌗力由基牙、基托下黏膜和牙槽骨共同来承担，其负荷在组织的耐受阈以内，是一种生理的功能性刺激，有利于保持牙周支持组织的健康、减缓牙槽嵴的吸收；如𬌗力超过组织的耐受阈，则会造成牙周创伤、加速牙槽嵴的吸收。义齿修复应以维护口腔组织健康为前提，义齿的咀嚼功能恢复应根据基牙的情况、咬合关系、缺牙区牙槽嵴的状况，把义齿的咀嚼功能恢复到一个合适的程度。如：在选择和排列人工牙时，适当地减少排牙数目，或缩小人工牙颊舌径、近远中径，增加溢出沟，以增加机械便利，从而使𬌗力减小，以及降低人工牙牙尖高度以减小侧向分力等。

扫码“学一学”

（二）保护口腔组织的健康

设计或制作不当的义齿，由于卡环、基托等对口腔组织的不良影响，会引起黏膜的压痛、溃疡，牙龈炎症，基牙松动和牙体病变，甚至创伤𬌗及颞颌关节病变。因此，在义齿的设计和制作中，应避免过多磨切牙体组织，尽量利用天然间隙放置𬌗支托、间隙卡环等。义齿基托、卡环等的设置，也应尽量减少对天然牙的覆盖，各部件须与口腔组织密合，减少食物嵌塞、滞留，以防龋坏和牙龈炎的发生。应正确恢复上、下颌位置关系和𬌗关系以及缺牙牙弓及相邻组织的外形。义齿的形态、范围不应妨碍周围组织、器官的正常功能活动。义齿的制作材料应对人体无毒、无害、无致敏和致癌作用。义齿各部件（如卡环等）应防止使基牙受力过大，避免扭力、侧向力等损伤性外力对牙周组织的损害。

（三）义齿应有良好的固位和稳定作用

义齿的固位和稳定状况，是能否发挥良好功能的前提。如果义齿的固位和稳定性能差，不但不能达到修复形态和恢复功能的目的，还可导致基牙及基托下支持组织的损伤和其他口腔疾患。

（四）舒适

可摘局部义齿修复范围广，组成部件多，尤其在缺牙多、缺隙多时，基托面积大，常引起初戴义齿者的异物感、不舒适、发音不清甚至恶心，对于敏感者更为明显。因此，在可能的情况下，义齿除材料应具有较高的强度，结构设计合理之外，还应做到小而不弱，薄而不断，尽可能做的小巧。义齿的部件与周围组织应尽量平滑衔接、和谐自然。人工牙排列要尽量避免出现过大的覆𬌗、覆盖或过于向舌侧排列，影响口腔本部的正常大小，妨碍舌体活动等，尽量做到患者最易适应的程度。

（五）美观

美观即是恢复面容的自然状态。在修复牙列前部缺损时，美观要求显得更为重要。人工牙的大小、形态、颜色及排列应与相邻天然牙、上下唇的空间关系相谐调，表现自然；基托颜色应尽量与牙龈、黏膜的色泽一致，长短合适，厚薄均匀，必要时利用基托恢复邻近缺损软硬组织的自然形态。卡环等金属部件应尽量不显露或少显露。当发生功能恢复和美观相矛盾的情况时，应首先考虑功能，而后兼顾美观。一般在前牙区偏重于美观和发音，后牙区偏重于咀嚼功能的恢复。

（六）坚固耐用

义齿应能承受𬌗力的作用而不变形、不折断。因此，塑料胶连式可摘局部义齿除选择强度优良的基托材料外，还必须做到结构合理，对应力集中区或几何形态薄弱区予以加强设计，如：通过基牙预备开辟足够间隙，采用金属加强网、金属𬌗（舌）面或金属整铸牙等设计，以防止义齿折断。而整铸支架式可摘局部义齿的设计既可使义齿比较舒适，又可达到坚固、耐用的效果。

（七）容易摘戴

若义齿设计、制作不当，造成摘戴义齿要用很大力量，不仅仅使患者感到不便，还可造成对基牙的损伤；如果难以摘戴，甚至不能摘下，则不能保持义齿和口腔的清洁卫生，从而导致基牙、余留牙的龋坏及牙龈炎症。所以，要求制作的义齿既要有足够的固位力，又必须方便患者摘戴。

考点提示 可摘局部义齿应达到的基本要求。

二、可摘局部义齿的固位和稳定

（一）义齿的固位

可摘局部义齿的固位，是指义齿在口腔内就位后，不因口腔的生理运动而向𬌗方或就位道相反方向脱位。抵抗脱位的力称固位力。

1. 固位力及其影响因素

（1）摩擦力：义齿部件（主要指卡环等固位体及部分基托）与天然牙之间的弹性卡抱状态、制锁状态和相互制约状态等产生的摩擦力。

1）弹性卡抱状态摩擦力：当卡环臂等义齿的弹性部件处于基牙倒凹区时，脱位力的作用下，卡环臂给基牙的压力会产生摩擦力。影响摩擦力的因素有以下几种：①脱位力的大小和方向：在脱位力不变的条件下，脱位力的方向与牙面构成的夹角越大，脱位力对牙面的正压力作用力越大，摩擦力也越大（图 2–58），也就是说摩擦力的大小与基牙倒凹的深度与坡度有关，倒凹的深度和坡度越大，摩擦力越大（图 2–59）。脱位力相等时，脱位力方向不同，对牙面的正压力也不同。②卡环的刚度和弹性限度：卡环的刚度是指使卡环位移的力与位移程度之比；卡环刚度越大，在相同位移下对牙面产生的正压力越大，摩擦力就越大。弹性限度是指材料的弹性与范围之间的临界点。相同刚度的卡环，弹性限度大者，可达到的正压力也越大。铸造卡环刚度大弹性限度小，进入倒凹的深度不要超过 0.75 mm，弯制的锻丝卡环刚性小弹性限度大，进入倒凹的深度甚至可达 1 mm。③卡环的形态、长度和粗细：对同种材料而言，卡环越粗，刚性越大，对基牙产生的正压力也越大；卡环臂与基牙的摩擦作用点越远离固定端，其作用于基牙上的正压力越小；游离矩长的 II 型卡环固位臂比游离矩短的 I 型卡环固位臂正压力大。

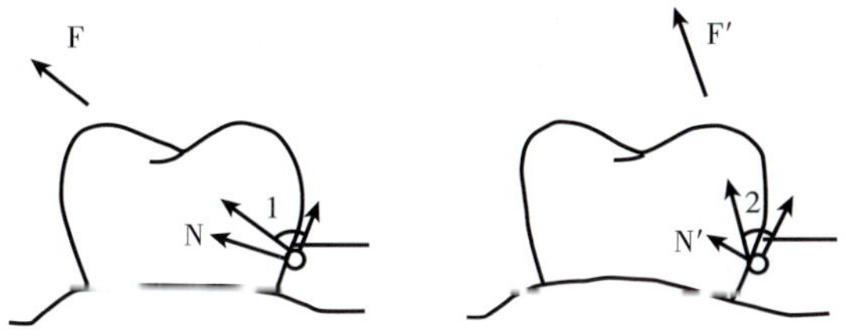

图 2–58　脱位力的方向与摩擦力的关系

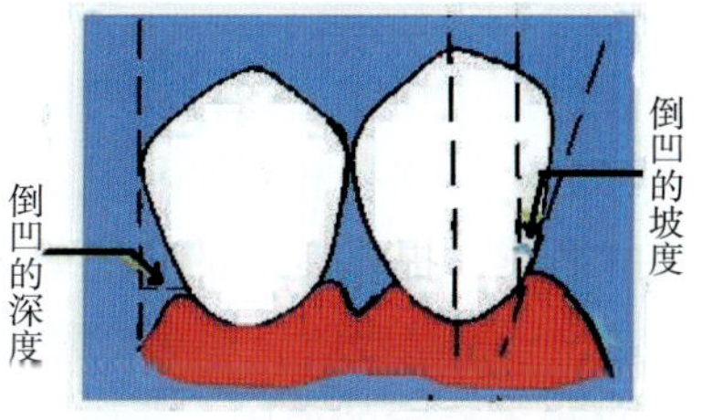

图 2–59　倒凹深度和倒凹坡度

2）制锁状态产生的摩擦力：制锁状态指义齿就位方向和功能状态时的脱位方向不一致，而产生约束作用。义齿受相邻牙约束的部分，称制锁区，就位道与脱位道方向之间所形成角度为制锁角（图 2–60）。进入制锁区的义齿部件与阻止其脱位的牙体间产生摩擦力。影响其摩擦力的因素有：①制锁角的大小，制锁角越大，固位力越大；②进入制锁区部件的刚性，刚性越大，固位力越大；③对侧基牙上卡环固位力的大小，如对侧基牙上的卡环固位力小，不能维持义齿的制锁状态，则其所产生的摩擦力消失。

3）相互制约状态产生的摩擦力：当义齿有多个固位体或多个缺牙间隙时，在行使功能时，不同脱位力相互制约产生的摩擦力。与基牙的分散程度、缺隙的数目、基牙的外形、倒凹的深度和坡度都有一定的关系（图 2–61）。

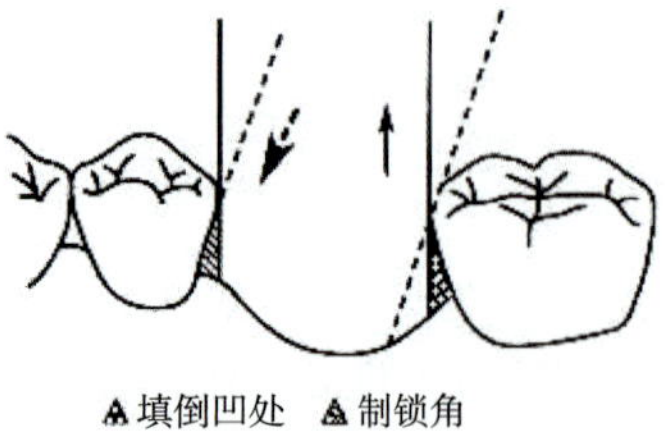

图 2-60　义齿的制锁状态

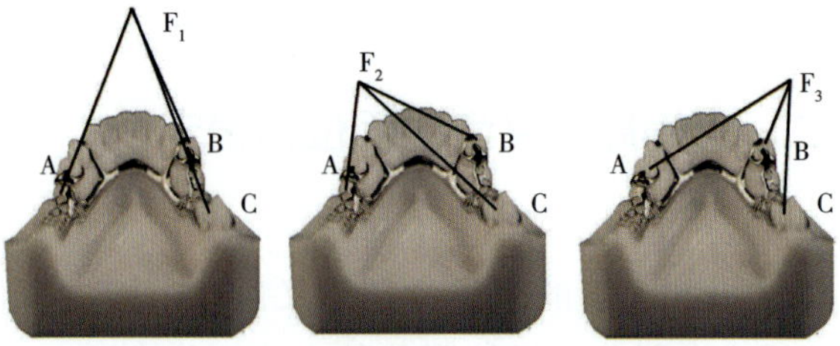

图 2-61　相互制约状态产生的摩擦力

A、B、C 代表三个基牙 F_1、F_2、F_3 为脱位力

（2）吸附力和大气压力：吸附力指义齿的组织面与黏膜之间由于唾液的作用产生的黏着力和附着力。大气压力的作用，指义齿获得良好边缘封闭后，基托与黏膜之间形成负压，在大气压力作用下产生的固位力。

（3）肌力：指口腔内唇、颊、舌肌作用于义齿磨光面所产生的肌力（图 2-62）。义齿的磨光面为微凹面，与颊、舌、唇肌的形态相吻合，且𬌗面与磨光面均位于中立区，则肌力为良好的固位力，对义齿起稳定作用。

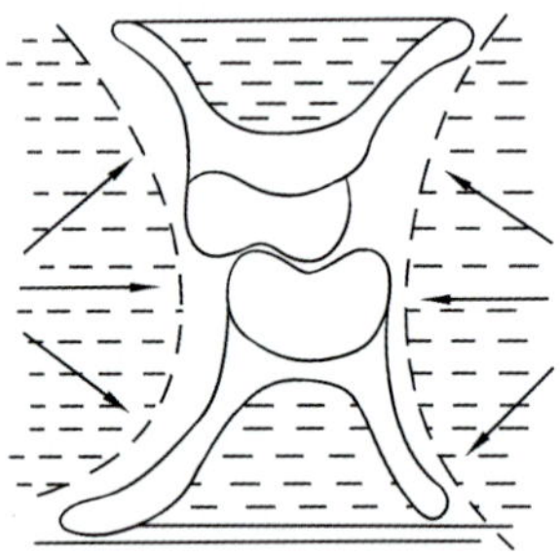

图 2-62　义齿磨光面与肌力的关系

（4）义齿的重力：对修复多个牙的下颌可摘局部义齿，义齿本身的重力有一定的辅助固位作用。

在四种固位力中，通常最主要的固位力是摩擦力。

2. 义齿固位力的调节　为保护口腔软硬组织的健康，有利摘戴，固位体的固位力应在合适的范围内。固位力过小，义齿容易脱落；固位力过大易损伤基牙，摘戴困难。一般认为固位力在 700 ~ 1000 g 为宜。

（二）义齿的稳定

义齿的稳定指义齿在行使功能时，无翘起、下沉、摆动、旋转，即义齿在行使功能时，各组成部分仍能保持相对平稳状态，不发生明显的倾斜和移位。稳定的义齿能保护义齿支持组织的健康，提供良好的功能效果；若义齿不稳定则可造成义齿基牙扭力、松动、脱落、黏膜压痛、牙槽嵴吸收，明显地降低义齿的功能作用。

1. 义齿不稳定的原因　造成义齿不稳定的因素主要来自于作用在可摘局部义齿上的力，一般为两种：一种是轴向的力，可使义齿压向牙槽嵴或脱离牙槽嵴；另一种力是侧向力，使义齿产生倾斜和旋转。所以，可摘局部义齿的不稳定，表现为两种形式：一种是因义齿无牙支持而均匀下沉性不稳定（图 2-63）；另一种是义齿在牙弓上或义齿支持组织上有支点或转动轴存在，造成的转动性不稳定，是可摘局部义齿不稳定的主要表现形式（图 2-64）。义齿不稳定的原因有以下几个方面：

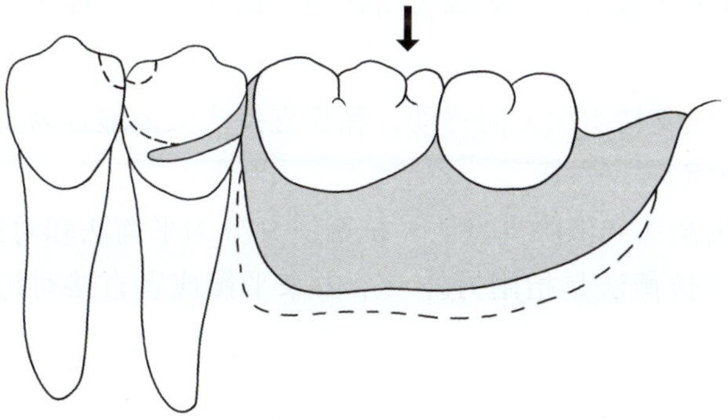

图 2-63　义齿下沉

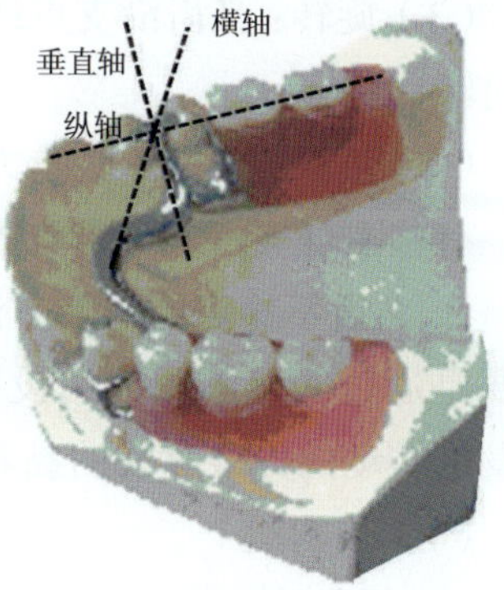

图 2-64　转动轴式的不稳定

（1）支持组织的可让性：比如远中游离端义齿，由于黏膜的可让性使义齿末端发生向黏膜方向的移位，此不稳定现象称为下沉。

（2）支持组织之间可让性的差异：由于基牙与牙槽嵴黏膜间可让性不同，上颌硬区与非硬区之间，以及缺牙区牙槽嵴黏膜之间，黏膜组织在可让性（厚度）上的差异，造成义齿以卡环、𬌗支托、上颌硬区或骨突、残根等为支点产生翘动等不稳定现象。

（3）可摘局部义齿结构上形成转动中心或转动轴：如双侧远中磨牙游离缺失、多数前牙缺失，易以双侧𬌗支托为支点形成转动轴，在力不均匀的情况下易使义齿沿转动轴发生转动（图 2-65）。

（4）作用力与平衡力之间的不协调：对于游离端义齿，如果后牙缺失多，余留牙少，设计时作用力与平衡力力矩之间有时会造成不平衡，致使义齿发生下沉或转动等现象。

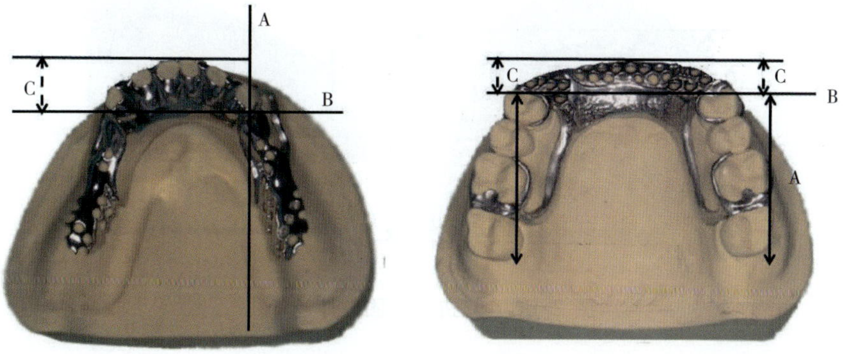

图 2-65　义齿游离端受力产生的杠杆作用导致义齿转动性不稳定

2. 义齿不稳定的具体表现　义齿不稳定在临床上有翘起、摆动、旋转、下沉等现象。义齿的翘起、摆动、旋转属于转动性不稳定现象。

（1）翘起：指游离端义齿受食物黏着力和上颌义齿重力的作用，游离端基托向𬌗向转动脱位，但因卡环的作用，义齿尚未发生脱落。

（2）摆动：义齿游离端受侧向力的作用，产生颊、舌向的水平摆动。

（3）旋转：义齿沿支点线发生，纵线式支点线形成颊舌向转动，横线式、斜线式形成前后向转动。

（4）下沉：义齿承受𬌗力时，基托向支持组织方向移动，黏膜支持式义齿最容易发生下沉，有些混合支持式义齿也容易发生下沉。

3. 义齿不稳定的消除方法 采用抗衡法和消除支点法，抗衡法又分为平衡法和对抗法，主要是通过间接固位体的设置来解决。抗衡法是指用另外一个力来平衡或者直接对抗使义齿发生转动的力或食物的黏着力。

（1）抗衡法

1）平衡法：增加平衡矩，在支点或支点线的对侧增加平衡力，以使义齿保持平衡，从而达到义齿的稳定（图 2–66）。若义齿的刚性较强，则其平衡公式是：力 × 游离矩＝平衡力 × 平衡矩，即力矩＝平衡矩。当平衡矩大于力矩时，义齿则稳定，所以，临床上设计游离端义齿时，除选用基牙外，还应该增加离支点远的牙甚至对侧牙作为平衡基牙。

2）对抗法：增加或使用对抗平衡固位体，可以对抗义齿沿支点线旋转。由基托下组织、对侧基牙或覆盖基牙来对抗使义齿产生下沉或转动的力。

（2）消除支点法：可摘局部义齿的某些部件与口腔组织间形成支点，造成义齿转动性不稳定。义齿存在的支点有两种：一种是支托、卡环等在余留牙上形成的支点；另一种是义齿的基托或连接体与其下组织形成支点，如上颌硬区、颧突区、下颌隆突区等，通常由人工牙排列在牙槽嵴顶之颊侧和咬合关系不当等原因造成。消除这些支点或将人工牙排在牙槽嵴顶可恢复义齿的稳定。

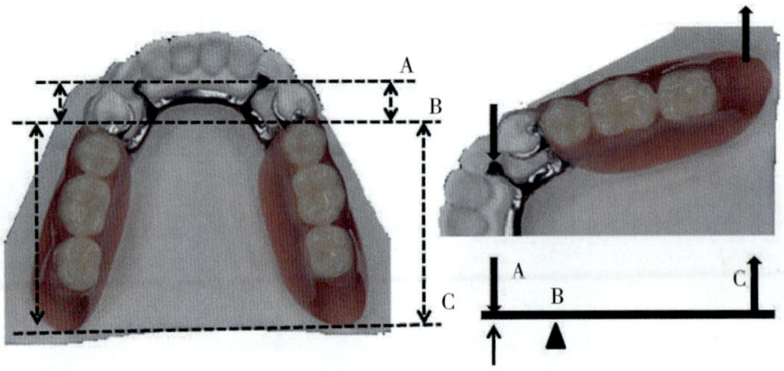

图 2–66 对抗平衡固位体的作用

4. 各种不稳定现象的具体处理方法

（1）翘起：主要出现在有游离鞍基的混合支持义齿，如 Kennedy 第一、二类缺损修复中，当受食物黏着力或上颌义齿重力作用使义齿的游离端脱离牙槽嵴时，卡环未脱位，而是以卡环尖为轴进行旋转，结果使义齿的游离端翘起，基牙受向前压力，游离端鞍基对侧部分基托则沿转动方向，向龈方下沉（图 2–67）。

处理方法：

1）在支点或支点线的对侧余留牙或黏膜上，放置间接固位体，如卡环、支托、连接杆、延伸基托等。

2）改变就位道：使固位臂的游离端或基托、邻面板进入近缺隙侧的倒凹区，形成制锁状态，对抗游离鞍基的翘起。

3）设计有间接固位作用的直接固位体，如分臂卡、隙卡等，可防止义齿翘起。

（2）下沉：主要出现于 Kennedy 第一类、第二类牙列缺损的修复，当义齿受垂直向力时义齿的部分或全部压向支持组织，称为下沉。游离缺失的混合支持式义齿，由于邻近缺隙的基牙上有支点，游离端的下沉不均匀，越远离基牙的鞍基下沉越多，该处黏膜的受力也越大。因鞍基是倾斜性下沉，基牙受到向远中旋转的力，使基牙向远中倾斜和移动（图2–68）。

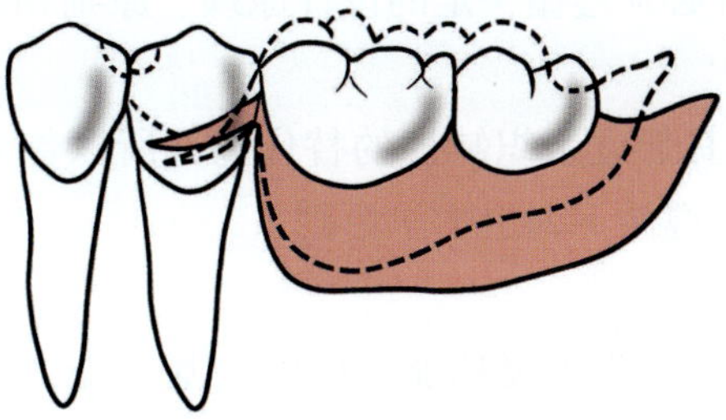

图 2–67　翘起

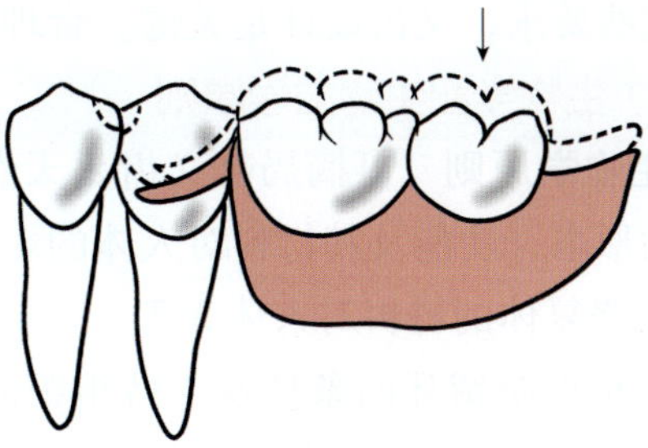

图 2–68　下沉

处理方法：

1）缩短游离矩，减小殆力。

2）加大平衡矩，将间接固位体安置在远离支点或支点线的部位。

3）增加对鞍基的支持，如制取压力印模、做覆盖义齿等。

4）消除支点，当游离矩大于平衡矩又不能使用其他方法抗衡转动时，为保护基牙，应去除支点。

（3）摆动：多出现于有游离鞍基的牙列缺损的混合支持式义齿修复。由于义齿受侧向力的作用，游离鞍基左右摆动但未脱位，结果是基牙受颊舌向扭转力，鞍基下牙槽嵴受颊舌向不均匀压力（图2–69）。

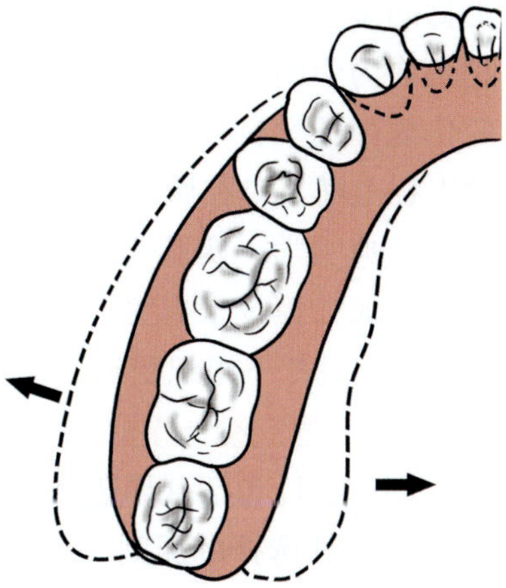

图 2–69　摆动

处理方法：

1）在支点或支点线的对侧，放置间接固位体或延伸基托等，平衡引起摆动的力。

2）两个牙以上缺失，采用双侧设计，利用卡环和义齿的交互作用，对抗侧向力。

3）降低牙尖，减小侧向力，去除干扰，达到平衡。

（4）旋转：沿支点线发生的转动。横线式、斜线式支点线，受轴向力时，义齿前、后向转动；纵线式支点线，受侧向力时，义齿出现颊舌向的旋转（图2–70）。

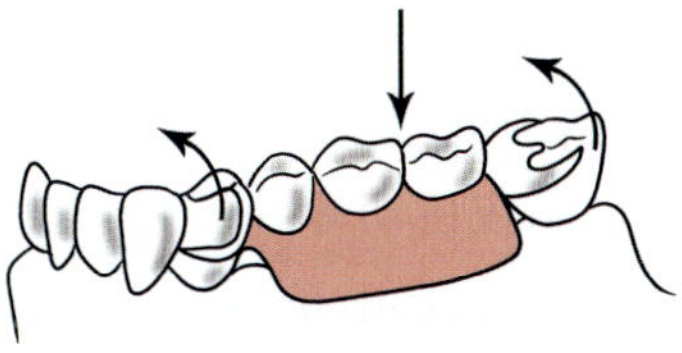

图 2–70　旋转

处理方法：

1）缩短游离矩，增大平衡矩，如纵线式支点线义齿，减小人工牙的颊、舌径，加大支托的宽度。

2）改变就位道的方向，形成制锁角，利用制锁状态，对抗旋转。

3）增加卡环、扩大基托、增加固位力。

4）去除侧方运动干扰，达到平衡。

考点提示　义齿不稳定的原因及处理办法。

三、设计原则

可摘局部义齿修复的主要目的是恢复患者缺失牙及周围组织的解剖外形和生理功能，要达到这些要求，义齿设计是关键。合理的设计必须遵循一定的设计原理、原则和要求。

（一）生物学和生物力学原则

1. 生物学原则 可摘局部义齿是天然牙及其邻近组织缺损的替代物，所以首先应该考虑义齿的形态、功能及其材料对人体的影响，应遵循下列生物学原则：

（1）修复体的材料对人体无害。

（2）根据余留牙的条件及支持组织的情况，恰当恢复功能，应防止基牙受力过大，避免扭力、侧向力等损伤性外力对其牙周组织的损害。

（3）义齿的设计与制作中，应尽量减少对天然牙的覆盖，宜设计铸造支架可摘局部义齿。避免过多磨切牙体组织，义齿部件应与口腔组织密合，减少食物嵌塞、滞留，以防龋坏与牙龈炎的发生。

（4）义齿的形态、范围不应妨碍周围组织、器官的正常功能活动。

（5）患者容易适应，摘戴方便。

2. 生物力学原则 力学是研究物质运动规律的一门学科。而生物力学是力学与生理学、医学等学科之间相互渗透的边缘学科。它用经典力学、固体力学、流体力学等知识来解释生物的某些现象，用力学的方法定量地分析研究生命系统的功能与形态结构间的关系。口腔生物力学则是应用力学的原理、方法和工程技术研究口腔颌面部生理、病理及矫治修复变化规律的学科。口腔修复学是医学与现代科学技术紧密相结合的一门学科，属于生物医学工程范畴。口腔修复与生物力学两者紧密相连。例如，研究修复体材料与有关材料力学；应用经典力学、实验力学理论指导义齿修复设计；在义齿制作过程中，还要掌握铸造、焊接、冷加工等技术有关工艺学知识。因而，可摘局部义齿的设计应符合生物力学原则，避免基牙与基托下组织受到不利的作用力而损害其健康。

（二）固位设计原则

固位设计包括基牙选择、就位道的确定以及固位体的设计等。

1. 基牙选择的原则 设置有直接固位体的天然牙称为基牙（abutment）。它的作用是为可摘局部义齿提供固位、支持与稳定作用，在设计义齿时，应根据生物学原则、固位与稳定的需要来选择基牙。

（1）选择健康牙做基牙：牙冠长短合适、有一定倒凹、牙体牙周健康、牙周膜面积大、支持力强的牙为首选基牙。临床上一般多选用后牙，也可选用尖牙（美观要求高者应慎用）。除仅留切牙外的牙列缺损病例，一般不选切牙作基牙，因其支持力不足，同时也因设置固位体而影响美观。

（2）患病牙做基牙：在缺牙多、余留牙健康条件差的情况下，对有牙体、牙髓病但可保留的牙须经牙体、牙髓经根管治疗后选用。轻度牙周病、经治疗炎症得到控制的天然牙，可选作基牙。支持力不足的牙，如松动II°或牙槽嵴吸收II°的牙不宜单独选作基牙，应用联冠、牙周夹板或采用连续卡环等形式进行固定后再选作基牙。

（3）选择固位形好的牙做基牙：基牙应具有适宜的固位形态，其倒凹深度不超过 1mm 坡度应大于 20°；锥形牙、过小牙等牙冠固位形态差的牙一般不宜选作基牙。

（4）基牙的位置：根据固位的需要选择基牙的位置，选择靠近缺隙侧的天然牙作基牙，有利于义齿的固位、 殆力的垂直传导，同时可减小义齿的体积。若选用多个基牙则彼此间越分散越好。必要时要考虑患者美观、舒适、摘戴方便等方面的要求。

（5）基牙的数目：基牙不宜过多，一般以 2 ~ 4 个为宜。选择基牙过多，不但要磨切更多的牙体组织，也不利于就位道的调节，造成义齿摘戴困难。根据义齿的功能负荷选择基牙，失牙多，功能负荷大；而牙槽嵴、黏膜支持能力差时，应增加基牙的数目，分散殆力。

2. 就位道选择的原则

（1）选择的就位道应便于患者摘戴义齿。

（2）根据义齿的固位需要选择就位道。

（3）根据义齿的稳定需要选择就位道。如果固位和稳定有矛盾时，应首先从义齿的稳定来选择就位道。

（4）所选择的就位道不应导致义齿与邻牙间出现过大的间隙，尤其在前牙区防止出现过大的相邻间隙而影响美观。

（5）在口腔预备时，应根据所设计的就位道，对基牙外形进行必要的修整，以尽量做到既能满足固位的需要，又要满足稳定的需要，也不出现过大间隙。较复杂的病例，应先取研究模型，经过导线观测器仔细观察后再决定就位道方向。

3. 直接固位体（卡环）的设计原则

（1）不能因设计固位体而损伤基牙。

（2）固位体的数目、分布与基牙的位置、数目的选择原则相同。

（3）按导线设计卡环，也可根据义齿固位和稳定的需要，适当调整导线和卡环的类型。

（4）不损害基牙，基牙预备时尽可能少磨牙体组织，尽可能利用牙间自然间隙放置固位体。

（5）卡环臂进入基牙倒凹的深度要合适，不宜过深，不应超过卡环金属材料的弹性限度。

（6）避免卡环臂对基牙产生侧向力和扭力。

（7）卡环与基牙表面要密合，接触面积尽可能小，以减少基牙发生龋坏。

（8）当基牙牙周健康情况差、固位形态差或缺牙多，尤其是游离端缺牙，游离矩显著大于平衡矩而牙槽嵴支持力较差时，应增加固位体（增加基牙）。

（9）增加基牙原则应靠近弱基牙、由线支承转变为面支承形式。

（10）兼顾美观、舒适及义齿的摘戴方便。

（三）稳定设计原则

1. 对角线二等分原理　即在支点线的二等分处做垂线，在该垂线所经过的牙上放间接固位体（图 2-71）。

2. 三角形、四边形原理　按三角形、四边形放置固位体（图 2-72）。

3. 中心一致原理　尽量使义齿固位体连线形成的平面的中心与整个义齿的中心一致或接近，将使义齿获得最佳的稳定。支点呈纵线式时，支点线的中心应与义齿中心基本一致。

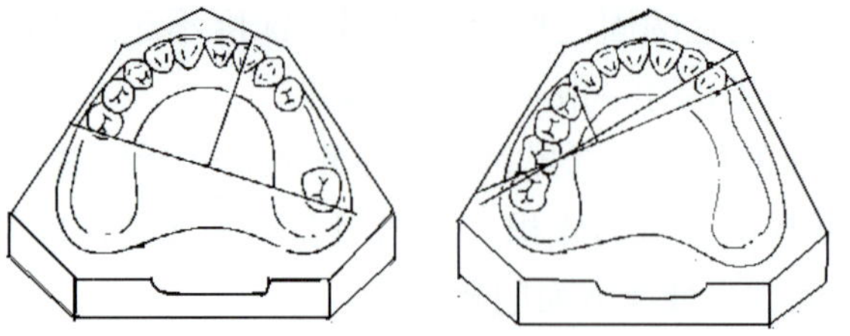

图 2-71　对角线二等分原理图

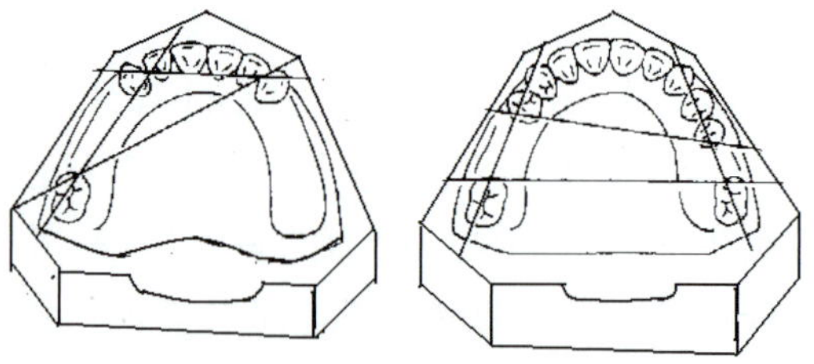

图 2-72　三角形、四边形原理图

（四）咬合设计原则

1. 人工牙𬌗面形态的恢复　应符合固位、稳定的需要。纵向支承线型义齿，在行使功能时，易出现以近、远中𬌗支托为纵型转动轴，发生义齿转动现象，对此类义齿的咬合设计，应降低人工牙牙尖高度以减小侧向分力，减颊舌径以缩小转动轴，有利于义齿的稳定。游离端义齿的咬合设计，应缩小人工牙颊舌径、近远中径，增加食物溢出沟，以增加机械便利从而使𬌗力减小。这样不但能减轻基牙负担，而且能减少义齿游离端下沉。（图 2-73）。

2. 根据义齿的支持形式设计人工牙𬌗面形态和恢复咀嚼功能

（1）基牙支持式：根据基牙多少和基牙的健康情况而定。在缺牙少、基牙健康的条件下，人工牙𬌗面的大小可接近相应的天然牙，恢复较高的咀嚼功能。

（2）黏膜组织支持式：此种支持形式的可摘局部义齿，在咬合设计时应减小𬌗力，即非游离端义齿可加深𬌗面沟槽、减小人工牙颊舌径和增加食物溢出沟。对黏膜支持式游离端义齿可采取减小近远中径或减数（即少排一个人工牙）以减小𬌗力。此类形式的义齿，咬合力由牙槽嵴及黏膜组织支持，为了避免支持组织的损伤，除应减小𬌗力外，还应降低牙尖斜度以减少侧向力；咬合无早接触，使𬌗力分布均匀。

（3）混合支持式：当此类义齿的基牙情况良好，而基托下的支持组织条件较差时，人工牙咬合力的作用点应尽量靠近基牙，使𬌗力主要由基牙来负担，以减轻基托下支持组织的𬌗力负担。如果基牙健康情况较差，而基托下的支持组织条件较好时，在咬合设计时，应将𬌗力作用点应远离基牙，以减轻基牙的负担（图 2-74）。在基牙和基托下组织的支持状况均差时，其咬合设计必须符合减小𬌗力的原则。

3. 恢复或适当加高垂直距离

（1）缺牙伴余留牙𬌗面严重磨耗而使咬合垂直距离降低的患者，在修复缺牙时，应适当恢复垂直距离。

（2）上颌前牙缺失的重度深覆𬌗患者，或缺牙区对颌牙伸长造成与基牙锁𬌗的患者，调磨伸长牙无法取得基托间隙和𬌗支托间隙时，在修复缺牙时可略加高咬合垂直距离，但所加高度应在患者的生理性𬌗间隙范围内。

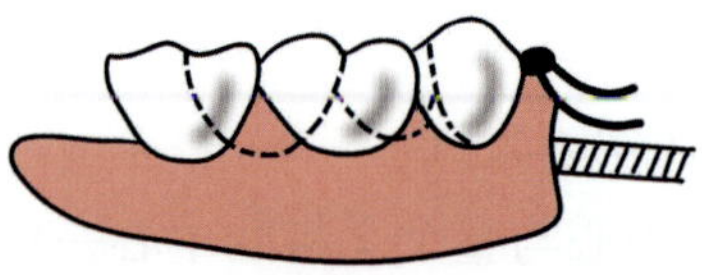

图 2-73　缩小人工牙近远中径

实线为正常牙，虚线为缩小 1/2 之后

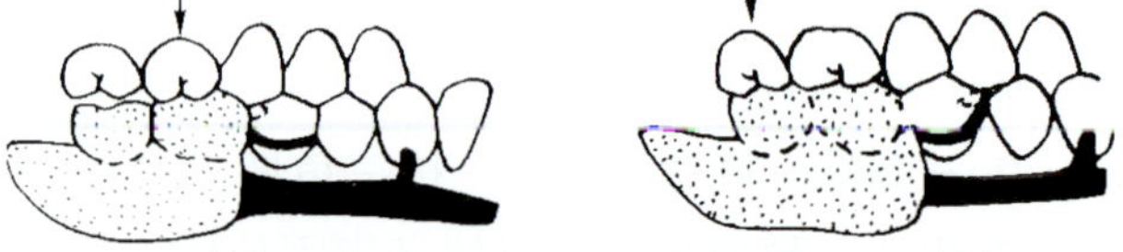

（1）　　（2）

图 2-74　𬌗力作用点的安排

（1）作用点靠近基牙；（2）作用点远离基牙

4. 改善余留牙咬合关系

可摘局部义齿的修复，除修复缺失牙外，在口腔准备时，对余留牙的咬合必须进行调改，达到比较正常、𬌗曲线协调一致的咬合，如对伸长牙或过高的牙尖、边缘嵴进行调磨，低位或低𬌗牙可用人造冠或𬌗垫修复，使义齿修复后能达到咬合接触均匀，有利于𬌗力的均匀分布和义齿的稳定。修复缺牙之前，对缺牙间隙邻牙缝隙或倾斜的邻牙，如条件许可，可先进行正畸治疗，以改善咬合美观。

5. 人工牙的选择

（1）成品塑料牙：用于缺牙间隙的近远中径和𬌗龈距离正常或稍小者。

（2）个别制作的塑料牙：用于缺牙间隙过大、牙形、牙色异常者。

（3）金属𬌗面牙：可分为锤造和铸造金属𬌗面两种形式。适用于缺牙区𬌗龈距离过低的患者。

（4）金属牙：个别缺牙、间隙小、𬌗龈距离过低者，可连同其他部件整体铸造。

（5）瓷牙：仅适用于多个后牙连续缺失、𬌗龈距离大，缺牙区牙槽嵴丰满，对颌牙牙周健康的患者。不能随意调磨，一般可摘局部义齿较少用。

6. 合理排牙

排列后牙应将人工牙的功能尖排在牙槽嵴顶上，避免排在牙槽嵴外，造成支点从而产生翘动。前牙应避免排成深覆𬌗。

（五）连接设计原则

1. 有一定强度、质坚韧、不变形、不断裂，能承担𬌗力及传递𬌗力。

2. 不影响周围组织的功能活动，如唇、颊、舌的运动。

3. 根据不同位置、受力情况等，可呈不同的大小、外形和厚度。连接杆的挠曲变形性随长度而有所增加，因此，若杆的长度增加，应相应地增加厚度、宽度。杆的边缘应圆钝。

4. 不进入软组织倒凹区，以免影响义齿的就位及压伤软组织。组织面应缓冲不压迫硬区（如腭隆突或腭中缝、下颌舌隆突及其他骨性突起），应远离龈乳头和游离龈，以免因刺激而发炎。

5. 连接体类型的选择　义齿连接部分为刚性连接和弹性连接两种。金属基托、粗厚的金属连接杆的连接属刚性连接，一般用于缺牙较少、基牙健康情况好的义齿连接。弹性连接指塑料基托，较细、薄的金属连接杆及应力中断式的连接，常用于缺牙多，基牙健康情况情况差，尤其是用于游离端较多缺牙的连接设计。

6. 连接设计应尽量减少义齿的异物感

（1）尽量减小义齿体积：两侧单个后牙缺失或一侧缺牙不超过 2 个，且非游离端缺牙者，只要基牙健康，固位形好，尽可能在同侧设计义齿，解决固位、稳定问题。在连接形式上，塑料基托和连接杆均可，一般凡能用连接杆者，应尽量采用连接杆，尤其两侧上后牙的连接以腭杆为好。下颌舌杆可减少压迫舌侧牙龈，有利于口腔卫生，如有铸造条件，设计铸造舌杆或较薄的金属基托连接，可明显减轻舌体不适感，防止龋坏、牙周病的发生。下前牙条件差或无铸造条件者可用塑料高基托止于舌隆突上。

（2）合理安排连接体部件的位置：义齿的连接部件不仅影响传力的方式，同时也会影响发音，产生不适感。一般后腭杆的连接影响较小。所以应尽量避免上颌义齿在腭皱襞的前半部设置连接装置，以免干扰舌的活动，影响发音和突显异物感。

（六）加强设计原则

塑料基托式可摘局部义齿在使用不久后常出现折断现象，义齿的折断有其好发部位（图 2–75），折断的原因由其结构、形态和材料等方面所致。

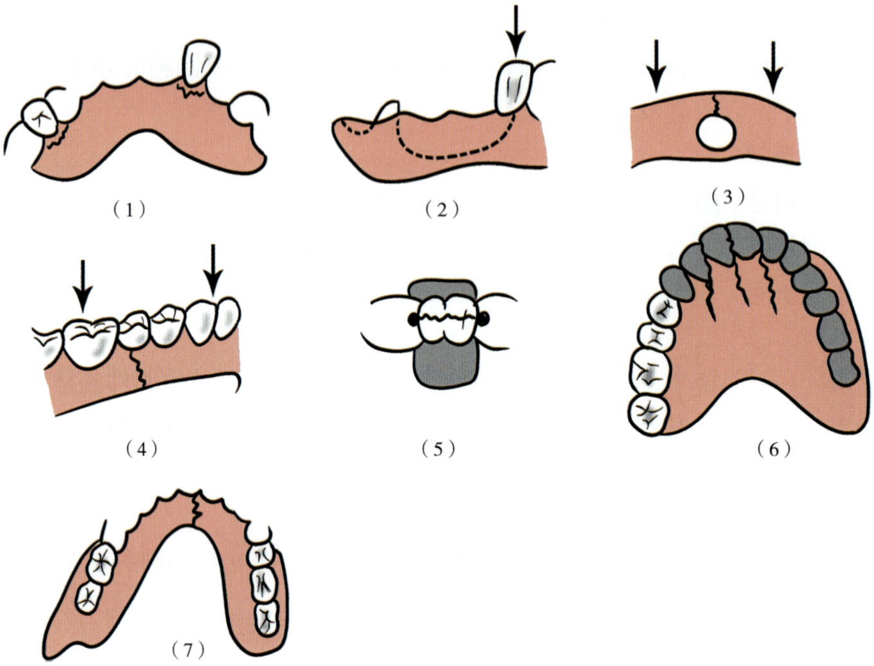

图 2–75　义齿折断好发部位（曲线为易折处）

1. 义齿折断的好发部位

（1）修复小的缺牙间隙及咬合紧的低间隙的义齿，位于人工牙腭舌侧基托处及人工后牙𬌗面支托连线处。

（2）前后均有缺牙，中间孤立牙的腭（舌）侧基托处。

（3）下颌后牙游离端缺失，近缺牙区基牙的舌（腭）侧基托处或前牙舌侧部位的基托处。

（4）加强丝设计不当处：①上前牙缺失加强丝未超过𬌗力作用点；②后牙缺牙间隙小，卡环连接体放置不合理或埋入支架过多处；③与基托内应力相交的支架处。

（5）塑料基托过薄或有气泡的部位。

（6）上颌多数牙缺失时，前部腭中缝处或其两侧的基托。

2. 折断的原因

造成义齿折断除了塑料部件的老化、金属部件的疲劳等材料本身的因素外，还与义齿的设计、制作过程不当有关。

（1）义齿存在着过分薄弱区域，该区的强度不能承受𬌗力负荷。如缺牙间隙的近远中径过短、前牙深覆𬌗和缺牙区对颌牙伸长等原因，造成上前牙缺牙区基托间隙及后牙缺牙间隙的𬌗龈距离过小，咬合过紧，使这些部位的人工牙、基托只能很窄很薄，其强度减弱，极易发生折断。

（2）由于义齿结构的原因，造成局部应力集中，使破坏力骤增。例如埋入塑料基托内的间隙卡环连接体，其纵行段过长，应力易在该处集中，造成基托折裂。

（3）设计制作不当造成义齿折断的隐患。如𬌗支托连接体过于靠近𬌗面，较小缺牙间隙内支架分布设计不合理；填胶、热处理过程中操作不合要求，造成基托内气泡等，均可成为义齿折断损坏的原因。

3. 预防塑料基托式义齿折断的措施

（1）对义齿薄弱部位的加强。

1）调𬌗开辟间隙，磨除对颌伸长牙的部分牙尖或缺牙间隙相邻牙的牙体组织，使缺牙间隙的𬌗龈距离或近远中距离加大。

2）埋入加强钢丝，注意加强丝的位置和方向。加强丝在塑料基托中的位置，应略偏向基托的磨光面，其走向应与基托的易折裂线呈正交。

3）用金属𬌗（舌）面加强，前牙为金属舌面背，后牙为金属𬌗面。锤造和铸造两种形式，可应用于𬌗龈距离低的缺牙间隙。

4）塑料基托易折裂的区域用铸造网状加强或金属基托替代。

5）支架的位置、布局应设置合理，使更多的材料参与抵抗压力和张力；对较小缺牙间隙内的连接体适当减少，相对增加塑料的体积。

（2）在设计和制作义齿时应避免产生应力集中的条件。

1）尽量避免义齿部件形态的突变，减少因应力集中而造成的破损突破口，如间隙卡环与塑料基托的交接口应圆钝，避免成薄边状。

2）加强丝的走向尽量避免与基托内应力的方向正交。

3）在义齿制作中避免产生气泡，因为气泡不仅造成了材料体积减小，基托强度减弱，而且造成应力集中使基托极易折断。

随着整铸支架式可摘局部义齿的临床广泛开展与应用，大大减少了义齿的折断率，延长了义齿的寿命。

（七）𬌗学原则

牙列缺损后长期不做义齿修复可导致对颌牙伸长、邻牙倾斜移位，轻者影响美观，严重者咀嚼功能明显下降，甚至给义齿修复带来许多困难，而迫使大量磨切伸长、倾斜的余留牙，更甚者为了做可摘局部义齿修复，将缺隙对颌的过度伸长牙失活去髓等。口颌系统是由咬合、肌肉、颞颌关节在神经系统支配下发挥作用的，三者协调一致，才能保证口颌系统健康及正常功能的发挥。

按照𬌗学原则，可摘局部义齿修复不仅仅只为了修复缺失牙，更重要的是使口颌系统各部协调一致，建立生理性𬌗关系。因此在可摘局部义齿设计中，必须遵循以下𬌗学原则。

1. 口颌功能协调　应与余留牙的𬌗关系、肌肉的生理作用及颞下颌关节运动相协调。

2. 咬合关系稳定　余留牙及人工牙应呈广泛接触位，避免早接触，消除𬌗干扰。

3. 颌位关系正常　恢复正常的咬合垂直距离和正中关系，尤其对严重𬌗磨损患者，应有生理性𬌗间隙存在，并建立正常颌位关系。

4. 适当恢复咀嚼功能　防止过大的𬌗力对牙及基托下组织的损伤。

5. 尽可能不改变原有的口腔环境　尽量模拟原有的𬌗型与咬合类型，使神经肌肉系统功能易适应、调整。对老年患者尤为重要。

6. 纠正不良咬合习惯　修复过程中需纠正患者的不良咬合习惯，如前伸、偏𬌗习惯。

（八）美学原则

美学是研究一切与人类审美相关的现象及其普遍规律的学科，形形色色的审美对象可归纳为社会美、自然美、艺术美及科学美四种。

1. 社会美　修复工作着应不断增强自己的审美意识，提高审美能力，练就敏锐的眼光

起，缓冲部分骨性倒凹，切除牙龈过厚的纤维组织等。

（四）连接体的设计

连接体的设计要求有以下几点。

1. 应有一定强度，质地坚韧、不变形、不易折断，能承担及传递殆力。
2. 不影响、颊、舌等组织的功能活动。
3. 根据缺隙位置、受力因素和软、硬组织情况等，可设计成不同的大小、外形和厚度。
4. 不能进入软组织倒凹，以免影响义齿就位。
5. 根据缺牙及基牙情况选择合适连接体类型。
6. 连接设计应尽量减小义齿异物感，尽量减少义齿体积。

六、就位道的设计

就位道是指可摘局部义齿在口内戴入的方向和角度。由于可摘局部义齿一般均有 2 个以上基牙，义齿上的固位体必须在同一方向戴入，且不受阻挡才能顺利就位。由于缺牙的部位和数目不同，各个基牙和其他余留牙的位置、形态、倾斜度、倒凹及牙周健康情况和与对颌牙的咬合关系有所不同，确定义齿就位道的方式也不同。通常确定就位道的方法有均凹法、调凹法两种。临床医师可根据患者的要求，临床检查和义齿的初步设计来确定就位道的方向。

（一）选择就位道的原则

1. 有利于义齿的固位与稳定。
2. 要方便患者摘戴义齿。
3. 口腔预备时，根据所涉及的就位道对基牙外形进行必要的修整。较复杂的病例，应先取研究模型，经导线观测仪仔细观察后再确定。
4. 能获得较好的美观效果。

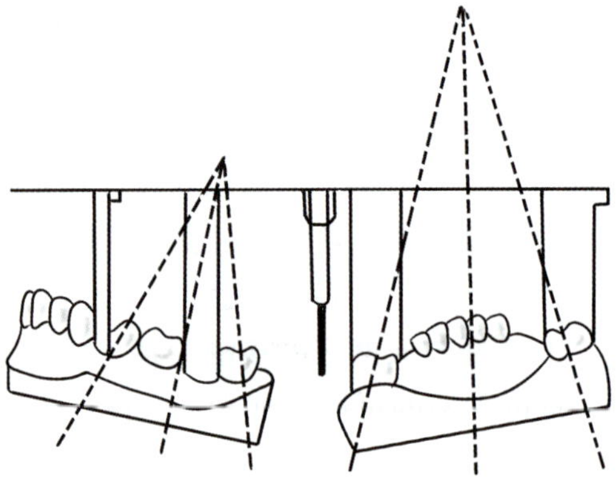

图 2-77　平均倒凹法

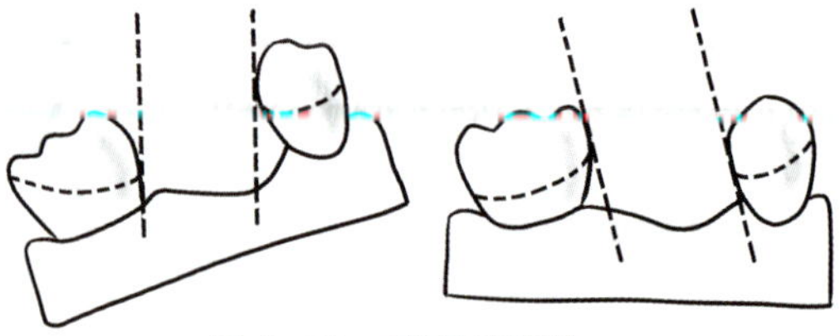

图 2-78　调节倒凹法

（二）就位道的类型

1. 平均倒凹法（均凹式、垂直戴入） 将模型固定在观测器的观测台上，根据缺牙的部位、牙齿的倾斜度、牙槽嵴的丰满度和唇（颊）侧倒凹的大小等，确定模型前后及左右方向倾斜的程度。将模型方向调节在各基牙的近远中向和颊舌向倒凹比较平均的位置，使两端和两侧基牙都有一定程度的倒凹。然后划出基牙的观测线，根据此导线设计制作的义齿，其共同就位道方向即为两端基牙长轴交角的平分线方向。多用于缺牙间隙多、基牙倒凹大的病例（图 2-77）。

2. 调节倒凹法（调凹式、旋转与斜向戴入） 调凹就是使倒凹适当地集中在一侧基牙或基牙的某个侧面上。义齿采用斜向就位，可利用制锁作用，增强义齿固位，并可缩小前牙缺牙区与邻牙间的间隙以利美观。可以防止吃黏性食物时从向脱位。此种就位道适用于基牙牙冠短，基牙长轴彼此平行者（图 2-78）。

（三）就位道的选择

1. 前牙缺失，一侧后牙非游离端缺失，或前、后牙同时缺失者，常采取由前向后倾斜的就位道。

2. 后牙游离端缺失者，采取由后向前倾斜的就位道。

3. 缺牙间隙多、倒凹大者，采用均凹式垂直向就位道。

第五节　可摘局部义齿的分类设计

扫码“学一学”

义齿设计着重考虑四个方面：牙列缺损的特点、义齿的支持形式、连接方式及固位、稳定采取的措施。

一、Kennedy 第一类牙列缺损的设计

（一）特点

Kennedy 第一类牙列缺损为双侧后牙游离端缺失，此类牙列缺损临床上最为常见，且失牙间隙多伴有牙槽嵴的吸收，天然牙可能有移位、倾斜、对颌牙伸长，有的甚至伴有颞颌关节紊乱综合征。这类义齿修复常设计为混合支持式或黏膜支持式。多数义齿为面支承型，个别为线支承型。

（二）连接形式

双侧多个后牙游离缺失者，一般用腭杆（上颌）、舌杆（下颌）或基托将两侧相连，双侧个别后牙游离缺失，一般分别做单侧可摘局部义齿修复。

（三）设计要点

1. 1 ~ 2 个双侧后牙游离端缺失（$\begin{array}{c|c} 87 & 78 \\ \hline 87 & 78 \end{array}$缺失），第三磨牙缺失一般不修复（图 2-79）。

（1）基牙的选择：常规选择 2 个基牙，单侧设计 220 号义齿。

（2）𬌗支托设计：邻缺隙侧基牙（A 基牙）上设计远中𬌗支托，基牙条件差者可设置近中𬌗支托。

（3）间隙卡环位置：置于第一前磨牙上，以增加平衡矩，防止义齿产生转动性不稳定。

（4）缺牙区牙槽嵴黏膜支持力弱者可适当减小人工牙的颊舌径。

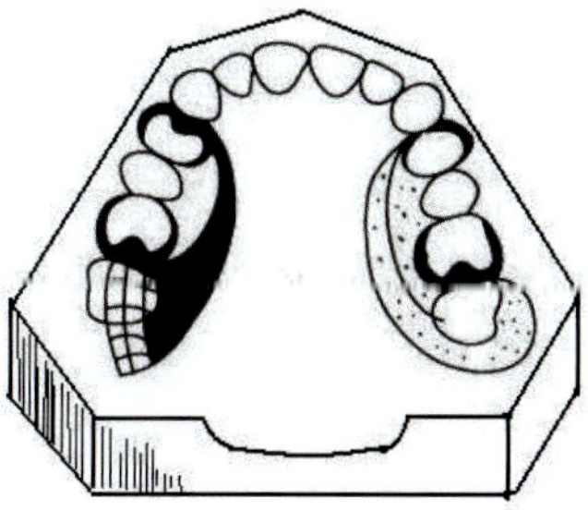

图 2-79　$\underline{87 \mid 78}$ 缺失的设计

2. 双侧多个后牙游离缺失，或一侧游离缺牙多，另一侧单个后牙游离缺失。

（1）基牙选择：一般为 3 ~ 4 个基牙，双侧相连。

（2）𬌗支托、间隙卡环设计：同上，A 基牙上可设计 RPI、RPA 卡环（基牙条件差者）。

（3）间接固位体设计：若后牙缺失较多，在平衡侧应设置间接固位体（舌隆突支托、切钩、𬌗支托等），防止游离端义齿翘起等不稳定现象发生。

（4）人工牙排列：远中游离端义齿可将人工牙减数或减小颊舌径以减小𬌗力，减轻基托下组织负担。尽量伸展游离基托范围，增加其与黏膜组织密合度。

3. 双侧后牙全部缺失、余留前牙条件差设计为黏膜支持式义齿。上颌不设计𬌗支托，

尖牙放置低位卡环固位（图 2-80）；下颌尖牙上设舌隆突支托及唇侧低位卡环（图 2-81）。邻缺隙侧基牙（A 基牙）上设计远中𬌗支托，上颌双侧以腭杆相连邻缺隙侧基牙（A 基牙）上设计远中𬌗支托。

4.Kennedy 第一类及各亚类的各型设计（图 2-82 ～图 2-85）。

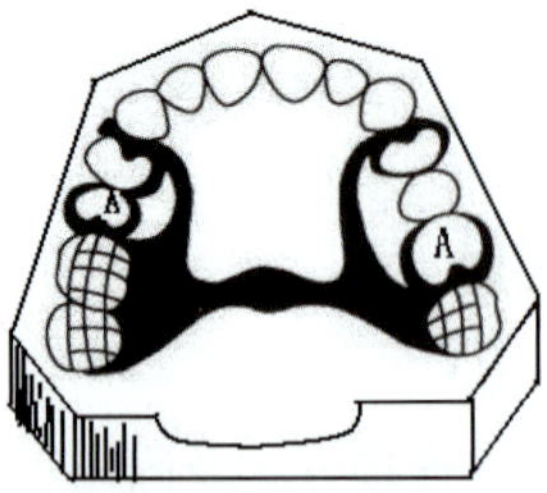

图 2-80　上颌 Kennedy 第一类牙列缺损义齿设计

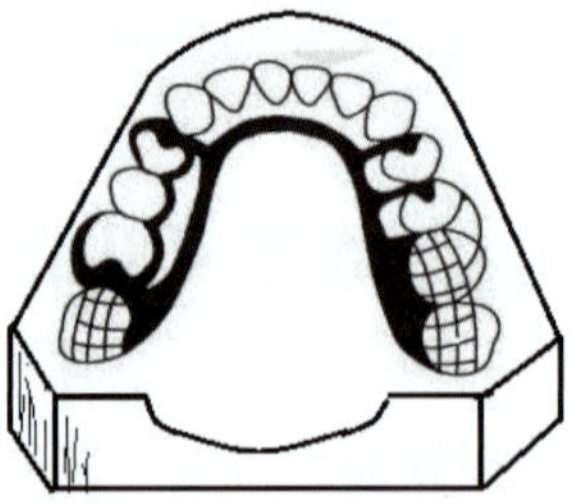

图 2-81　下颌 Kennedy 第一类牙列缺损设计

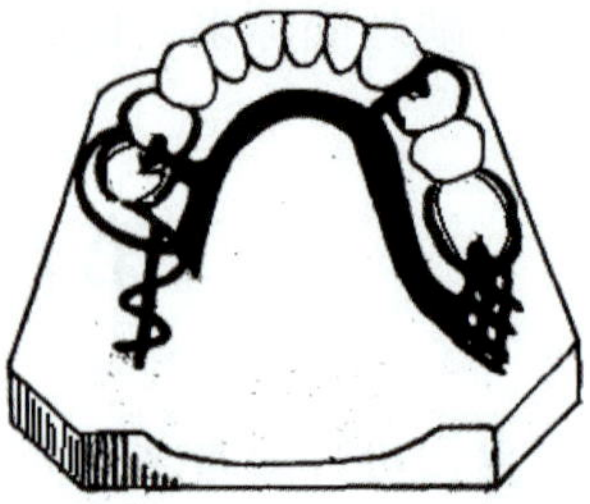

图 2-82　下颌 Kennedy 第一类牙列缺损设计

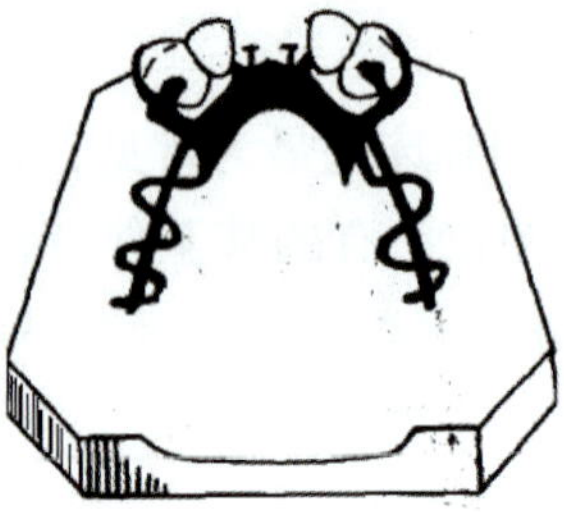

图 2-83　下颌 Kennedy 第二类牙列缺损设计

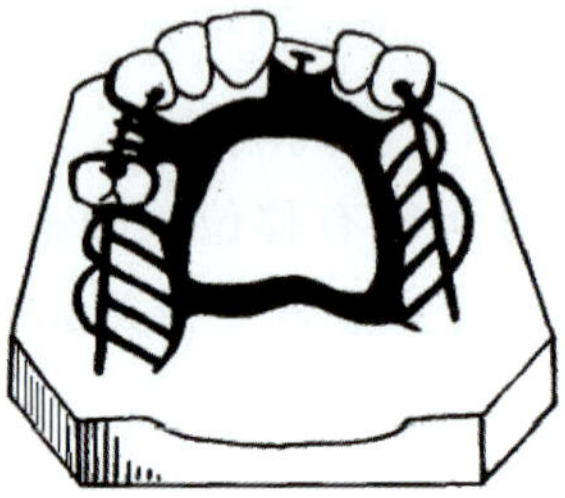

图 2-84　上颌 Kennedy 第一类牙列缺损设计

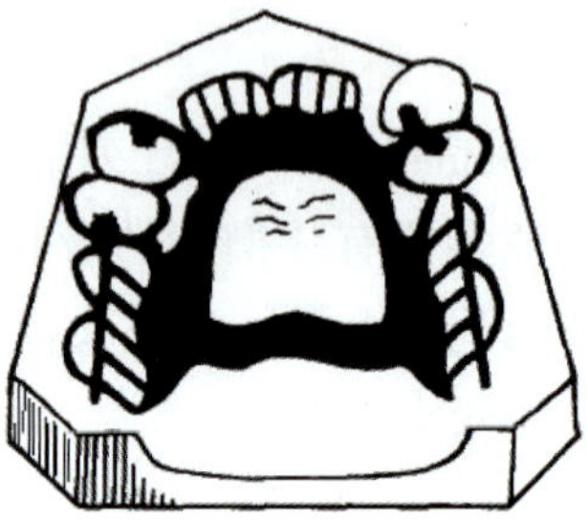

图 2-85　上颌 Kennedy 第一类牙列缺损设计

二、Kennedy 第二类牙列缺损的设计

（一）特点

Kennedy 第二类牙列缺损为单侧后牙游离缺失，原则上采用混合支持式设计。义齿不易平衡、稳定，游离端侧缺牙两个以上者，必须双侧设计，以获得义齿的稳定和固位（图 2-86）。

（二）连接形式

个别后牙游离缺失为单侧义齿设计，多个后牙游离缺失则义齿设计与对侧牙弓相连。

（三）设计要点

具体原则同第一类牙列缺损。

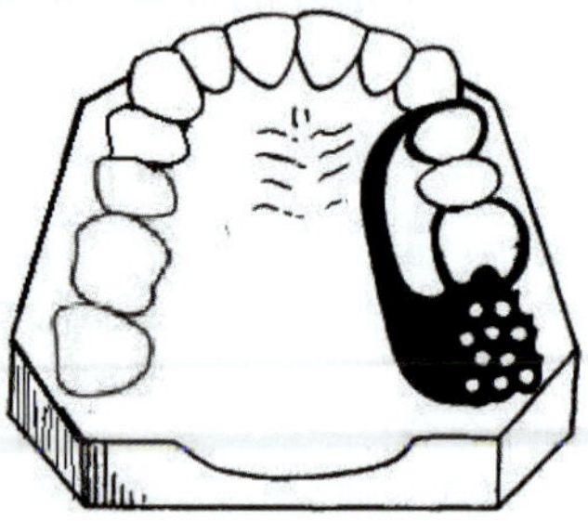

图 2-86　上颌 Kennedy 第二类牙列缺损设计

1. 单侧 1 个后牙游离缺失，常规选择 2 个基牙。但基牙必须健康、稳固、咬合关系好。

2. 单侧 2 个以上后牙游离缺失，对侧无缺牙。牙弓对侧设置直接固位体，两侧用腭杆（上颌）、舌杆或舌板（下颌）或基托相连。按固位、稳定设计原则加设间接固位体和选择基牙位置。

3.2 个以上后牙游离缺失，对侧伴有非游离缺牙，两侧用前腭板、后腭杆（上颌）、舌杆或舌板（下颌）或基托相连。

4. 牙弓一侧全部牙缺失，尽量利用牙弓对侧基牙。若余留牙条件差，则用基托相连，也可考虑悬锁卡环的设计，提高义齿固位、稳定功能。若口内仅余个别后牙，尤其存在一定程度松动时，可不设支托，设计成无卡环全基托黏膜支持的义齿。

5.Kennedy 第二类及各亚类的各型设计（图 2-87 ~ 图 2-93）。

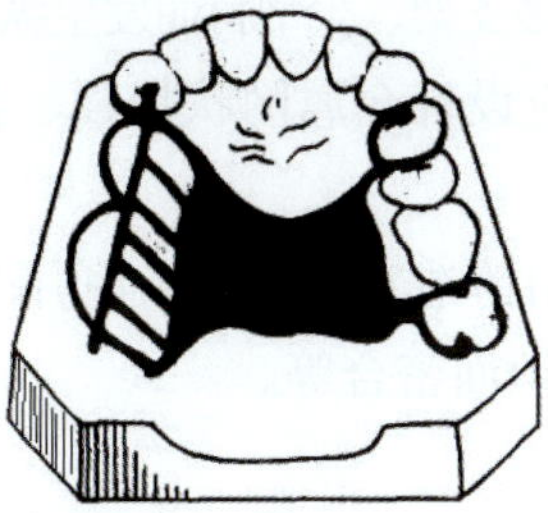
图 2-87 上颌 Kennedy 第二类牙列缺损设计

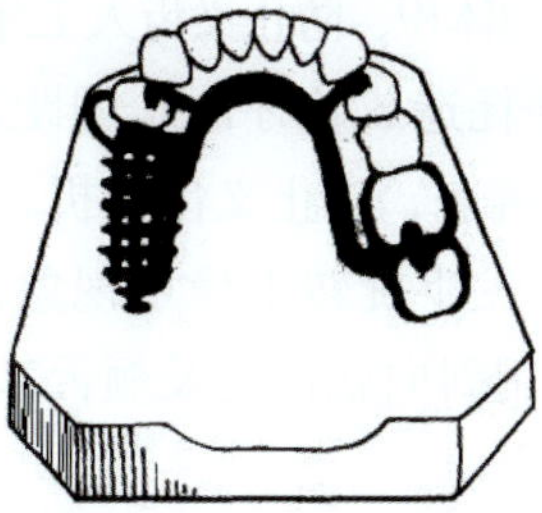
图 2-88 下颌 Kennedy 第二类牙列缺损设计

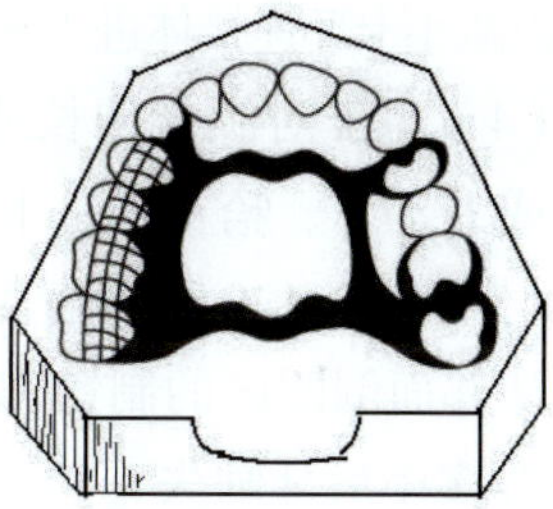
图 2-89 上颌 Kennedy 第二类牙列缺损设计

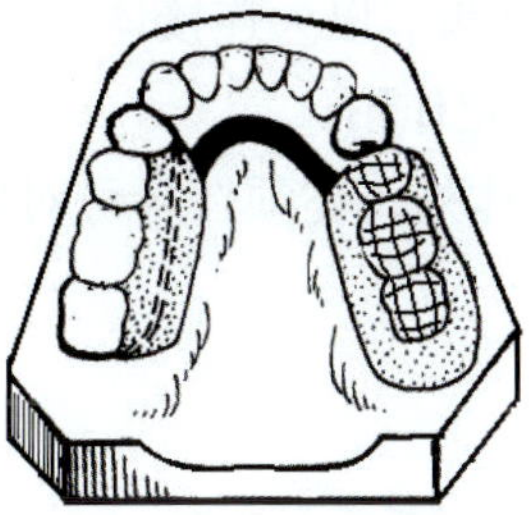
图 2-90 下颌 Kennedy 第二类牙列缺损设计

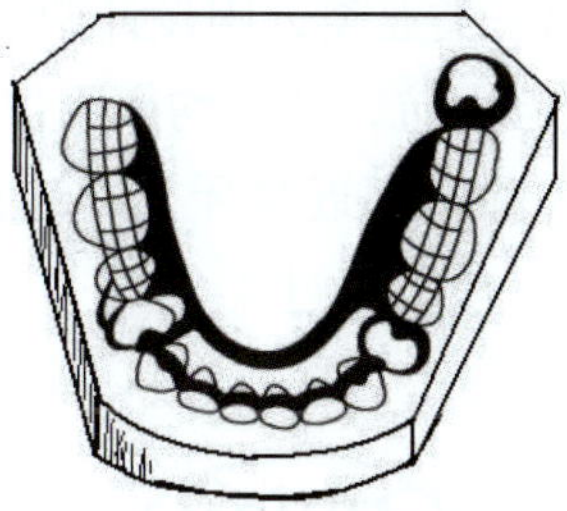
图 2-91 下颌 Kennedy 第二类牙列缺损设计

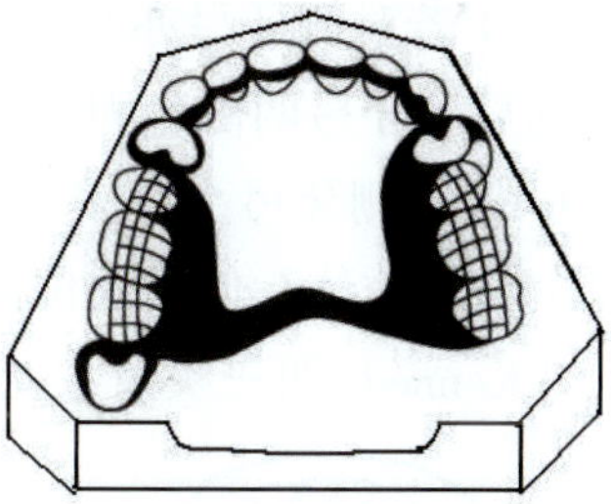
图 2-92 上颌 Kennedy 第二类牙列缺损设计

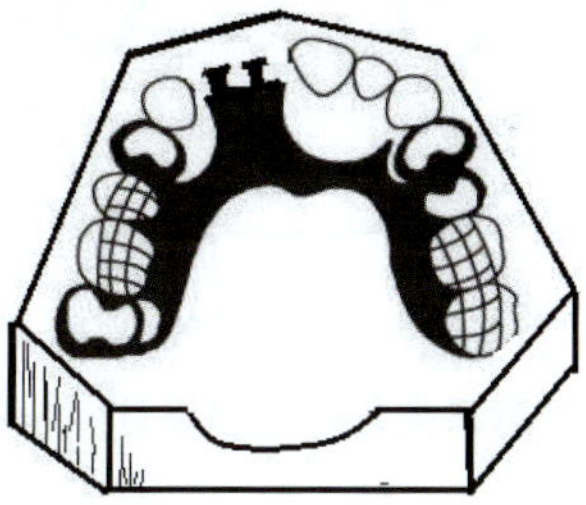
图 2-93 上颌 Kennedy 第二类牙列缺损设计

三、Kennedy 第三类牙列缺损的设计

（一）特点

牙弓一侧后牙缺失，缺隙两端均有余留牙存在，无游离鞍基，基牙不受扭力。义齿固位、稳定和支持作用均好，压痛少，修复效果好。修复主要设计为牙支持式义齿。

（二）连接形式

个别后牙缺失做单侧义齿修复，缺牙多者可在牙弓对侧选择直接固位体，义齿与缺牙区牙弓对侧相连。

（三）设计要点

义齿设计要点是要使义齿的𬌗力由基牙负担，通过邻近缺隙的𬌗支托使义齿获得明确、直接的基牙支持（图 2-94）。

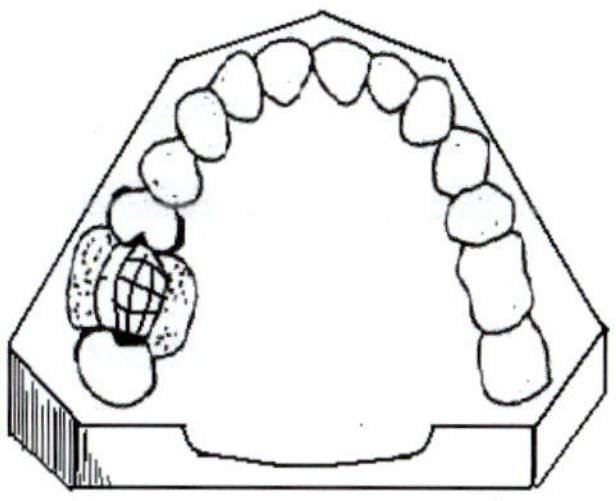
图 2-94 上颌 Kennedy 第三类牙列缺损设计

1. 个别后牙缺失

（1）常规选择 2 个基牙，可设计活动桥。

（2）若邻缺隙基牙条件差时，可增加 1 个基牙。

（3）缺牙间隙小，应尽量减少缺隙区支架，如将正型卡环改为间隙卡环或颊舌侧为铸造卡环，以减小卡环连接体进入缺牙间隙的体积，防止义齿人工牙区因过多支架、少塑料而发生纵折。

（4）由于对颌牙伸长或殆面磨耗造成缺牙区殆龈距过低，应设计金属网状加强、金属殆面或人工牙、殆支托、卡环整体铸造，防止义齿纵折。

（5）对于 120 号义齿主要防止发生旋转不稳定现象，可采用铸造宽殆支托、利用邻缺隙基牙邻面倒凹区的制锁作用、采用斜向就位道及颊舌基托与组织面密合等。

2. 多个后牙缺失

（1）在缺牙区对侧牙弓上设置直接固位体，义齿呈面支承式。

（2）基牙条件好，可用连接杆连接；条件差者，可用基托相连。

（3）若对侧牙弓亦有牙缺失为第三类亚类，则设计两侧相连的义齿。以大连接体相连，缺隙前后和牙弓两侧各固位体间有交互对抗，达到均衡固位与跨弓稳定作用。

（4）一侧牙弓上有多个牙缺失，除在邻近基牙上设计直接固位体外，还须在牙弓对侧设计间接固位体，使用固位体的数量一般不超过 4 个。

3.Kennedy 第三类及各亚类的各型设计（图 2-95 ~ 图 2-100）。

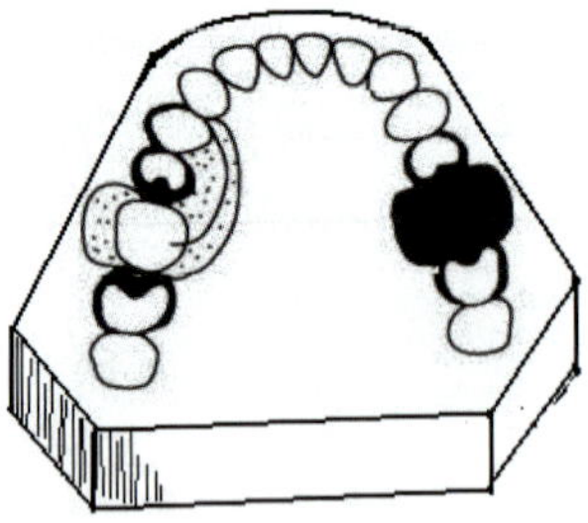

图 2-95　下颌 Kennedy 第三类牙列缺损设计

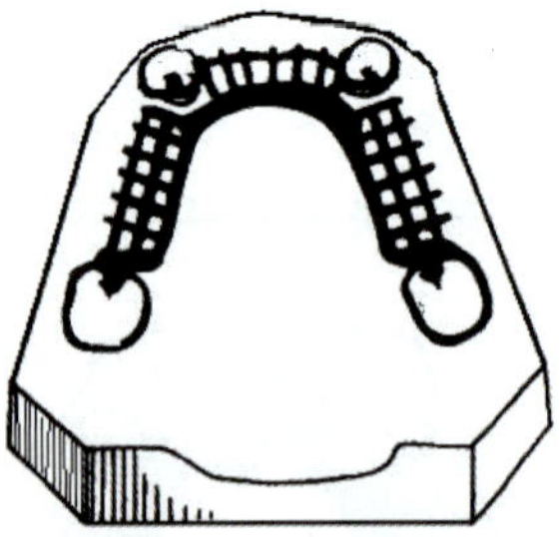

图 2-96　下颌 Kennedy 第三类牙列缺损设计

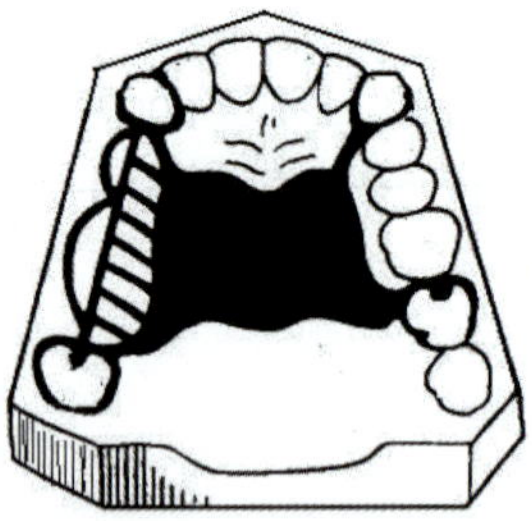

图 2-97　下颌 Kennedy 第三类牙列缺损设计

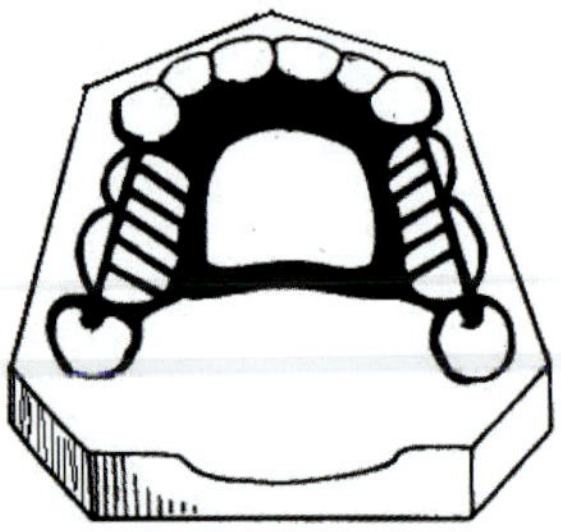

图 2-98　上颌 Kennedy 第三类牙列缺损设计

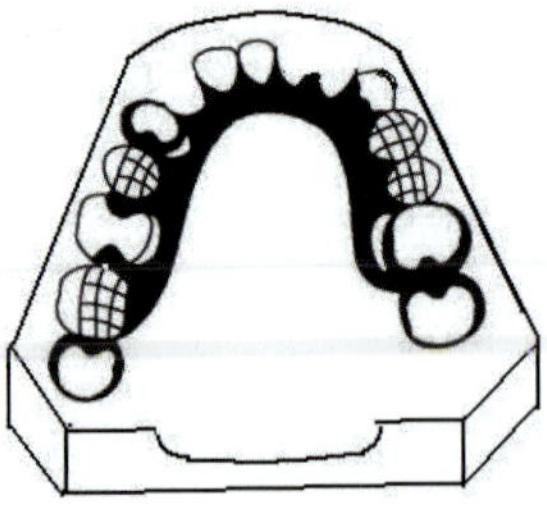

图 2-99　下颌 Kennedy 第三类牙列缺损设计

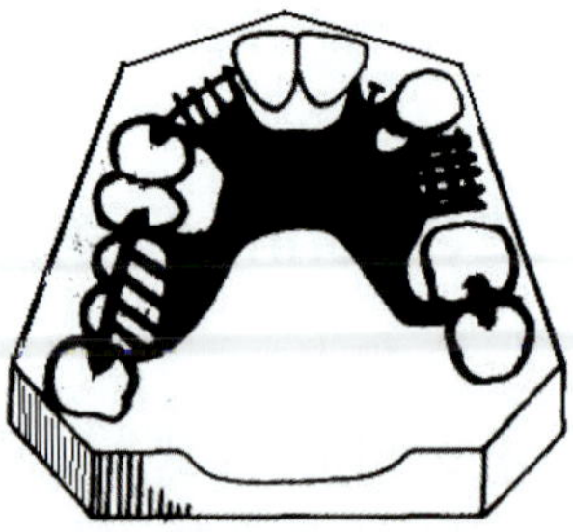

图 2-100　上颌 Kennedy 第三类牙列缺损设计

四、Kennedy 第四类牙列缺损的设计

（一）特点

前牙缺失，缺隙在牙弓的前端，余留牙在牙弓的远端。采用牙与黏膜共同支持形式，缺牙少设计为牙支持式义齿，缺牙多则可设计为混合支持式义齿（图 2-101 ~ 图 2-103）。

（二）连接形式

用基托将前部人工牙连在一起。

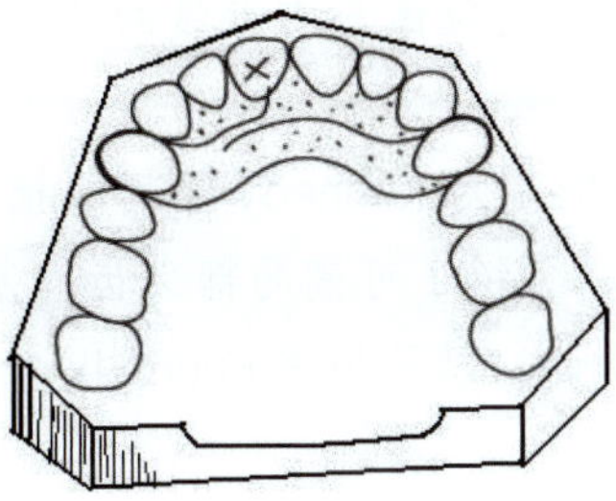

图 2-101

上颌 Kennedy 第四类牙列缺损义齿设计

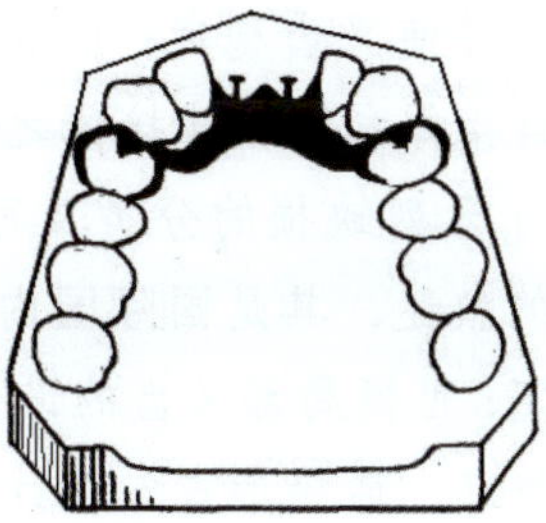

图 2-102

下颌 Kennedy 第四类牙列缺损义齿设计

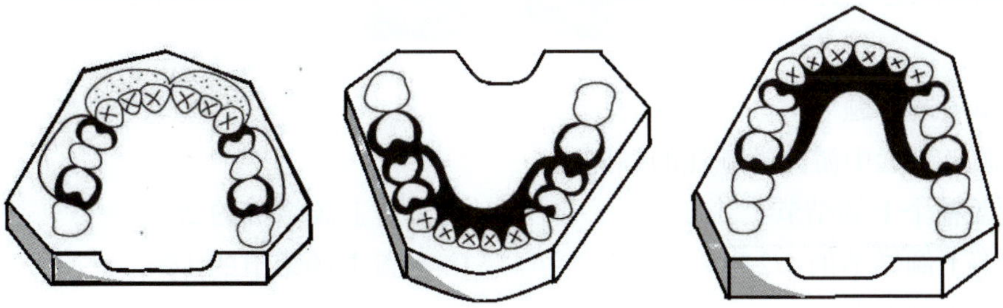

（1）　　（2）　　（3）

图 2-103　Kennedy 第四类牙列缺损的义齿设计

（三）设计要点

1. 单个前牙缺失，常规选择 2 个基牙，基牙常为第一前磨牙。

2. 第一前磨牙上的间隙卡环臂端位置可根据基牙倒凹区位置、少磨牙原则及美观要求决定。个别情况可根据患者要求，不设计卡环，只做基托设计，但固位较差。

3. 人工牙排列避免深覆䶘，要与相邻的天然牙协调、对称，颜色尽量与天然牙一致。双中切牙缺失者，可采用口内排牙法，以防中线偏斜，影响美观。

4. 前牙缺失较多者，应增加基牙，防止因间隙大，义齿发生唇舌向转动，增加的基牙一般位于缺牙多的一侧。缺牙多、邻近基牙固位不足时，可向远中延长基托，并增加基牙。

5. 唇侧牙槽嵴丰满者可考虑唇侧不放基托，以利美观。

6. 深覆䶘的设计：①轻度深覆䶘，可调磨下前牙增加切龈距离。②中度深覆䶘，腭侧基托采用金属网状加强处理。③重度深覆䶘，腭侧采用铸造金属基托。④下前牙咬及腭黏膜、不愿采用下前牙去髓做大量磨改者，可做矫治性修复，即正中时下前牙均匀地与腭部基托接触，后牙不接触，压低前牙，升高后牙。矫治性可摘局部义齿修复，进食时取下义齿，定期复查，以免个别下前牙早接触发生疼痛、松动。至后牙完全接触后，进食时可不取下义齿。

本章小结

本章主要介绍了可摘局部义齿的概述，包括定义、特点、适应证和非适应证；介绍了可摘局部义齿由人工牙、基托、固位体以及连接体组成，人工牙是恢复可摘局部义齿咀嚼功能的主要部分，又分很多种类。基托有承载人工牙，传递咬合力的功能；固位体又有直接固位体和间接固位体之分。直接固位体以卡环为主，主要介绍了卡环的基本结构、作用及设计要求；卡环应具备的条件；影响卡环固位的相关因素；结合模型观测介绍了导线的概念，卡环设计选择与导线的概念，卡环设计与导线的关系；卡环的分类及组合。而间接固位体能辅助固位，并使义齿稳定；介绍了间接固位体的作用；间接固位体与支点线的关系。连接体有大、小连接体和弹性连接体之分。

阐述了牙列缺损的分类及可摘局部义齿的类型，特别是对 Kennedy 牙列缺损的分类进行了详细的叙述，其是国际国内通用的、最常用的分类。介绍了可摘局部义齿的基本要求、固位和稳定；可摘局部义齿的设计原则以及各个部分的设计。以及根据 Kennedy 分类各类分类设计的特点、连接形式、设计要点和设计示例。

（郭建康）

习　题

扫码“练一练”

一、单项选择题

1. 上颌义齿远中游离端基托的颊侧应

A. 覆盖整个上颌结节　　B. 覆盖上颌结节的 2/3

C. 覆盖上颌结节的 1/2　　D. 覆盖上颌结节的 1/3

E. 让开上颌结节

2. 覆盖在骨性突起处的基托组织面要缓冲的目的不是为了

A. 防止基托翘动　　B. 防止基托折裂

C. 防止黏膜压痛　　D. 增加基托强度

E. 患者感觉舒适

3. 可摘局部义齿固位体的数量为

A. 2 ~ 4 个　　B. 5 ~ 6 个

C. 7 ~ 8 个　　D. 尽可能少

E. 尽可能多

4. 具有二型观测线的基牙

A. 近缺隙侧倒凹区小，远缺隙侧倒凹区大

B. 近缺隙侧倒凹区小，远缺隙侧倒凹区也小

C. 近缺隙侧倒凹区大，远缺隙侧倒凹区小

D. 近缺隙侧倒凹区大，远缺隙侧倒凹区也大

E. 近，远缺隙侧均无倒凹区

5. 弯制钢丝卡臂进入基牙倒凹的深度为

A. <0.25 mm　　B. 0.25 ~ 0.5mm

C. 0.5 ~ 0.75mm　　D. 0.75 ~ 1.0mm

E. >1.0 mm

6. 支持固位和稳定作用均好的卡环臂是

A. I 型卡臂　　B. II 型卡臂

C. III 型卡臂　　D. IV 型卡臂

E. V 型卡臂

7. 回力卡环适用于

A. 缺隙前 部的基牙　　B. 间隔缺失的基牙

C. 后牙游离缺失的末端基牙　　D. 后牙非游离缺失的基牙

E. 孤立并向近中颊（舌）侧倾斜的最后磨牙

8. 回力卡环可减小基牙直接承受的殆力，因为其

A. 远中殆支托与基托直接相连　　B. 远中殆支托不与基托直接相连

C. 近中殆支托与基托直接相连　　D. 近中殆支托不与基托直接相连

E. 无殆支托与基托相连

9. 构成 RPI 卡环的三个部分是

A. 远中殆支托，导平面，I 杆　　B. 远中殆支托，邻面板，I 杆

C. 近中殆支托，邻面板，I 杆　　D. 近中殆支托，导平面，I 杆

E. 近中殆支托，导平面，圆形卡臂

10. 以下表述中，错误的是

A. 联合卡环有防止食物嵌塞作用

B. 延伸卡环的卡臂在临近缺隙的基牙上位于倒凹区，起固位作用

C.RPI 卡环可减小基牙的扭力

D. 孤立磨牙上的圈形卡环的卡臂尖向近中

E. 对半卡环有两个殆支托

11. 隙卡沟底不能预备成楔形，且不能破坏两相邻牙的接触点的目的是

A. 少磨牙　　B. 有利于隙卡弯制

C. 防止食物嵌塞　　D. 方便义齿摘戴

E. 避免对基牙产生楔力

13. 选择可摘局部义齿的原则中错误的是

A. 选择健康的牙　　B. 虽有牙体疾病，但已经治疗

C. 虽有牙周疾病 . 但已经得到控制　　D. 越近缺隙的牙，效果越好

E. 选用多个基牙时，彼此越平行越好

14. 关于黏膜支持式义齿，错误的是

A. 由黏膜和牙槽骨支持　　B. 基托应尽量伸展

C. 固位体最好采用三臂卡环　　D. 用于缺牙多，基牙健康差者

E. 咀嚼效能差

15. 肯氏第一类缺损的设计要点中错误的是

A. 增强义齿的稳定　　B. 减小基牙的扭力

C. 保护牙槽嵴的健康　　D. 殆力主要由基牙负担

E. 设计间接固位体

二、思考题

1. 可摘局部义齿的基本组成及其主要作用是什么？

2. RPI 卡环组的结构和特点是什么？

3. 卡环的分类及各型卡环的特点是什么？

4. 可摘局部义齿的固位力及其影响因素有哪些？

5. 什么是观测线？

第三章

技师与医师的合作交流

扫码“学一学”

学习目标

1. **掌握** 技师与医师信息交流与合作。
2. **熟悉** 义齿制作设计单。
3. **了解** 技师与医师交流的意义、信息传递方式及定制式可摘局部义齿的基本要求。
4. 具有与医师合作交流的意识。

案例讨论

【案例】

小王技师收到一个要做假牙的石膏模型，结合医生发过来的设计单，他发现模型上的牙体预备不足，于是他将模型上的石膏牙进行了修改，接着在修改后的模型上进行了修复体制作。

【讨论】

1. 小王技师这样做对吗？
2. 会产生什么后果呢？
3. 正确的做法是什么？

第一节　概述

口腔修复治疗是一个较为复杂的过程，它是由临床医师的临床治疗和技师的修复体制作两部分构成的一个医疗整体，修复的成功很大程度上依赖于医师与技师之间的交流与合作，医师与技师之间准确和规范地交流与配合是保证修复体质量的关键。

一、技师与医师交流的意义

为了提高修复体质量，医师和技师必须建立良好的协作关系，共同对修复的治疗计划负责，共同协调完成某一修复体的制作。

1. 医师与技师交流“一体化” 要做到“一体化”，就要求医师与技师应具备全面的理论知识、精湛的工艺技能、高尚的职业道德和修养。作为起主导地位的医师，不仅要在自身领域中精益求精，还要能洞察工艺技术领域，对其每一个流程、每一步操作甚至每一个细节都做到很好地理解，同时还要积极参与指导，帮助技师完成整个制作过程。一位优秀技师不仅能在制作过程中努力达到尽善尽美，而且还能将一些问题和疑问及时地反馈给医师，并对医师的设计意向和风格了如指掌，医师与技师之间的默契，就可使双方的智慧得以充分的展示和发挥，将失误率降到最低，为患者提供满意的医疗服务。

2. 诊室与技工室合作“一体化”　良好的诊室与技工室之间的合作，可以使二者在诚实守信、科学管理和专业化发展方面做到“一体化”。随着科学技术的发展，会不断涌现出新技术、新材料、新方法和新设备，故要求诊室与技工室要在良好沟通和真诚合作的氛围下，相互帮助和协作，只有这样，才能促使各自行业向规范化管理方向发展，才能保证具有持续的竞争力，才能促进修复水平的提高、更新和完善。

二、口腔技师应具备的素质

1. 一丝不苟的敬业精神　口腔技师应注重于工艺技术的流程、方法、精度、材料、器械和设备的使用与操作等方面的学习，提升自己的专业水准，在工作中发扬严谨、敬业、一丝不苟的工作作风。

2. 吃苦耐劳的工匠精神　口腔技师应具有工匠精神，把修复体当成是艺术的结晶，重视修复体制作的“无暇”，在工艺技术方面做到精益求精。

3. 良好的团队协作精神　每一个修复体的完成，凝结了医师与技师，技师与技师之间的通力合作，它需要医技团队共同打造完成。因此，技师拥有良好的团队协作精神非常重要。

4. 认真负责的工作态度　态度决定一切，积极乐观、对工作认真负责的态度会帮助技师在制作修复体的过程中精益求精，把每一件修复体都当作艺术品来完成。

三、技师与医师的交流方式

医技交流的方式多种多样，通常包括以下几种方式：面对面的交流、设计单的医嘱、电话沟通、网络交流等。

医师和技师通过加工设计单（工作授权书）的交流是目前最常用的交流方式。一般是医师将自己的设计和要求写在设计单上，设计单随同患者的模型、咬殆记录、必要的照片一起转送给技师；技师将制作中发现的问题和有疑问的地方写在设计单上，医技双方通过设计单上的文字进行沟通。该交流方式较为节省时间和人力，但沟通的效率不高，互动性不强，常常需与其他交流方式并用。

医师和技师面对面的交流是最直接、最原始的交流方式。当医师和技师相距较近时通常采用此种方式；针对具有特殊要求或综合、疑难的病例，也通常需要面对面的交流。由于这种交流方式以面对面的讨论形式进行，医技双方可以发挥各自的长处，交流更充分，因此沟通效果最佳。但此种交流方式的时间成本较高，通常在医疗机构附属的技工室或加工中心以及在以精品加工为主的加工模式中采用。

医师和技师通过电话沟通的交流也是目前较多的交流方式。医技双方通过电话沟通的方式效率较高，互动性较强。可作为其他交流方式的重要补充。

医师和技师通过网络的交流也逐渐成为一种重要的医技交流方式。电子邮件、微信等传输图像、病例资料方便快捷，网络视频既可用于传输患者的信息，也可与网络电话等一起作为医技互动交流的方式。网络交流方式与通过模型的交流方式协同配合，几乎可以使医技双方达到面对面交流的水平。但是，通过网络传输的照片可能因拍照的误差、相机的质量等导致颜色失真，因此，在美学修复中，面对面的交流效果仍然最佳。

第二节　技师与医师之间的信息传递

技师与医师之间的信息传递可以是人，也可以是物，是通过语言、模型、设计单、照片、测色仪数据、有声信息、计算机网络等一种或多种形式来传递信息。技师是信息的接收者，是通过识别医师传输的可表达信息转化到工作模型的设计和处理上，通过规范的、科学的方法来制作完成修复体，最后由医师来结束整个诊疗过程。本节主要介绍模型和设计单。

一、模型

口腔模型是指将模型材料在其可塑或流动的状态下灌注到口腔印模中而形成的阳模，它是制作各种修复体的重要依据和基础。模型必须能正确再现口腔软硬组织，如外形、大小、表面状态、与邻牙及对𬌗牙的位置关系等。因此，模型的制取及其准确性是保证高质量修复体的关键。

模型的基本要求是：

1. 能准确反映口腔组织解剖的精细结构，尺寸稳定，精确度高，表面清晰无缺陷，如气泡、石膏瘤等。

2. 模型要有一定的形状和厚度，以保证修复体的制作。

3. 模型的基底面与地面平行，模型的后面及各侧面要与基底面垂直。

4. 模型的边缘宽度以 3 ～ 5mm 为宜，模型表面光滑、硬度高，能经受修复体制作时的磨损。压缩强度大，不易破碎和破损。

5. 基牙和缺牙区牙槽嵴部分不能有气泡和裂缝等现象。

二、义齿制作设计单

义齿制作设计单是医师将患者信息转达给技师的最常用的方法，它要求涵盖包括修复体的形态、大小、颜色、位置、材料、时间、费用等设计的内容，也可单项传递某种较为特别的信息如颜色；其次还要求设计单项目清晰、排列规范合理，便于医师表达和技师理解。随着科技的发展，技工加工单还可增加数码图像和有声信息等，通过计算机网络传输，可减少信息表达的缺陷和失真。

1. 设计单项目　包括患者的基本情况；义齿设计平面图；比色情况和颜色转达内容（如表面纹理、表面光泽、颜色调整、染色方法以及表面颜色特征等）；牙齿形状；材料选择以及填写取模的时间；试戴和戴牙时间；还要包括医师和技师的签名等。

2. 义齿设计以平面图形式表达　义齿设计平面图是医师在设计单上对牙齿横断面排列的平面图进行设计思路整合的过程。医师用不同颜色的线条表示出缺牙、基牙、支架设计、基托位置、卡环位置、卡环的形式等，还可用文字表达一些设计的辅助信息。义齿设计平面图是医师将设计信息直观地传递给技师的书面表达方式，技师应理解所标示的内容，以便在模型设计时表达出来。

3. 颜色信息的转达　是所有信息中表达最为困难的内容。因颜色受光源、人为因素、环境、比色板、牙结构多层面半透性等因素的影响，在表达颜色时很难用规范化语言进行描述。尤其是目前尚未普及使用数码图像和定制比色板，而是使用商业比色板作为比色的参照物，这会影响比色的效果。商业比色板存在的缺陷是造成修复体明显色差的主要因素，也是造成前牙烤瓷修复返工的重要原因。颜色信息表达可采用九区表示法。

4. 个性化修复设计表达　医师可将患者个性化的要求信息记录在技工加工单上，如性别、性格等信息。患者个性化的要求体现在义齿的性格化当中，避开了“千人一牙型”的修复缺陷，使得修复体显得生动、立体而富有生命感。多数情况下，患者个性化的修复需要技师直接参与医师的临床设计，必要时还要与患者进行交流，以便信息更准确地表达在修复体中。

技工加工单的设计无固定的模式，技工厂（室）可根据具体开展的业务和项目情况进行设计，应注意图表表达要清晰，项目齐全，排列合理，便于医师与技师之间信息的正确传递（图 3–1）。

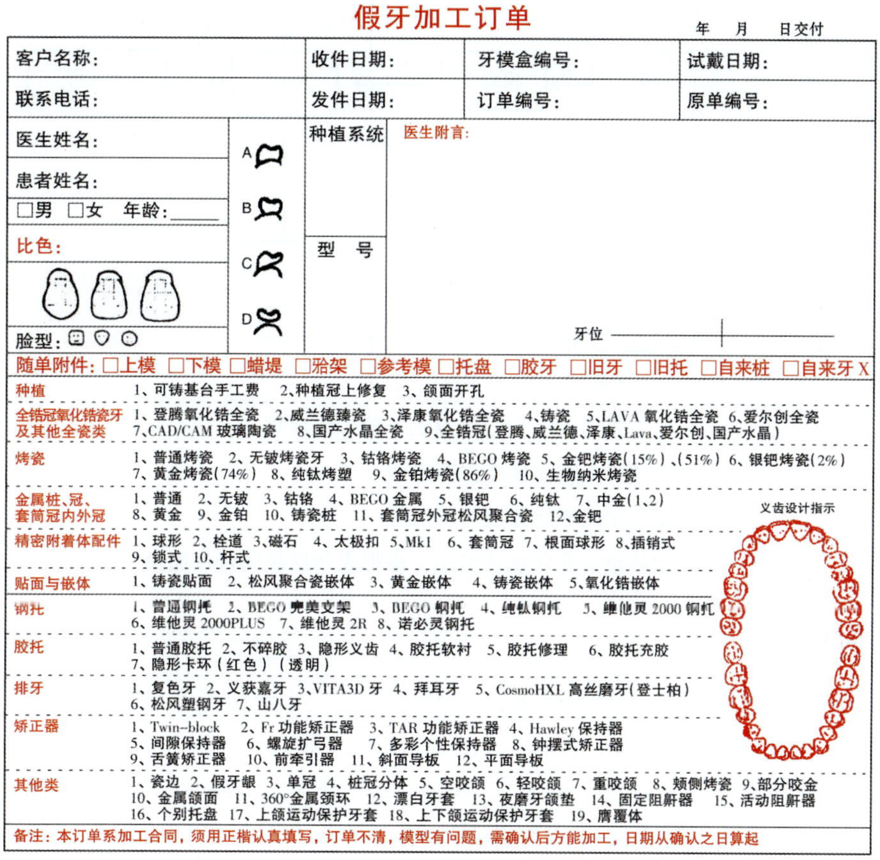
假牙加工订单
年　月　日交付
客户名称：　收件日期：　牙模盒编号：　试戴日期：
联系电话：　发件日期：　订单编号：　原单编号：
医生姓名：
患者姓名：
□男　□女　年龄：______
比色：
脸型：
A　B　C　D
种植系统
型　号
医生附言：
牙位
随单附件：□上模　□下模　□蜡堤　□殆架　□参考模　□托盘　□胶牙　□旧牙　□旧托　□自来桩　□自来牙 X
种植　1、可铸基台手工费　2、种植冠上修复　3、颌面开孔
全锆冠氧化锆瓷牙及其他全瓷类　1、登腾氧化锆全瓷　2、威兰德臻瓷　3、泽康氧化锆全瓷　4、铸瓷　5、LAVA 氧化锆全瓷　6、爱尔创全瓷　7、CAD/CAM 玻璃陶瓷　8、国产水晶全瓷　9、全锆冠（登腾、威兰德、泽康、Lava、爱尔创、国产水晶）
烤瓷　1、普通烤瓷　2、无铍烤瓷牙　3、钴铬烤瓷　4、BEGO 烤瓷　5、金钯烤瓷（15%）、（51%）　6、银钯烤瓷（2%）　7、黄金烤瓷（74%）　8、纯钛烤塑　9、金铂烤瓷（86%）　10、生物纳米烤瓷
金属桩、冠、套筒冠内外冠　1、普通　2、无铍　3、钴铬　4、BEGO 金属　5、银钯　6、纯钛　7、中金（1、2）　8、黄金　9、金铂　10、铸瓷桩　11、套筒冠外冠松风聚合瓷　12、金钯
精密附着体配件　1、球形　2、栓道　3、磁石　4、太极扣　5、Mk1　6、套筒冠　7、根面球形　8、插销式　9、锁式　10、杆式
贴面与嵌体　1、铸瓷贴面　2、松风聚合瓷嵌体　3、黄金嵌体　4、铸瓷嵌体　5、氧化锆嵌体
钢托　1、普通钢托　2、BEGO 完美支架　3、BEGO 钢托　4、纯钛钢托　5、维他灵 2000 钢托　6、维他灵 2000PLUS　7、维他灵 2R　8、诺必灵钢托
胶托　1、普通胶托　2、不碎胶　3、隐形义齿　4、胶托软衬　5、胶托修理　6、胶托充胶　7、隐形卡环（红色）（透明）
排牙　1、复色牙　2、义获嘉牙　3、VITA3D 牙　4、拜耳牙　5、CosmoHXL 高丝磨牙（登士柏）　6、松风塑钢牙　7、山八牙
矫正器　1、Twin-block　2、Fr 功能矫正器　3、TAR 功能矫正器　4、Hawley 保持器　5、间隙保持器　6、螺旋扩弓器　7、多彩个性保持器　8、钟摆式矫正器　9、舌簧矫正器　10、前牵引器　11、斜面导板　12、平面导板
其他类　1、瓷边　2、假牙龈　3、单冠　4、桩冠分体　5、空咬颌　6、轻咬颌　7、重咬颌　8、颊侧烤瓷　9、部分咬金　10、金属颌面　11、360°金属颈环　12、漂白牙套　13、夜磨牙颌垫　14、固定阻鼾器　15、活动阻鼾器　16、个别托盘　17、上颌运动保护牙套　18、上下颌运动保护牙套　19、膺覆体
义齿设计指示
备注：本订单系加工合同，须用正楷认真填写，订单不清，模型有问题，需确认后方能加工，日期从确认之日算起

图 3–1　义齿设计单

第三节　技师与医师信息交流与合作

在修复治疗过程中医师与技师间的沟通与合作是修复体完成的必由之路，也是修复质量的保证因素。无论医师选择何种修复方法，确定何种设计计划，采用何种修复材料，都

与技师存在不可分割的联系。高品质的修复体都凝结了医师与技师的辛勤与汗水。

口腔修复的一般工作流程见图 3-2。它包含着以下几方面的内容：①无论是医师还是技师，其服务的最终目标是患者；②医师与技师的工作场景不同，但双方有相互沟通的通道；③从设计到戴牙的每个环节是有序和互相关联的，无论是哪个环节出现偏差，都将导致修复质量的问题；④医师与技师的合作环节包括临床环节和技术工艺环节，医师与技师只有在两个环节中相互沟通，真诚合作，才能保证修复体的质量和修复水平。

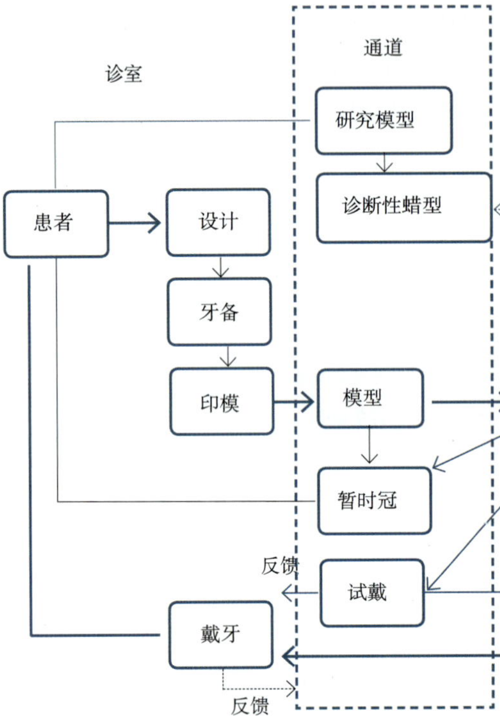

图 3-2　口腔修复的一般工作流程

粗线箭头表示修复主要流程

细线箭头表示修复可能流程

虚线箭头表示反馈信息，虚框表示医技间合作通道

一、临床环节

临床环节是指包括设计、牙体预备、印模与模型、牙合位关系记录、试戴、戴牙和定期反馈等环节，所有的这些环节，都存在医师与技师信息交流的问题。

1. 设计环节　修复体设计的合理性，不仅直接影响到义齿的使用效果，也会影响到组织的健康。设计的目的，就是要使修复体最大限度地符合口腔的实际情况，使修复体能更好地发挥应有的功能和美观。修复设计过程包括问诊和检查、模型研究、初步计划和最终设计确立等。

技师对设计信息的反馈：技师通过仔细核查义齿设计单和模型后，如发现医师的设计有问题，应及时与医师取得联系。对于修复设计不合理、不规范的情况，可征求医师意见后取得合理修改；对于有严重设计缺陷的情况，技师可要求医师重新设计。技师无权自行设计或擅自改变医师的设计，技师应有良好职业道德素养和责任心，在发现问题时应及时将信息反馈给医师，不要因设计有问题是医师的责任而置之不理。技师应将能开展的项目、所选用材料的信息及时地报告给医师，以便医师能够及时了解技术动态，调整设计方案。在进行信息反馈时，技师通过“语言交流”的形式，能更好地了解医师的设计意图，创造“默契”环境，帮助医师把好修复体的第一道质量关，同医师一起以“组”工作方式完成修复的整个过程。

2. 牙体预备环节　牙体预备的目的是为修复体提供必要的空间，而对牙体、牙龈和口颌系统组织的健康无损害。牙体预备是医师根据患者口腔情况、修复体种类的选择和确立设计方案后在患者口内进行的牙体切割和磨改的过程，它应符合生物学和机械力学的原则，不要因为强调少磨牙而影响到修复体的质量与就位，也不要因过量的磨切而影响牙体牙髓健康与固位。因此正确的牙体预备应是用系统论的观点和对各种因素整体优化后，来确保组织健康和修复体的质量。

技师对备牙信息的反馈：

（1）技师通过仔细核查模型后，如果发现模型牙体预备不足，可建议医师重新预备。

（2）对共同就位道出现的问题，技师应做原因分析：①如果是医师在备牙时因视线或角度引起的偏差，技师可在观测仪上对需要修改的基牙模型作标记，反馈给医师做参考；②如果牙体颈部较小而突度较大，或因基牙有倾斜，医师为避免磨除过多的牙体组织而形成基牙倒凹，技师则应考虑在制作时填除不利的倒凹。

（3）对于邻牙有损伤的情况，技师应及时向医师反馈。

3. 印模与模型环节　口腔印模是一种用特殊材料制取的、与口腔或颌面某些组织器官的解剖形态相吻合的阴性模型。其主要用途是，用于观察所取印模的组织面是否与口腔组织相贴合，然后灌制成与口腔颌面某局部相仿的模型。口腔模型是将调制好的模型材料灌注到口腔印模中而形成的阳模，它是制作口腔内各种修复体的依据和基础，其内隐藏着许多重要的临床信息。因此，模型的获取及其准确性是保证高质量修复体的重要前提。

（1）技师对模型信息的反馈。

1）对于模型变形，模型强度低，模型表面清晰度较差，模型边缘不全，已影响修复体的制作要求时，原则上应重新制取。

2）对于模型出现气泡的处理原则是：工作区如果出现大气泡而破坏了组织解剖形态，应重新取模；只有在不影响义齿制作质量的前提下，工作区中的个别的小气泡可以通过填补法给予解决，无须重取模型。对于模型出现的小石膏瘤的处理与小气泡的处理原则上一样，可用刮除的方法。

3）对于模型的损伤，应视具体情况而定。对于工作模的工作区及其对颌模的工作区的损害，应重新取模。非工作区的损害应视损伤范围大小而定，如果妨碍了就位关系的确定，也应重新取模。其他情况的损伤，可以将损害处补好，不必重新取模。

（2）模型中隐藏信息的揭示：医师除填写设计单外还可直接在模型上标识重要信息，如中线、口角线、基托边缘封闭区、颈缘线等。技师除仔细对照模型与设计单，还应对模型中所隐藏的信息进行揭示和处理。

4. 𬌗位关系记录环节　𬌗位关系是指下颌对上颌的位置关系，包括上下、前后、左右三个方面。𬌗位关系记录是指牙合位关系转移到𬌗架上的过程。临床上主要借助于𬌗托来确定并记录垂直距离和正中关系位。垂直距离是指天然牙列呈正中𬌗时面下 1/3 的高度。保证了面下 1/3 的高度与面形协调、自然，义齿就会符合患者的生理特点。垂直距离恢复不正确，义齿就很难发挥作用，甚至带来并发症。正中关系位即下颌的水平位置。记录垂直距

状解除后再做永久修复体。

（三）口内检查及处理

1. 缺牙区的检查及处理

检查缺牙的部位和数目，缺牙区的牙槽嵴情况，缺牙间隙的大小和高度等。对缺牙区无保留价值的残根、骨尖等，应手术去除。若系带附着较低，影响修复效果者，应先手术矫正。

2. 余留牙的检查及处理

检查余留牙的牙体及牙周健康状况，充分考虑余留牙的咬合关系，同时注意颌位关系情况。对拟作基牙的余留牙，要特别注意其牙冠形态、牙根状况、牙周及支持组织的健康状况。检查中应尽量保留天然牙，对已确定保留的余留牙，若有牙体、牙髓、牙周病变者，应予以积极治疗；对有保留价值的残冠、残根及形态异常的牙，进行完善的根管治疗后，可做冠修复体或作为覆盖基牙，行进一步修复治疗；轻度松动牙可视具体情况对其进行处理，如牙周治疗、调𬌗、调整冠根比例、牙周夹板固定等尽量加以保护利用；多生牙、III° 松动牙、严重错位牙等对修复不利的牙应拔除。对口内其余不良修复体予以拆除，并根据口内相应软、硬组织情况做出进一步处理。

3. 软组织的检查及处理

口内有炎症、溃疡、增生物及其他黏膜病变者，应先治疗再进行可摘局部义齿修复。

4. 骨组织的检查及处理

与修复相关的牙槽嵴上有骨尖、骨突等压痛者；由于骨质隆突而形成明显倒凹者；牙槽嵴过于丰满不利于排牙者，均应做牙槽骨修整术。如牙槽嵴吸收严重者，可行牙槽嵴加高术。

二、牙体预备

（一）基牙和余留牙的调磨

对伸长或下垂的牙，以及尖锐的牙尖等应予以调磨，以恢复正常的𬌗平面和𬌗曲线；对因咬合关系异常没有足够间隙放置基托者，可适当调改相应的天然牙，以留出基托间隙；对影响义齿就位的基牙轴面需做一定的修整，以改善基牙的倒凹深度及倒凹坡度。

（二）支托凹的预备

根据可摘局部义齿支架的设计，需要在基牙相应的位置做必要的牙体磨除，形成安放支托的支托凹。

制备支托凹时，应尽量利用上下颌咬合状态时的天然间隙，一般预备在缺隙两侧基牙𬌗面的近远中边缘嵴处、尖牙的舌隆突以及切牙的切端处。必要时可磨改对颌牙，但不应磨除过多正常牙体组织。

（三）隙卡沟的预备

隙卡沟一般位于基牙及其邻牙的外展隙区，预备后使该区有一定的形状、深度和宽度，保证隙卡通过外展隙时不妨碍咬合接触。铸造卡环的间隙一般为 1.5mm，弯制卡环的间隙一般为 1mm，应尽量利用天然间隙以少磨除正常牙体组织，必要时可磨改对颌牙以便获得足够的间隙。

第二节　可摘局部义齿印模技术

扫码"学一学"

印模（Impression）是物体的阴模。口腔印模是指用托盘和印模材料制取的，反映与修复相关的口腔或颌面部某些组织或器官的解剖形态的阴模。它能准确反映牙体、牙列及周围软、硬组织的情况。制取口腔印模的过程称作取印模，是口腔修复工作中极其重要的步骤，其质量直接关系到修复体的制作精度及最终的修复效果。

在需修复的上颌或下颌所取得的印模称为工作印模，各部位精确度要求较高。在对颌所取得的印模称对颌模，主要用于获得正确的咬合关系。印模表面须清晰完整，无缺损变形，无气泡，范围合适，能准确反映口腔内软、硬组织的形态。

一、印模材料的选择

为了获取精确的口腔印模，须选择合适的印模材料，但由于各种印模材料存在一定的差异，这就要求在临床操作中应严格按产品说明进行，以便获取精确、符合临床需求的印模。目前临床常用的印模材料包括：印模膏、藻酸盐印模材料、硅橡胶印模材料、琼脂印模材料等。

（一）印模膏

印模膏是一种非弹性、可逆性印模材料，易于操作并可反复使用。临床常与藻酸盐印模材料、硅橡胶印模材料联合应用，制取无牙颌、颌面部缺损组织的精密印模。

（二）藻酸盐印模材料

藻酸盐印模材料是一种弹性、不可逆的印模材料，具有良好的流动性、弹性、可塑性，尺寸稳定，价格低廉，使用也较方便，成为目前国内应用最广泛的一类印模材料。临床常用于可摘局部义齿、全口义齿和非工作侧阴模的制取。

（三）硅橡胶印模材料

硅橡胶印模材料是一种弹性、不可逆的印模材料，具有良好的流动性、可塑性，制取的印模精确度高、化学稳定性好，与模型材料不发生变化，是目前最理想的一类印模材料。适合制取各种口腔修复体的精密印模。

（四）琼脂印模材料

琼脂是一种弹性、可逆的印模材料，具有良好的流动性，印模准确度高，取制印模不易变形。常与藻酸盐印模材料联合应用，用于嵌体、冠及桥修复时印模的制取。

二、印模的种类

（一）根据取印模的次数分类

1. 一次印模　是以合适的成品托盘，用弹性印模材料一次取得的印模。操作简单，可一次完成工作印模，精确度比二次印模差。

2. 二次印模　又称联合印模是通过取初印模，制作个别托盘，再用个别托盘和印模材料制取的印模。操作复杂，但是精确程度高，一般用于全口义齿印模及游离缺失的可摘局部义齿印模等。

（二）根据取印模时是否对口腔软组织加压分类

1. 非压力印模 也称解剖式印模印模区域的软、硬组织处于静止、无压力的状态下所取得的印模。该印模适合于人造冠、固定桥、对颌模型及非游离端可摘局部义齿修复时印模的制取。

2. 压力印模也称功能性印模 印模区域的组织在一定的压力条件下所制取的印模。压力印模主要用于以黏膜支持为主的全口义齿或可摘局部义齿修复。

（三）根据取印模时患者张闭口状态分类

1. 张口式印模 取印模时患者是开口状态，临床常采用此法。

2. 闭口式印模 取印模时患者是闭口状态，临床常用于旧义齿制作的个别托盘印模和全口义齿重衬。

三、托盘的选择

托盘是承载印模材料在口腔内取得印模的一种工具。取印模前要按患者牙弓大小、形状，缺牙区牙槽骨的高低和印模材料的不同选择合适的托盘。如无合适的成品托盘，则需为患者专门制作个别托盘。

成品托盘按其制作材料不同，可分为金属托盘、塑料托盘和金属塑料联合托盘；按其结构和应用范围的不同，可分为全牙列托盘、部分牙列托盘和无牙颌托盘。

成品托盘根据大小、形状和深浅分各种型号。选择时要尽量选择与牙弓协调一致，并能全面覆盖所需印模部位的托盘。一般托盘内面与牙弓内外侧约有 3 ~ 4 mm 的间隙，以容纳足够的印模材料，此间隙在各印模区以均等为佳。托盘翼缘不能过长或超过黏膜皱襞，一般止于距黏膜皱襞 2mm 处。不能妨碍唇（颊）、舌及口底软组织的活动，在其唇颊系带部位亦应有相应的切迹。上颌托盘后缘应盖过上颌结节和颤动线，下颌托盘后缘应盖过最后一颗磨牙或磨牙后垫区。如果成品托盘某个部位与口腔情况不合适，可以用技工钳调改，或用蜡、印模膏等材料将托盘适当加长或加高。如果条件许可，制作工作模型时，应使用个别托盘。

若缺失个别后牙，缺隙前后余留牙的关系正常，则可选用只盖过缺隙邻近几颗牙的部分托盘。但缺牙较多，需双侧设计者，必须选用全颌托盘。

若双侧后牙游离缺失，缺隙区的牙槽嵴吸收较多，或前牙过长时，则应选用一种前牙区底平而深，后牙区底浅而呈椭圆形，且适合牙弓外形的托盘。

四、印模技术

（一）印膜的制取方法

1. 调整体位

让患者坐于治疗椅上，调整患者体位和头位，以及头靠的位置，使患者自我感觉处于最放松舒适的体位。患者头部高度与医师手操作高度相适应。取上颌印模时，患者上颌与医生的肘部平齐或稍高，张口时上颌弓的𬌗平面与地面平行，要特别注意避免印模材料向后流动刺激软腭，引起患者恶心。取下颌印模时，患者的下颌与医生的上臂中份大致相平，张口时下颌弓的𬌗平面与地面平行。

2. 取印模

助手将调好的印模材料放入选好的托盘内，医生用左手持口镜牵拉患者一侧口角，右手将托盘轻轻旋转式放入患者口内，托盘在牙列上就位时要以颤动方式将托盘向组织方向推进，直至托盘至口内最佳位置（即托盘边缘距黏膜皱襞 2 mm 左右），托盘柄要对准面部中线。

在印模材料凝固前，进行适当的肌功能整塑，然后用手固定托盘于稳定状态，直至印模材料完全固化后方可取出印模。

知识链接

游离端牙列缺失的印模制取

选一合适托盘，在游离缺失区放软化的印模膏，置入口内后做该区的肌功能修整，在印模膏未凝固前，将托盘从口内取出，修去伸展到余留牙上及多余的印模膏。用冷水冲洗使其凝固，再放入口内检查托盘能否无阻碍地顺利就位，有阻碍处则用刀去除，直至合适为止。调拌弹性印模材料，盛入托盘内取全牙弓印模，并且做肌功能修整，此时游离区的印模是在硬的印模膏压力下取得的功能印模，而余留牙区则是解剖式印模。

（二）注意事项

1. 肌功能整塑操作要点及注意事项　在印模材料尚未硬固前，模仿口腔周围软组织的正常生理活动，使印模有足够的边缘伸展，又不致影响软组织的功能活动。整塑方法有主动和被动两种。主动整塑要求患者面部放松，主动做一些活动，如大张口，轻轻活动上、下唇，伸舌向前并左右摆动，活动范围以不超出口外为宜。

被动整塑是在某些患者由于紧张无法主动整塑时，医师用手帮助患者口周软组织做功能活动，如用手牵拉两侧口角及唇颊部。一般取模时，主动整塑和被动整塑同步进行。

2. 取出印模时的注意事项　从口内取出已凝固的印模时，应尽量避免用力过大而导致印模材料与托盘之间脱离（称脱模），以免影响印模的准确性。可以用棉球浸水或三用枪，让水流入印模及组织之间的方法，解除印模与组织之间负压，再轻轻取出即可。取出印模时应先取脱后部，再沿前牙长轴方向取下印模，防止印模与托盘分离。

3. 印模的检查　印模取出后应对照口内进行印模的检查。检查印模是否完整、清晰、准确。如果有气泡，且气泡在义齿覆盖的关键部位，如支托凹内，冠边缘区，则应重新取印模；如果气泡发生在非关键区，如义齿基托边缘，则可用印模材料修补。对较薄弱的印模边缘，可用印模材料加厚加固，以免灌模型时造成变形。若发现印模有缺陷影响模型质量者，应重新取印模。

考点提示　印模的检查。

扫码“学一学”

扫码“看一看”

第三节　可摘局部义齿模型技术

口腔模型（oral model）是指将调拌好的模型材料灌注到口腔印模中，待模型材料凝固后分离印模得到的阳模。临床上把用于修复体制作的模型称为工作模型。把和工作模型相对应并与之恢复咬合关系的口腔模型称对殆模型，又称非工作模型。

一、模型材料的选择

目前常用的模型材料主要有超硬石膏（超强度人造石）、硬石膏（普通人造石）和普通熟石膏。

（一）超硬石膏

又称超强度人造石，其特点是纯度高，混水率小，凝固时模型体积变化小，尺寸稳定，硬度和强度大。一般应用于精密铸造的义齿制作，如金属支架可摘局部义齿修复、附着体义齿修复和较复杂的固定修复等。

（二）硬石膏

又称普通人造石，其性能介于普通熟石膏和超硬石膏之间。可用于金属支架可摘局部义齿和某些固定修复体，如金属全冠等。

（三）普通熟石膏

其特点是调拌时水分比较大，材料结构疏松，结晶体相互胶结现象少，材料强度也低。临床上主要用于制作树脂基托的可摘局部义齿模型、诊断模型、对颌模及工作模的底座部分。

二、模型的基本要求

1. 模型要能准确反映口腔组织解剖的精细结构，尺寸稳定，精确度高，表面清晰无缺陷，如气泡、石膏瘤等。

2. 模型要有一定的形状和厚度，以保证修复体的制作。

① 模型的最薄处应在 10 mm 以上。

② 模型的基底面与地面平行。

③ 模型的后面及各侧面要与基底面垂直。

④ 模型的边缘宽度以 3 ～ 5 mm 为宜。

3. 模型表面光滑，易脱模。表面硬度高，能经受修复体制作时的磨损。压缩强度大，不易破碎和破损。

三、模型的灌注及修整技术

（一）模型材料的调拌

1. 调拌石膏的水粉比例　调拌模型材料必须掌握好水粉比例，一般普通熟石膏粉 100 g 加水 45 ～ 50 ml，硬质石膏粉 100 g 加水 30 ～ 35 ml，超硬石膏粉 100 g 加水 20 ～ 25 ml。控制水粉比，对凝固时间和强度均有很大影响。一般情况下，水量少时凝固快、强度高；但若水量过少，会使凝固膨胀率、脆性增大，易形成气泡、表面粗糙。相反若水量过多时，凝固时间延长，抗压强度和表面硬度降低。

2. 石膏调拌时间　石膏调拌时间会对凝固速度产生重要影响，调拌时间愈长，形成的结晶中心愈多，凝固速度愈快。调拌时间过短，会使石膏调拌不均。因此，调拌时间应适当。通常情况下，普通石膏调拌时间一般为 1 min，硬质石膏及超硬人造石为 50 s。

3. 调拌方法　调拌时先在橡皮碗内注入所需要的水，然后按规定的比例放入石膏，待石膏均沉入水中，表面已无多余的水分时，随即用石膏调拌刀迅速而均匀的调拌 50 ~ 60 s。调拌过程中，橡皮碗内壁常黏附较干的石膏，可用调拌刀紧贴橡皮碗内壁环刮 1 周，将较干的石膏刮到橡皮碗中间，使之调拌均匀。调拌时不应中途加水，以防影响石膏的凝固和抗压强度。

考点提示　调拌模型材料。

（二）模型的灌注方法

1. 一般灌注法　指预备印模后不做处理直接灌注模型。将模型材料按要求的水粉比混合调拌均匀后，灌注于印模内。灌注时一般要求将印模置于专用振荡器上，并用手固定。使用振荡器可以减少灌注模型时气泡的形成，也有助于模型材料均匀流入印模的各个部位。如果不使用振荡器，也可以手持印模，用手轻轻震荡的同时灌注模型，但应注意避免模型灌注不全或产生气泡，影响模型质量。

2. 围模灌注法　首先在准备灌注的印模周缘下约 2 mm 处，用直径 5 mm 的软性黏结蜡条将印模包绕，如果是下颌印模，则需在下颌舌侧口底部用蜡片沿蜡条外缘围绕一周，并使蜡片高于印模最高点以上 10 mm，用蜡封闭蜡片与软性蜡条间的间隙。然后置于振荡器上，用调和好的模型材料灌注于印模内。此方法灌注制成的模型厚度适宜、外观整齐、方便义齿制作。但此法操作复杂，耗费时间。

3. 分段灌注法　指在灌注模型时在印模组织面灌注硬石膏或超硬石膏，其他部分用普通熟石膏。这种方法可以保证模型工作面的强度和硬度，防止模型在义齿制作当中发生磨损或损坏，又可节省材料，降低成本。操作中要注意，要在超硬石膏未完全凝固前灌注普通熟石膏，以免两者在分离模型时分开。

考点提示　灌注牙列与底座。

（三）灌注模型时的注意事项

1. 调拌模型材料要严格按产品说明书进行。

2. 调和时搅拌速度不能过快，搅拌快不但造成人为陷入气泡增多，还会引起结晶中心形成过多，降低模型材料强度。

3. 灌注模型时应使模型材料从印模的高点处开始灌注，并逐渐从高处流向四周；也可以采用从一侧向另一侧灌注的方法，这样可使模型灌注完全，减少气泡形成。灌注模型时，要注意保护牙弓内的孤立牙，灌模前应在该牙印模处插入小竹签，以增强石膏牙的坚固性，避免在分离模型时折断。

4. 脱模时机要合适，避免模型的薄弱部位折断。一般而言，普通石膏应在灌模后 1h 再分离模型；硬石膏和超硬石膏分离模型时间应更长一些，灌模 6h 后再分离模型最好。

知识链接

模型脱模的方法

模型脱模时，应先用工作刀修去托盘周围的石膏，使托盘边缘不被石膏包埋，然后根据不同的印模材料采取相应的脱模方法。弹性印模材料印模脱模比较简单，一手拿住模型底座，一手持托盘，顺着牙长轴方向，轻轻用力，使印模和模型分离；如遇有牙齿倾斜、缺牙造成的间隙较多或有孤立牙等情况，脱模时先去掉托盘，将弹性印模材料破成碎块，取出模型。石膏印模脱模时，先放入热水中浸泡，使印模石膏中的淀粉溶胀后再脱模。印模膏印模脱模时，先去掉托盘，放入 55 ~ 60 ℃的热水中浸泡，待印模膏受热软化后再脱模。

考点提示 脱模时机与方法。

（四）模型的修整方法及要求

模型脱模后，必须进行修整，使修整后的模型整齐、美观、利于义齿制作，并便于观察保存。

模型修整一般利用模型修整机进行。首先应修整模型底面，使其与地面平行，并且模型底座的厚度不应少于 10mm。其次再修整模型的后壁、侧壁及后侧壁，使模型的后壁与底面及牙弓中线垂直，使两边的侧壁与前磨牙、磨牙颊尖的连线平行，后壁与侧壁所形成的夹角磨去一段形成后侧壁，并使其与原夹角的平分线垂直。然后，再修整模型的前壁，使上颌模型的前壁成等腰三角形，其顶角正对中线；下颌模型的前壁修成弧形，约与牙弓前部弓形一致。最后，用工作刀修去咬合障碍的部分，并使下颌舌侧平展，以利于修复体的制作。

考点提示 修整模型的要求与方法。

本章小结

本章主要介绍了可摘局部义齿修复前的准备及常用的取印模技术及模型技术。通过本章的学习，我们掌握了目前临床常用的印模材料包括：印模膏、藻酸盐印模材料、硅橡胶印模材料、琼脂印模材料等。掌握了常用的模型材料主要有超硬石膏（超强度人造石）、硬石膏（普通人造石）和普通熟石膏。掌握了工作模型要具备能准确反映口腔组织解剖的精细结构，尺寸稳定，精确度高，表面清晰无缺陷；模型要有一定的形状和厚度，以保证修复体的制作；模型表面光滑、硬度高，能经受修复体制作时的磨损，压缩强度大等特点。要求大家在工作中学会正确选择印模材料及模型材料；会运用所学知识，进行模型灌注及修整，使模型符合下一步修复的要求。

（蒋晓芳）

习　题

扫码“练一练”

一、单项选择题

1. 可摘局部义齿修复前，需要进行的口腔检查是

A. 旧义齿的检查　　B. 颌面部的检查

C. 余留牙的检查　　D. 缺牙区的检查

E. 以上内容都包括

2. 常用的印模材料有哪些

A. 印模膏　　B. 藻酸盐印模材料

C. 硅橡胶印模材料　　D. 琼脂

E. 以上都包括

3. 可摘局部义齿取印模时，托盘内面与牙弓内外侧应有多大间隙

A. 无间隙　　B. 1 ~ 2mm

C. 2 ~ 3mm　　D. 3 ~ 4mm

E. 5mm 以上

4. 目前强度最高的模型材料是

A. 印模石膏　　B. 普通熟石膏

C. 硬石膏　　D. 超硬石膏

E. 红膏

5. 隙卡沟一般位于基牙及其邻牙的外展隙区，预备后铸造卡环的间隙一般为

A. 0.5mm　　B. 1mm

C. 1.5mm　　D. 2mm

E. 2mm 以上

6. 隙卡沟一般位于基牙及其邻牙的外展隙区，预备后弯制卡环的间隙一般为

A. 0.5mm　　B. 1mm

C. 1.5mm　　D. 2mm

E. 2mm 以上

7. 目前临床上应用最广泛的印模材料是

A. 印模膏　　B. 藻酸盐印模材料

C. 硅橡胶印模材料　　D. 琼脂

E. 印模石膏

8. 以下材料中，最理想的印模材料是

A. 印模膏　　B. 藻酸盐印模材料

C. 硅橡胶印模材料　　D. 琼脂

E. 印模石膏

9. 为保证修复体的制作，模型要有一定的厚度，模型的最薄处应在

A. 3 ~ 5mm　　B. 5 ~ 7mm

C. 7 ~ 9mm　　D. 10mm 以内

E. 10mm 以上

10. 调拌模型材料必须掌握好水粉比例，一般普通熟石膏粉 100 g 加水

A. 15 ~ 25ml　　B. 20 ~ 25ml

C. 30 ~ 35 ml　　D. 45 ~ 50ml

E. 50ml 以上

11. 调拌模型材料必须掌握好水粉比例，一般硬质石膏粉 100 g 加水

A. 15 ~ 25ml　　B. 20 ~ 25ml

C. 30 ~ 35ml　　D. 45 ~ 50 ml

E. 50ml 以上

12. 调拌模型材料必须掌握好水粉比例，一般超硬石膏粉 100 g 加水

A. 15 ~ 25ml　　B. 20 ~ 25ml

C. 30 ~ 35ml　　D. 45 ~ 50ml

E. 50ml 以上

13. 为避免模型的薄弱部位折断，普通石膏在灌模后多久再分离模型比较合适

A. 0.5h　　B. 1h

C. 2h　　D. 3h

E. 6h

14. 为避免模型的薄弱部位折断，硬石膏和超硬石膏分离模型时间应在灌注后多久合适

A. 0.5h　　B. 1 h

C. 2h　　D. 3h

E. 6h

15. 临床上用来取口腔修复体精密印模的印模材料是

A. 印模膏　　B. 藻酸盐印模材料

C. 硅橡胶印模材料　　D. 琼脂

E. 印模石膏

16. 制备支托凹的位置一般在哪里

A. 尖牙的舌隆突

B. 切牙的切端

C. 缺隙两侧基牙𬌗面的近远中边缘嵴

D. 利用上下颌咬合状态时的天然间隙

E. 以上都对

17. 灌注模型时，石膏调拌时间应适当，通常情况下，普通石膏调拌时间一般为

A. 30s　　B. 50 s

C. 1 min　　D. 时间越长越好

E. 时间越短越好

18. 灌注模型时，石膏调拌时间应适当，通常情况下，硬质石膏及超硬人造石为

A. 30s　　B. 50 s

C. 1 min　　D. 时间越长越好

E. 时间越短越好

19. 一患者选择附着体修复缺失牙，灌注模型时，应选择

A. 印模石膏　　　　B. 普通熟石膏

C. 硬石膏　　　　D. 超硬石膏

E. 红膏

20. 患者男性，51 岁，46 缺失三月余，经临床检查与诊断后，选择铸造支架可摘局部义齿修复。常规取印模，灌注模型时，应选择的最佳模型材料是

A. 印模石膏　　　　B. 普通熟石膏

C. 硬石膏　　　　D. 超硬石膏

E. 红膏

二、思考题

患者，男，45 岁，三个月前于口外门诊拔除上前牙，现来修复科要求修复。经医患沟通后，选择铸造支架可摘局部义齿修复，灌注后的模型的需符合哪些要求？

简单𬌗架只能用于观察模型及桩核、嵌体、单冠、简单固定桥、简单活动桥、临时冠和正畸治疗简易𬌗垫、保持器等的制作。

2. 平均值𬌗架 平均值𬌗架具有固定的平均值作为髁道斜度，能在一定程度上模拟下颌的前伸及侧方运动，操作简便易行，是技工室中应用最多的𬌗架。

3. 可调式𬌗架 可调式𬌗架包括半可调式𬌗架及全可调式𬌗架。半可调式𬌗架可根据患者的实际情况调节前伸髁导斜度及侧方髁导斜度，能在很大程度上模拟患者的下颌前伸及侧方运动。全可调式𬌗架可将患者所有颌面部的参数转移至𬌗架，必须运用面弓及其他仪器再采集相关数据，因此在技工室中应用较少。

根据牙列缺损和可摘义齿制作要求的不同，要选用不同的𬌗架，本章只介绍简单𬌗架与平均值𬌗架的具体操作。

（二）上𬌗架的方法

上𬌗架前要准备好工具和材料，如𬌗架、石膏、橡皮碗及调刀等。

1. 上简单𬌗架的操作步骤

（1）将上下颌模型用蜡以废旧的砂石柄、牙签等在牙尖交错位固定。

（2）上下颌模型底面浸湿后，用吸水纸吸去多余水分，放置于𬌗架上下颌体间，旋转螺钉调整好合适的𬌗架垂直高度，然后取下备用。

（3）将𬌗架放平，打开上颌体，调拌适量略稠的石膏，用调刀将石膏涂抹在下颌体架环上面，将模型放置在下颌体上居中的位置。闭合𬌗架，双手持模型，一边略向下加压，一边调整垂直向位置，使𬌗平面置于上下颌体间居中的位置。位置确定后，抹去多余石膏，等待石膏凝固。

（4）待石膏凝固后，调拌适量的石膏，用调刀将石膏涂抹在上颌模型底面，闭合上颌体，使石膏从上颌体架环中溢出，修整石膏使其包埋住上颌体架环并光滑其表面。石膏凝固后，完成上𬌗架。

知识拓展

复杂的铸造支架义齿上𬌗架

对于复杂的铸造支架义齿何时上𬌗架一直是有争议的：一方认为模型在观测以前应将咬合关系准确转移到𬌗架上，能清晰的观察到咬合状况和临床预备程度，同时有利于义齿结构图的设计与描画，经验往往不太可靠；另一方认为先上𬌗架，在模型观测与制备时又要取下，操作繁复，而且刚上完又从𬌗架取下的模型处于潮湿状态，对模型观测、制备等后续工作增加难度，增加操作时间。

2. 上平均值𬌗架的操作步骤

平均值𬌗架种类较多，下面以 Artex NK 型𬌗架为例来介绍其操作的方法。

（1）𬌗架准备。

① 上𬌗架前将𬌗架清洁干净，注意各部位不能有石膏残渣、污物等以免影响模拟精度。

② 确认𬌗架部件完整，以及准确性良好后，将𬌗架切导针刻度归到零位，锁定𬌗架各

螺钉使其只能做开闭口运动。

③ 在殆架的切导针和侧柱凹槽内放置一橡皮筋形成假想殆平面，同时将切点针插入切点针孔内。

（2）模型准备。

① 用手术刀修去模型咬合面的石膏小瘤，并用咬合纸检查正中殆的咬合关系，调整咬合高点，确保良好的对位关系。用手术刀修整咬合蜡对应于基牙及余留牙的轴面部分，使殆记录能完全复位于模型上。最后，转移上颌模型的中线至下颌模型上，并延伸到模型后部，确保模型在殆架中的左右位置准确。

② 在模型底部磨出几条固位沟，保证模型与固定石膏的结合强度。

（3）下颌模型的上殆架。

① 首先在下颌体架环底面涂布一薄层凡士林，以利于后期石膏的拆除清洁。

② 将调好的石膏放置于下颌体架环上，将下颌模型固定其上，然后调整下颌模型，使其处于适当位置。要求下颌殆平面与橡皮筋形成的平面重合。切点指针尖端指向中线与切缘相交处，并与后部中线一致。

（4）上颌模型的上殆架。

① 待下颌固定石膏完全凝固后，从殆架上取下下颌模型，把上下颌模型固定在一起，保证准确的咬合关系。

② 调拌适量石膏放入上颌模型底面和上颌体架环之间，然后轻轻关闭殆架，直至切导针接触切导盘。

（5）上殆架后的检查。

检查模型上下颌牙弓间及基牙与殆记录对位关系是否紧密、准确，殆架有无晃动，切导针有无升高等。如有问题则应该重新上殆架，以免影响修复体制作质量。

第二节　模型观测技术

扫码“学一学”

对工作模型进行系统的观测，确定和验证医生的义齿设计方案，是进行义齿后续制作的重要依据。模型观测是用模型观测仪（图 5-2）的分析杆检查各基牙和黏膜组织的倒凹情况，结合临床的检查资料，在模型上确定基牙的数目、部位及义齿的就位道，并画出各基牙的观测线，标出基牙、黏膜组织的倒凹区，进一步确定基托、卡环、连接体的位置、范围，完成义齿的最终设计。

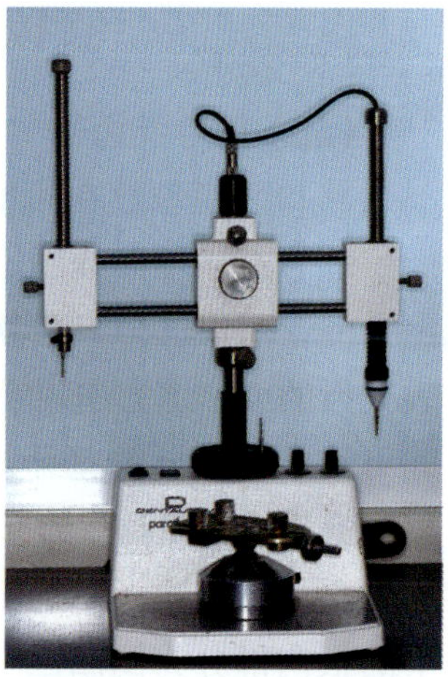

图 5-2　模型观测仪

一、模型观测的目的

（一）确定义齿的共同就位道

就位道是指义齿在口内戴入的方向和角度。义齿摘取时的方向称为摘出道，其方向与就位道相反，但角度相同。可摘局部义齿就位道有两种形式，即平行式就位道和旋转式就位道。

1. 平行式就位道指义齿上的所有固位体的戴入方向彼此平行，共同就位，又叫作共同就位道，是可摘局部义齿最常用的就位方式，可以通过以下方法确定：

（1）平均倒凹法（均凹法）：将模型固定在观测器的观测台上，根据缺牙的部位、牙齿的倾斜度、牙槽嵴的丰满度及唇（颊）、舌侧倒凹的大小，调节模型倾斜度，使之达到各基牙的近远中向和颊舌向倒凹比较平均的位置。使义齿两端和两侧基牙均有一定程度的倒凹。确定的共同就位道方向等于两端或两侧基牙长轴交角的分角线方向，若基牙长轴的方向是相互平行的，就位道方向与基牙长轴方向一致。此种就位道适用于缺牙间隙多，或基牙倒凹大的情况，使义齿垂直向就位。

（2）调节倒凹法（调凹法）：倾斜模型使缺隙两侧基牙的倒凹适当地集中于一端的基牙上，义齿斜向就位。此种就位道适用于基牙的牙冠短，牙长轴彼此平行者。义齿斜向就位与义齿的方脱位道形成一定的制锁状态，可以防止吃黏性食物时义齿从殆方脱位。

2. 旋转式就位道是指义齿的各固位体就位方向不一致，其固位主要靠进入基牙邻面倒凹的硬固位体（支托小连接体）和设计在其他基牙上的常规卡环，就位时义齿一端的固位体以某一点为旋转中心，先行旋转就位或直接就位，然后义齿另一端再旋转进入牙列。主要适用于缺隙前后有基牙的后牙缺失和部分前牙缺失，特别是基牙向缺隙侧倾斜，基牙颊舌面无倒凹，牙冠短或患者不愿暴露金属卡环的病例。

知识拓展

模型倾斜与义齿就位方向

义齿的就位方向与模型倾斜的关系主要有以下几种情况：①前牙缺失：若牙槽嵴丰满，唇侧倒凹较大，模型应向后倾斜，减少牙槽嵴唇侧倒凹；若唇侧组织倒凹不大，不影响义齿就位，一般将模型向前倾斜，使倒凹集中在基牙的近中侧。②后牙为游离缺失：无论是单侧或双侧游离缺失，模型均向后倾斜增加基牙的远中倒凹。③前后牙均有缺失：一般模型向后倾斜，使前牙区组织倒凹减少。④一侧牙缺失，另一侧天然牙舌侧倒凹明显者：模型向有牙侧倾斜以减少舌侧倒凹。⑤后牙缺失：缺隙前后均有基牙时，若基牙的牙体和牙周情况均好，则将模型向后倾斜；若缺隙后端的基牙健康较差，而前端基牙较好时，模型则向前倾斜。

（二）指导义齿各个结构的位置、形状及设计

将口腔模型放在模型观测仪的观测台上，选好就位道后，用分析杆沿牙冠轴面转动一周，笔芯在牙轴面描画出的一条线，称为观测线。观测线即导线，是依据义齿就位道描画出来的，用以区分口腔软、硬组织的倒凹区和非倒凹区的分界线。观测仪分析杆的方向代表义齿的就位道方向。设计义齿时，模型观测仪的垂直分析杆与牙列平面呈现不同的角度，即可描绘出不同的基牙观测线。观测线用以指导卡环的设计和明确基托边缘的伸展范围，根据观测线合理制作的修复体在共同就位道上能顺利取戴。

倒凹用来描述口腔软、硬组织的情况，观测线以上的殆向部分为非倒凹区，观测线以下的根向部分为倒凹区。观测模型时，观测仪分析杆、基牙牙面及牙龈组织三者构成的三角形区域即为倒凹区。

倒凹是口腔修复学的重要概念，决定修复体各部件的位置以及基托的伸展范围等。一般而言，富于弹性的卡环臂尖端应进入倒凹区一定深度，起固位作用；而卡环的对抗臂及坚硬部分应位于非倒凹区的牙面上，发挥支持和稳定作用；基托和连接体也不应该进入倒凹区。

临床上，基牙倒凹是控制卡环固位力的重要因素。设计义齿时应该考虑基牙倒凹深度和倒凹坡度。倒凹深度是指观测器的分析杆至基牙倒凹区牙面间的垂直距离。倒凹坡度是指倒凹区牙面与基牙长轴间构成的角度。在卡环臂的弹性限度内，倒凹深度越大，固位力越强。但对义齿的固位来说，同样深度的倒凹，由于其坡度不同，固位力亦有所不同。在倒凹深度相同情况下，坡度越大，固位力越大。

选择基牙要注意牙冠有一定倒凹，但倒凹的深度应在卡环臂的弹性限度之内，而且坡度应较大。若基牙的倒凹深度过小或过大，倒凹的坡度过小，都不利于义齿的固位。一般倒凹深度应小于 1mm，倒凹坡度应大于 20° 。

考点提示 导线与倒凹。

知识链接

卡环臂与倒凹深度

卡环材质不一样，进入倒凹的深度要求也不一样，弯制卡环弹性大，进入倒凹深度一般是 0.75mm；铸造钴铬合金卡环弹性较小，不能进入倒凹过深，一般进入 0.25mm 深度；贵金属铸造卡环臂常需要 0.5mm 的倒凹深度。

（三）确定边缘线的位置

填塞倒凹之前要在模型上描记基托、连接杆、卡环等边缘线。义齿基托的伸展范围决定了义齿边缘线的位置，基托的伸展范围应根据缺牙的数目，缺牙的部位及义齿的支持形式来决定。

沿观测线描记基托边缘线，同时还要兼顾美观性、基托固位的稳定性。原则上连接杆的位置与观测线一致，防止连接杆进入倒凹。弯制卡环靠体部 1/3 处的上臂放置在非倒凹区，下臂逐渐进入倒凹区，尖端放在倒凹深处。铸造卡环靠体部 1/2 处的上臂放置在非倒凹区，下臂进入倒凹区。

最后，在模型上画出大连接体、小连接体、网状支架、卡环的位置、基托范围和形态等的边缘线。

（四）提高义齿的美观要求

通过模型观测，选择合适的就位道，不应使义齿与邻牙间出现过大的间隙；尽量减少金属卡环和基托材料的暴露，使人工牙处于合适的位置，符合美学要求。

二、模型观测的方法

（一）模型观测的工具

1. 模型观测仪和各种配套的应用工具。

2. 常用工具　各色记号笔、铅芯、尺子等。

3. 特殊工具　卡环长度测量仪、倒凹计、钴铬合金卡环设计计算卡尺等。

（二）模型观测的操作过程

1. 工作模型的准备　在模型观测前，要根据义齿加工单的要求仔细核对模型的编号、牙列缺损情况和随模型带回的其他附件（如咬合蜡堤），并做好必要的前期工作。

如果缺失牙齿数量少时，可通过上下颌模型直接检查咬合关系、支托凹等基牙制备的足够程度等；对于缺牙数量多必须利用蜡堤确定咬合关系的患者，可将蜡堤用蜡固定在模型上确定正中咬合关系，从各个方向观察前后牙的咬合特点以及缺失区殆龈高度等情况。

2. 上观测仪　将工作模型固定在观测仪基台上，模型不能晃动或移位。如果模型底座形态不良，则应增加石膏座，也可用木楔等夹紧使模型固定牢靠。

3. 确定义齿共同就位道　利用分析杆确定义齿共同就位道。共同就位道通常要求医生在研究模型的观测与义齿设计时就确定好，当医生没有明确设计义齿的共同就位道时，技师可根据模型和义齿的结构来设计，在操作前有必要和医生做有效的沟通。如果是技师独立设计共同就位道，应在模型上有效标示出来，否则医生如果不清楚可能导致义齿就位困难。

4. 模型与观测仪的位置关系记录　在日常工作中，往往同时观测多副模型，有时在后续的操作中对于有疑问的模型可能二次重上观测仪，甚至复制的耐火材料模型也应该在观测仪上能够重复原模型的位置关系，这就要求模型与观测仪的位置关系能记录下来。其方法有以下两种：

（1）在已确定好就位道的模型上，用描记铅笔的尖端在模型组织面上标记三个尽量分散的点，并用有色铅笔圈起来易于辨认（避开支架位置）。当模型再次上观测仪后，调整模型观测台的方向使观测仪的分析杆尖端与三个点能同时接触，就可获得模型的原始位置。

（2）调整观测仪的分析杆，分别抵住模型的侧壁和后壁，用雕刻刀顺着分析杆的方向刻画三条标记线。通过调整观测台的倾斜方向，直至三条短线同时与分析杆再次平行，就可重现模型的原始位置。

5. 画导线　在所有放置卡环的基牙上用铅芯画出导线。铅芯必须与就位道方向垂直，对已磨损的铅芯必须及时更换，否则影响导线的准确度（图 5-3）。

在与腭板、舌板和高基托接触的相关天然牙的腭、舌面也应画出观测线，作为填补倒凹和连接体边缘伸展的参考。

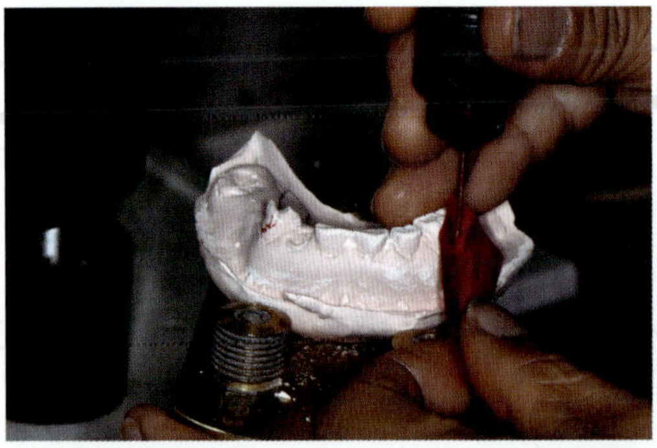
（1）

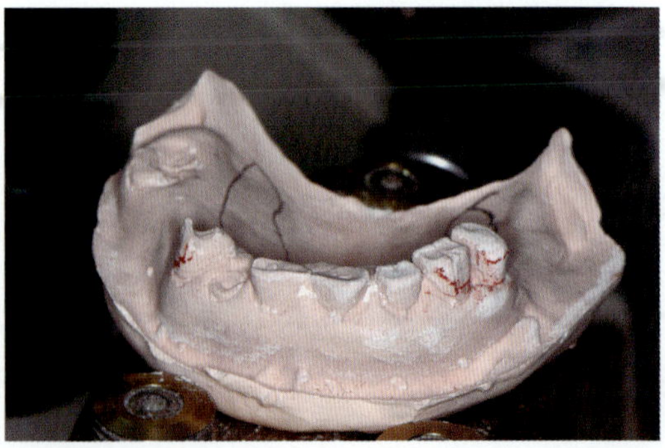
（2）

图 5-3　画导线

（1）用复写纸画导线；（2）牙冠颊面导线

知识链接

一种简易的画观测线的方法是在基牙观测面放置一小块红色或蓝色复写纸，用细的分析杆沿基牙轻轻压过，在石膏基牙上会形成复印出的观测线。

三、确定最终设计

根据模型观测的结果，结合口腔的具体情况，确定就位道的方向和角度，画出基牙的观测线，标出黏膜组织的倒凹。再根据观测线的类型，用有色铅笔分别在模型上画出义齿各组成部分在模型上的位置，各固位体的位置、形态，卡环臂的走向，支托的位置和大小，大、小连接体的网状支架及基托等的位置和范围，完成模型的最终设计。

四、填补倒凹

倒凹对于义齿制作既有有利的一面又有不利的一面。既可以利用有利倒凹增强义齿的固位；同时，由于不利倒凹的存在，将妨碍义齿的就位。模型设计完成后，即可明确基牙倒凹及组织倒凹的位置和大小。为了避免不利倒凹对义齿就位及摘戴的影响，需要在制作卡环、支架和基托之前，在模型上对基牙、余留牙和黏膜的不利倒凹进行处理，使得修复后的义齿能摘戴自如，避免造成食物嵌塞及对美观的影响。

（一）填补倒凹的位置（图 5-4）

1. 靠近缺隙的基牙、邻牙及邻面的倒凹，颊侧不应超出颊轴面角。
2. 基托覆盖区内所有余留牙舌（腭）侧的倒凹及牙龈缘区。
3. 妨碍义齿就位的软组织倒凹。
4. 义齿设计范围内的部分模型缺损处。
5. 高拱的腭皱襞。
6. 必要时还可填补基牙颊侧部分倒凹，如 RPI 卡环中的 I 杆接触点下方倒凹等。

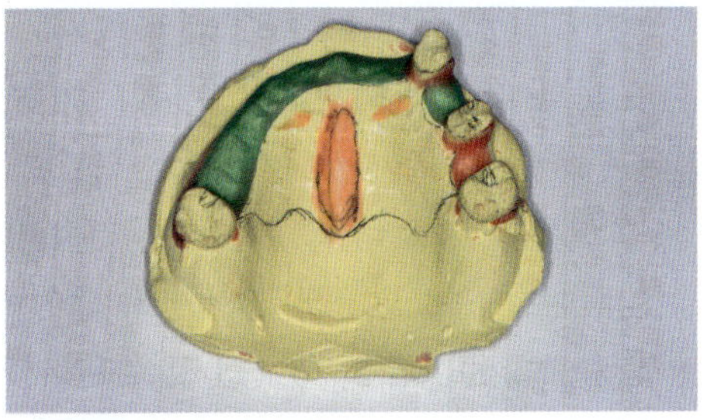

（1）

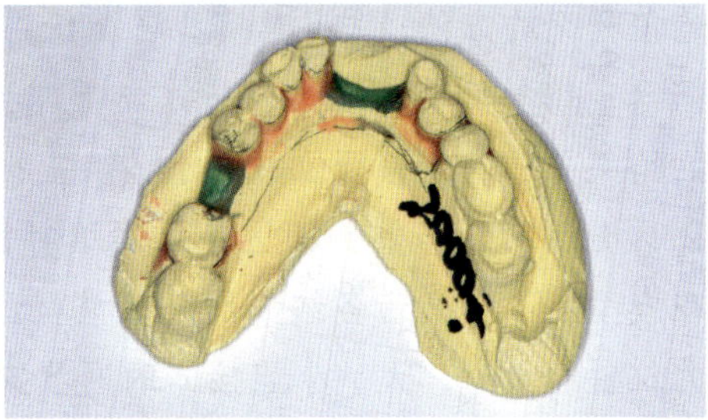

（2）

图 5-4　填凹位置

（1）上颌模型填倒凹；（2）下颌模型填倒凹

（二）填补倒凹的方法

1. 模型准备

将工作模型浸泡于清水中，一般约 10min 左右。取出后，用吸水纸吸干模型表面的水分，以利于填补石膏与模型的结合。

2. 器材准备

填补倒凹材料（蜡、有色石膏、磷酸锌粘固粉等）、调拌刀、橡皮碗、毛笔、雕刻刀等。

3. 填补过程

（1）先在模型上对要填补的倒凹区用雕刻刀或车针刻纹。

（2）熔蜡或调拌适量的有色石膏或磷酸锌粘固粉，填入牙冠轴面与牙龈的两条观测线之间，从牙龈缘向殆方进行填补。填补牙冠轴面倒凹时，应注意刀面与就位道保持一致。

（3）在填补倒凹材料固化前用雕刻刀和铣蜡刀去除多余的材料。不足处再添加，使之完全合适。若填补材料太少，则达不到填补倒凹的目的；若填补材料太多，则会导致义齿与天然牙之间留有较大间隙，以致食物嵌塞和影响美观。

（4）卡环臂进入基牙的倒凹区、观测线以上的非倒凹区，尤其是殆支托凹内若有填补的材料需去除干净。

（5）填补倒凹材料初步凝固后，将模型放回到观测仪的观测台上。按模型的设计原则，顺就位道方向，用带刃的分析杆去除多余的填补材料，但要求适量、适度。也可使用锥度规修整填塞处，牙冠长的基牙采用2° 锥度规，牙冠短的基牙采用6° 锥度规。

4. 缓冲区的处理

义齿的缓冲区以及基托覆盖区域内的骨尖、骨突、未愈合的伤口等处，因其表面被覆的黏膜较薄，容易产生压痛，故在以上区域可用填补倒凹材料予以缓冲；也可用磨托法达到缓冲的目的。

考点提示 填补倒凹的意义与方法。

本章小结

本章主要介绍了可摘局部义齿修复确定、转移颌位关系技术及模型观测技术。通过本章的学习，我们掌握了如何根据牙列缺损类型、缺牙数目、余留牙的咬合状况等来确定颌位关系的三种方法；认识了简单殆架、平均值殆架、可调式殆架等几种不同类型的殆架，并学会了上平均值殆架的方法；认识了模型观测仪，并学会了模型观测的方法；掌握了观测线和倒凹的相关概念，填补倒凹的意义及方法。要求大家在实际工作中能熟练确定颌位关系，能够选择合适的殆架并正确转移颌位关系于殆架上；能够熟练使用模型观测仪观测模型，绘制正确的观测线以区分倒凹区与非倒凹区，正确填补倒凹，并根据模型观测的结果，结合口腔的具体情况，在模型上画出义齿各组成部分在模型上的位置，各固位体的位置、形态，卡环臂的走向，支托的位置和大小，大、小连接体的网状支架及基托等的位置和范围，完成模型的最终设计。

（蒋晓芳）

习　题

一、单项选择题

1. 简单活动桥制作前，转移颌位关系时可选用以下何种类型的殆架

A. 简单殆架　　B. 平均值殆架

C. 半可调式殆架　　D. 全可调式殆架

E. 可不用上殆架

2. 依据义齿就位道描画出来的，用以区分口腔软、硬组织的倒凹区和非倒凹区的分界线，称为

A. 摘出道　　B. 共同就位道

C. 观测线　　D. 外形高点线

E. 边缘线

3. 基牙的倒凹深度过小或过大，倒凹的坡度过小，都不利于义齿的固位。一般倒凹深度应

A. 0.5mm　　B. 0.75mm

C. 大于 1mm　　D. 小于 1mm

E. 小于 2mm

4. 基牙的倒凹深度过小或过大，倒凹的坡度过小，都不利于义齿的固位。一般倒凹坡度应

A. 大于 20°　　B. 小于 20°

C. 大于 15°　　D. 小于 15°

E. 20° 左右

5. 卡环材质不一样进入倒凹的深度要求也不一样，弯制卡环弹性大，进入倒凹深度一般是

A. 0.5mm　　B. 0.75mm

C. 大于 1mm　　D. 小于 1mm

E.0.25mm

6. 卡环材质不一样进入倒凹的深度要求也不一样，铸造钴铬合金卡环弹性较小，不能进入倒凹过深，一般进入

A. 0.5mm　　B. 0.75mm

C. 大于 1mm　　D. 小于 1mm

E.0.25mm

7. 卡环材质不一样进入倒凹的深度要求也不一样，贵金属铸造卡环臂常需要的倒凹深度是

A. 0.5mm　　B. 0.75mm

C. 大于 1mm　　D. 小于 1mm

E. 0.25mm

二、问答题

1. 填补倒凹的位置和意义有哪些？

2. 确定颌位关系的方法有哪些？

扫码“练一练”

第六章

支架制作工艺技术

学习目标

1. **掌握** 常用卡环的弯制、铸造制作工艺技术。

2. **熟悉** 铸造支架的种类及作用、要求；可摘局部义齿支架制作的常用器械、材料和设备。

3. **了解** 可摘局部义齿支架的设计原理及生物力学基础。

案例讨论

【案例】

医师设计单与36、37、45、46缺失的支架蜡型熔模。

义齿类型：铸造支架式可摘局部义齿。

基牙：35、44、47为基牙，44远中与47近中放置𬌗支托。

基牙上直接固位体的类型：44、47三臂卡环，35RPI卡环。

大连接体：舌杆。

【讨论】

此设计的合理性如何，你有没有其他的设计方案?

扫码“学一学”

扫码“看一看”

第一节　可摘局部义齿弯制支架的制作

一、材料和器械

(一) 常用不锈钢丝的型号、直径和用途

1. 22号　直径0.7mm一般用于制作前牙卡环。
2. 21号　直径0.8mm一般用于制作前牙卡环。
3. 20号　直径0.9mm一般用于制作前磨牙、磨牙卡环。
4. 19号　直径1.0mm一般用于制作磨牙卡环。
5. 18号　直径1.2mm一般用于压扁后弯制𬌗支托。

（二）弯制锻丝卡环的器械

弯制锻丝卡环的器械有：平头钳、三叉钳、小三头钳、日月钳、切断钳、三德钳等。

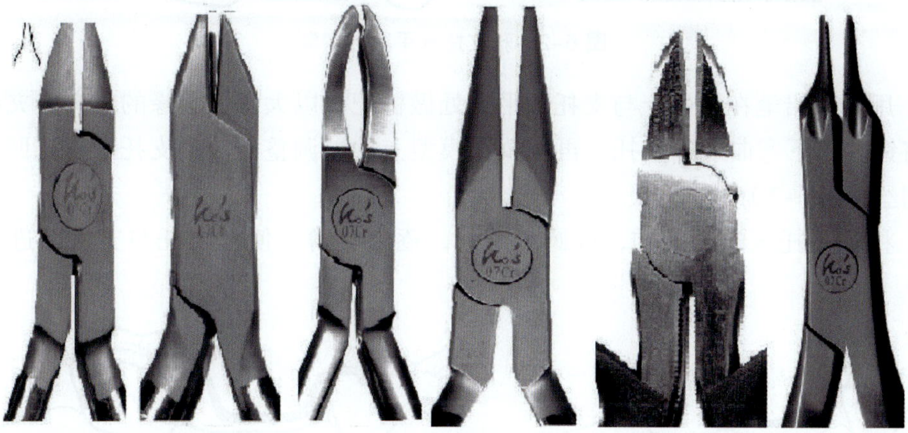

图 6–1　常用弯制卡环的器械

（1）平头钳；（2）三叉钳；（3）小三头钳；（4）日月钳；（5）切断钳；（6）三德钳

1. 平头钳　喙长，扁平，钳喙有有齿和无齿之分。易于弯曲任何形状，可用其固定钢丝已弯制成形的部分，以免弯制其他部分时使已弯制好的部分变形。在卡环臂部位尽量使用无齿的平头钳进行弯制，以免在钢丝上产生钳痕。

2. 三叉钳　该钳具有三个喙，一侧一个喙，另一侧分成两个喙。主要用于对钢丝实施短距离大角度的弯曲。对钢丝损伤较大。

3. 小三头钳　有三喙，作用同日月钳。

4. 日月钳　喙长，一侧喙为圆柱形，另一喙为新月形，凹面向内。常用来弯制用平头钳不易成形的卡环尖、小连接体末端等部分，但易在钢丝上留下钳痕。

5. 切断钳　喙较短，内缘有刃，用于切断金属丝。

6. 三德钳　也常用来弯制卡环，并可切断钢丝。优点是夹持钢丝较稳，缺点是对钢丝损伤大。

二、弯制方法及注意事项

（一）锻丝卡环的制作方法

锻丝卡环是根据义齿设计的要求，利用各种技工钳等手工器械对不锈钢丝进行冷加工，形成义齿的各个部件。虽然锻丝卡环工艺质量和修复效果不及铸造卡环，但锻丝卡环的卡环臂弹性好，制作简单，容易调改，价格低廉。目前，锻丝卡环在临床上仍被广泛采用。

1. 𬌗支托的制作

制作𬌗支托的方法常用弯制和铸造两种方法。弯制𬌗支托制作简单，但支托强度及与基牙的密合性不如铸造𬌗支托。下面我们以弯制𬌗支托为例介绍制作方法。

（1）目测缺牙间隙的大小，用日月钳将扁钢丝弯成与缺隙相适应的弧形，取稍短于缺间隙的一段钢丝，两端向上弯曲约 60° 形成𬌗支托连接体的水平段。将弯制成的弧形扁钢丝放在模型上比试，呈水平横过缺隙，离开牙槽嵴顶 0.5 ~ 1mm，并用平钳进行调整，使连接体的两端与两侧基牙𬌗支托凹边缘轻轻接触，形成𬌗支托连接体的垂直段（图 6–2）。

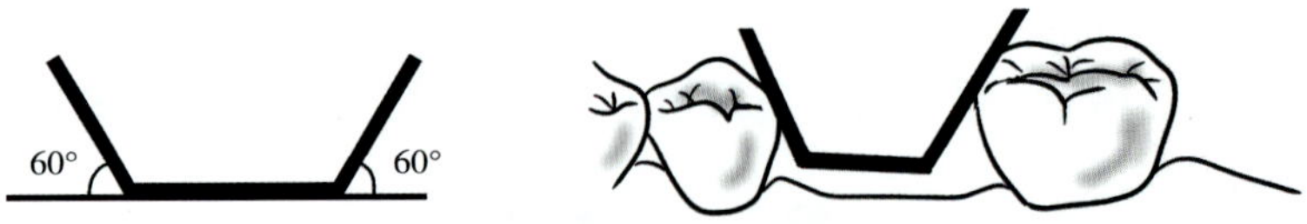

图 6–2　𬌗支托水平段的弯制

（2）用有色铅笔在钢丝上与支托凹平齐处做标记，以大弯钳圆喙的最突点夹在铅笔标记上，将钢丝向下弯曲成𬌗支托。再次放在模型上比试调整，使𬌗支托与支托凹贴合。切除多余钢丝（图 6–3）。

（3）将𬌗支托末端磨圆钝，成圆三角形，逐渐变薄，使𬌗支托与支托凹进一步贴合（图 6–4）。

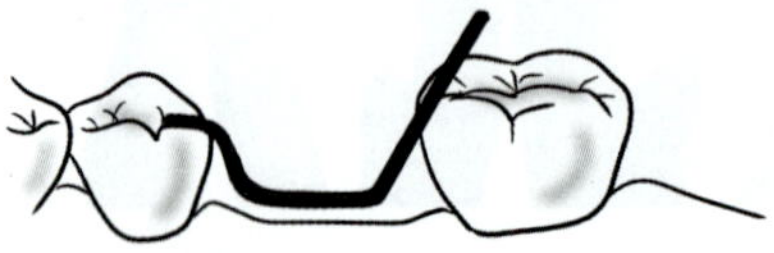

图 6–3　𬌗支托水𬌗部的弯制

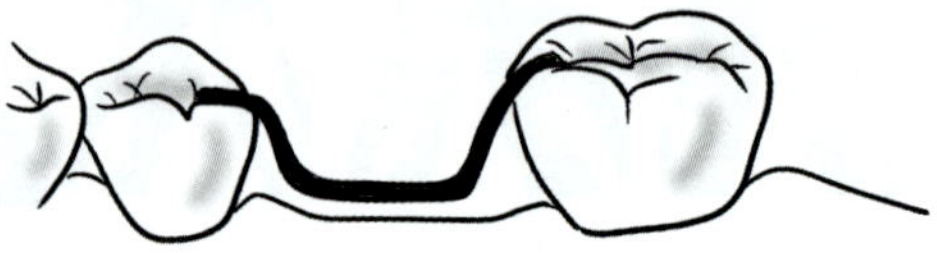

图 6–4　𬌗支托弯制完成

（4）滴蜡固定𬌗支托于模型上，滴蜡位置应在连接体的垂直段（图 6–5）。

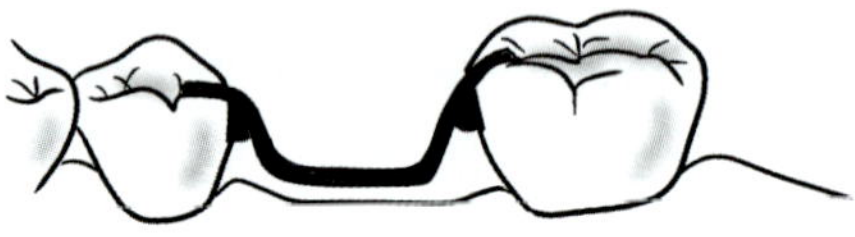

图 6–5　𬌗支托的固定

2. 卡环臂的弯制方法（5*7 三臂卡为例）

（1）先目测基牙牙冠弧形的大小，做到心中有数。以右手（习惯用左手者相反）握弯丝钳，夹紧钢丝的一端，左手执钢丝，中指、无名指和小指夹住钢丝，示指顶在钳喙上作支点，拇指压住钢丝，两手同时向外旋转用力，迫使钢丝在外力作用下形成弧形，然后将其放在模型上比试调整，使弧形与卡环设计线一致，并与基牙贴合。

（2）卡环臂弯制完成后，放在模型上比试，在确定转弯处用铅笔作标记，转弯后形成卡环体和连接体。转弯有正手、反手之分。7 的颊侧臂和 5 的舌侧臂为正手转弯，7 的舌侧臂和 5 的颊侧臂为反手转弯。

①正手转弯：右手握弯丝钳，夹紧卡环臂靠近标记处，如果卡环臂弧度小，用钳夹住卡环臂的弧面。用左手拇指固定卡环臂并抵住钳喙，中指和无名指夹住钢丝，示指和中指用力将其向外、向下（龈方）弯曲约 120°，并将其向内（操作者方向，下同）拉少许，以免连接体下降段进入基牙邻面倒凹区。

②反手转弯：将卡环倒转过来，夹紧卡环臂外侧靠近转弯的标记处，用左手示指固定卡环臂并抵住钳喙，拇指和中指夹住钢丝，拇指用力将钢丝向外推约 120°，并将其向内拉少许，以免连接体下降段进人基牙邻面倒凹区，从而压迫牙龈组织。而卡环坚硬部分应放在基牙的非倒凹区。在弯制过程中检查卡环与模型的贴合状况时，不得磨损石膏模型。

③弯制连接体的水平段及上升段：连接体的下降段弯制好后，目测缺隙区高度，在适当位置（转弯处）将钢丝微向上弯曲，形成连接体的水平段。再目测钳夹适当的部位，将水平段向上弯曲约 90°，形成连接体的上升段。然后放在模型上比试、调整使水平段与𬌗支托的连接体水平段平行。再将连接体转弯搭在𬌗支托的连接体上，切断多余的钢丝，卡环臂尖端磨圆钝。最后在卡环臂末端处滴蜡将其固定在模型基牙上。

知识链接

弯制卡环转弯技术

转弯的要点概括起来为“三定一控制”。

1. 定位　确定卡环在基牙上的位置；

2. 定点　确定在何处转弯，用铅笔准确作标记，钳夹位置略在标记下，使转弯恰在标记处；

3. 定向　时刻记住卡环各部位在基牙上的位置、行走方向，转弯时固定卡环，勿使其转动；

4. 控制　控制好转弯时的用力大小。

（二）段丝卡环制作的注意事项

1. 按设计要求弯制长环，卡环固位臂呈圆弧形，弹性部分进入倒凹区，但不宜过低，以免压迫牙龈组织，而卡环坚硬部分应放在基牙的非倒凹区。在弯制过程中检查卡环与模型的贴合状况时，不得磨损石膏模型。

2. 要用右手握弯丝钳，夹紧钢丝起固定作用，左手施以推、压、拉等力量，迫使钢丝弯曲扭转而成形。

3. 卡环的弯制顺序一般是从唇 / 颊侧或舌侧的卡环尖端开始，由卡环臂至卡环体，再到小连接体。

4. 操作要有支点，动作轻巧不损伤模型，要勤比试，循序渐进。

5. 卡环最好一次弯制完成，尽量避免在同一部位反复钳夹或弯折扭转钢丝，以防卡环折断。

6. 卡环臂的尖端应用磨石调磨圆钝，防止义齿摘戴时刺伤口腔组织。卡环尖不应顶靠邻牙，以免妨碍就位。

7. 卡环的转弯处应圆滑，并避免不必要的拐角。

8. 隙卡的卡环体位于外展隙，与基牙上预备的隙卡沟密合，卡环体和卡环臂交界的部分位于颊外展隙，以免影响咬合。

考点提示　卡环的弯制方法。

三、弯制支架的连接

连接体的主要作用是将卡环和基托连接在一起，连接体分布合理，对塑料也起到加强的作用；反之，将妨碍排牙并对塑料基托起破坏作用。要求卡环连接体先与船支托连接体平行，然后横跨船支托连接体，各个臂的连接体互相交叉形成网状结构，避免过多重叠。

弯制的义齿支架，常需焊接成一整体，以增强其强度和利于装盒、填胶。连接支架的方法有：

1. 锡焊法 为弯制支架连接的常用焊接方法。焊接前再次检查蜡固定的支架各部分是否松动。在焊接处滴焊媒（如正磷酸），用 20W 电烙铁将焊锡熔化在支架的连接处。采用锡焊进行焊接时应注意：支架不能移位；焊锡不要过多，以免影响排牙及塑料的强度。

2. 自凝塑料连接法 将自凝树脂置于支架连接处凝固即可。

扫码“学一学”

扫码“看一看”

第二节 可摘局部义齿铸造支架的制作

一、铸造支架的优缺点

（一）铸造支架的优点

1. 体积小巧、薄，患者的异物感较小，同时不妨碍舌的运动，舒适美观。
2. 机械强度好，较弯制支架固位好，稳定性好，不易折断。
3. 设计灵活，可以满足各类牙列缺损形式的修复需要，有利于保持余留牙的生理按摩作用，同时有利于促进牙周组织的健康。
4. 金属表面光滑，不发生吸水现象，无异味，可减少龋病和口腔炎症的发生，可保持较好的口腔卫生。
5. 密合性及金属传导性好，不影响口腔黏膜的感觉功能，可给予口腔黏膜适当的冷热刺激。
6. 具有较强的刚性，不易变形，有利于保护基牙。

考点提示 铸造支架的优点。

（二）铸造支架的缺点

1. 由于机械强度好，在发生变形或损坏后不易磨改和修理。
2. 对制作工艺流程和技术的要求较高，制作时间较长，且制作设备较为昂贵。
3. 制作费用也较高，患者经济负担较重。

二、铸造支架的种类、组成及要求

（一）铸造支架的种类

铸造支架的类型按其结构和表面形态等可以分为多种类型。

1. 按照支架的结构分型

（1）全金属型：即与组织面黏膜相接触的部分均是金属。此类义齿的适应证主要是殆龈距离低者、对树脂过敏的患者，同时也用于缺牙间隙过小者。

（2）支架型：即牙槽嵴黏膜大部分与树脂接触，只在腭侧或舌侧有部分金属与黏膜组织相接触，金属部分只起到连接和加强的作用。大多数的牙列缺损均采用这种类型的支架设计。

（3）基托型：即上颌腭侧或下颌舌侧的大部分黏膜与金属相接触，只是在唇、颊侧有部分树脂基托。

（4）网状型：即利用金属制作加强骨架，与口腔黏膜相接触的均是树脂基托。

2. 按照支架的表面形态分型

（1）光滑型：用表面光滑的薄蜡片制作的熔模，经过包埋、铸造、打磨抛光后表面为光滑面。大多数铸造支架采用这种方法制作。

（2）皱纹型：用表面为花纹状或橘皮状的皱纹蜡片制作的熔模，经过包埋、铸造、打磨抛光后金属支架的表面仍为皱纹状。主要用于上颌基托型支架。

（二）铸造支架的组成及各部分作用

根据其功能和主要作用，一个典型的铸造支架分为以下八个部分（图 6–6）。

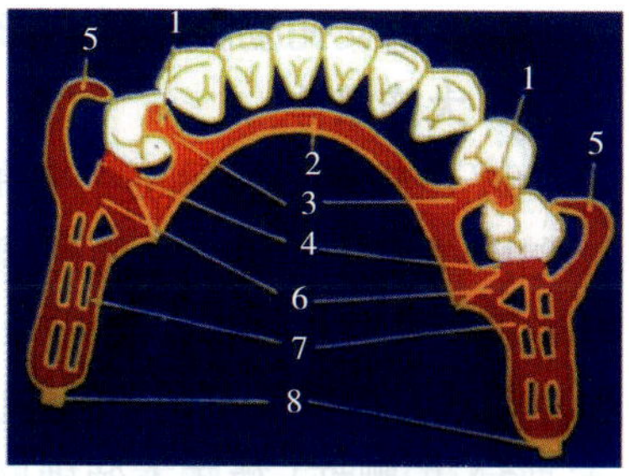

图 6–6　铸造支架的组成

1. 支托；2. 大连接体；3. 小连接体；4. 邻面板；5. 固位体；6. 加强带；7. 网状连接体；8. 支架支点

1. 支托　是指放置于基牙上，在义齿行使功能时可以防止义齿龈向移位及传递殆力至该基牙的一种金属装置。其作用是：

（1）将咬合压力正确地传导于基牙的牙根方向。

（2）防止义齿下沉、摆动、翘动、旋转等现象发生，使义齿及固位体保持在正确的位置上。

（3）防止食物嵌塞和修复殆关系。

2. 大连接体　是可摘局部义齿的重要组成部分之一，它将义齿各组成部分连接在一起，其作用是：

（1）连接义齿各部分形成一个整体。

（2）传导和分散殆力至基牙和邻近的支持组织，减少了基牙在功能状态时所承受的扭力和载荷。

（3）增加义齿的强度，减小基托的面积，减轻异物感。

3. 小连接体　是把金属支架上的各部分与大连接体相连接的部分，其作用是：

（1）将功能性负荷传递到基牙。

（2）将固位体、支托和稳定部件的作用传递到整个修复体。

4. 邻面板　是指设置在与缺隙相邻的余留牙邻面的金属部分。其作用是：

（1）引导义齿的摘戴，防止义齿脱位，增强义齿的固位力。

（2）可减少义齿受力时对基牙造成的损害。

（3）防止食物嵌塞。

5. 固位体　是可摘局部义齿重要的组成部分，一般由金属制成。主要作用是对抗义齿的脱位力，使义齿在口腔内保持正确位置，从而使义齿获得良好的固位、支持与稳定作用。

6. 加强带　是位于大连接体与网状连接体相连接处，并被包埋在树脂基托内的线条状金属部分。其作用是增强铸造支架的抗应力强度，防止铸造支架在此处发生断裂。

7. 网状连接体　将人工牙与固位体、大连接体相连接的部分。其作用是连接义齿和增强义齿的强度，防止义齿的断裂。

8. 支架支点　亦叫组织停靠或组织支点，是位于悬空的网状连接体远中游离端与工作模型表面相接触的金属突起部分。其作用是防止网状连接体在制作义齿及充填树脂时下沉。

考点提示　铸造支架的组成及作用。

模型的处理－复制耐火材料模型－耐火材料模型的表面处理－熔模的制作－安插铸道－包埋－烘烤焙烧－铸造－铸件清理－打磨抛光。

（一）石膏工作模型的处理

1. 石膏工作模型的设计 工作模型的设计和处理是一项非常认真、细致的工作。模型处理工作的好坏将直接影响到铸造支架的精度及质量。它包括观测模型，确定观测线及根据缺牙部位的不同确定卡环的走向、连接体的位置、连接杆、金属基托、内外台阶等各组成部分的具体的部位，并用有色笔予以描绘，作为制作铸件原形时的主要依据。同时为了保证上述线条能够准确和清楚地转移到耐火材料模型上，应采用沿边刻痕方法用锐利的器械沿连接板的外形线刻画一深度为 0.2 ~ 0.5mm 的细沟槽（图 6–7）。

2. 石膏工作模型的处理 用嵌体蜡或有色石膏等填凹材料，填补工作模型上的不利倒凹，包括基牙的邻缺隙侧的倒凹部分，及妨碍模型复制后脱模的倒凹部分，并在需要进行缓冲的部位给予缓冲。在模型缺牙区的牙槽嵴表面或连接体的相应部位表面均匀的衬垫一层 0.5 ~ 1.0mm 的薄蜡片，使金属支架的网状连接体部分离开口腔黏膜，以利树脂包埋；同时用蜡刀沿内台阶（内终止线）边缘线切除多余的蜡片，以形成明显的内台阶。如铸道采用反插法设计，则应在石膏模型上标出铸道口位置，一般设计在上腭顶或下颌口底中心处。还应在需设计支架支点的位置，形成一个约 2mm × 2mm 左右面积的支架支点（图 6–8），以防止义齿在后期制作时网状支架结构发生下沉变形。

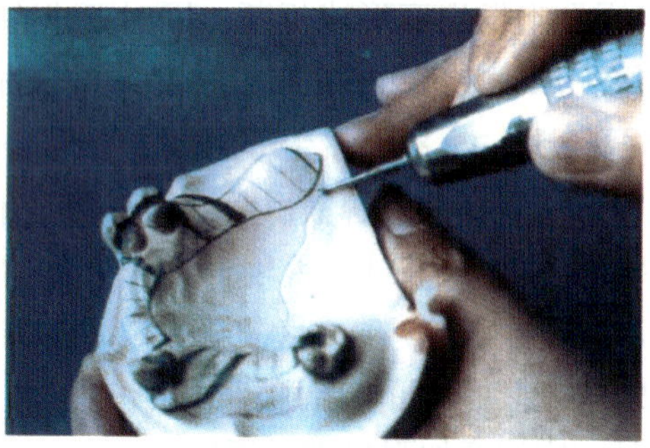

图 6–7 铸造支架的后边缘线形成

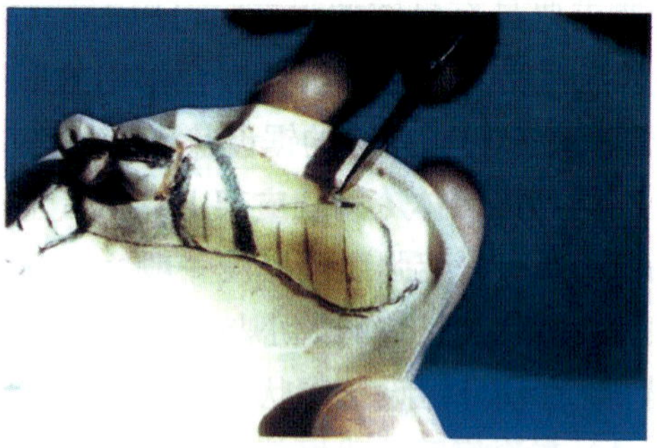

图 6–8 支架支点的形成

（二）复制耐火材料模型

1. 工作模型的浸水处理 将准备好的石膏工作模型放入 35℃石膏饱和溶液的温水中浸泡 20 ~ 30min，其目的是：一是防止干燥的工作模型在复模时排放其内部的气体影响复模材料的准确性；二是防止工作模型吸取琼脂复模材料中的水分；三是防止工作模型与复模材料的粘连，增加工作模型表面的湿润性。然后取出模型，将模型表面的水分吸干，放入专用的琼脂复模盒中备用。无琼脂复模盒时，也可使用普通大型盒替代，但其上下两层应接触良好，无缝隙，以防止琼脂渗出。

2. 琼脂的溶解 用琼脂溶解机加热琼脂或用水浴加热法溶解琼脂。具体的方法是将琼脂凝胶切成小块放入容器中，将容器放入盛有水的锅中，加热使水温达到沸点，容器中的琼脂凝胶受到间接加温而逐渐溶解，在加热过程中要不断搅拌，使其受热均匀。待琼脂完全溶解后，将容器从锅中取出，并进行搅拌，使琼脂温度逐渐下降至 55℃左右，仍有流动性时，灌注至琼脂复模盒内。具体的复模方法是：将工作模型表面的水分擦干，放置于复模的型盒的底盖中比试。要求工作模型应位于型盒的中央，四周的空间适宜后即可灌注琼脂复模材料。此时，应掌握好琼脂材料的温度：温度过低，流动性差，易造成灌注不全；温度过高，则使衬垫蜡片软化变形，影响模型的精确度。待琼脂完全凝固成形时，将型盒倒置，去掉底盖将石膏模型取出，即形成一清晰的琼脂印模。同时认真检查印模有无气泡、裂纹、表面是否清晰完整等，如有问题需要重新复制。如符合要求，即可灌注耐火材料模型。

3. 灌注模型 选用磷酸盐类的耐火材料灌注工作模型。将琼脂复模盒放在振荡器上，按比例（100g 粉：13ml 水或专用液；或按照厂家说明书要求的配比比例）调拌适量的磷酸盐耐高温模型材料，最好在真空条件下调拌，以免发生气泡。在振荡器的震荡下使包埋材料流到印模所有需要的部分，并达到一定的厚度。灌注 1h 后将已完全凝固的耐高温模型从印模中取出，注意脱模时不要损伤耐高温模型。最后，让磷酸盐耐高温模型自行干燥，或在低温烘箱内烘烤 1 ~ 1.5h，使模型充分干燥。

4. 硅橡胶复模材料复制方法 方法是将准备好的工作模型用蜡固定在复模型盒的底盖内，模型表面用模型表面活性剂喷雾处理后，将一定量的硅橡胶复模材料放置于真空搅拌机内搅拌 60s，在振荡器的振荡作用下将硅橡胶液从复模型盒的上部灌注到型盒内。将复模型盒放置在室温下，待其完全固化后脱出工作模型，即可复制耐火材料模型。用硅橡胶复模材料进行复制，其印模的准确性高，不受外界温度的影响，变形率极小，同时复制出的耐火材料模型表面的光洁度也很高，结构致密，并且可反复复制利用。

5. 耐高温模型的表面强化处理 表面处理的目的是为了增加模型表面的强度，使之在制作支架熔模时不易受到损害，使支架熔模紧密贴合在铸型上，封闭耐高温模型上的微孔，避免以后包埋材料的液体被吸入，待高温去蜡后留有空隙，以便铸造时空气的溢出。所以将已干燥的耐高温模型浸入 120℃左右熔化的蜂蜡中，浸泡 15s。取出模型，再放入 95℃的烘箱中烘烤 5 ~ 10min，使模型上的蜂蜡液均匀被吸收。放置的方法是将耐火材料模型后缘平面向下，以利于多余的蜡液流出，防止产生铸造缺陷。然后从干燥箱中取出模型，让其自然冷却后备用。另外一种方法是在耐火材料模型的表面涂布模型表面增强剂，在其凝固后制作熔模；也可用瞬间黏合剂替代，但涂布的黏合剂应尽可能薄，以免造成铸造缺陷的产生。

复制耐火材料工作模型的目的是在耐火材料工作模型上制作熔模以便带模铸造，模型可耐高温而不至于被烧坏；利用耐火材料在凝固和焙烧时的膨胀性能，以补偿钴铬合金熔化后的冷却收缩。

6. 在耐火材料模型上复画设计 根据石膏模型上的设计方案，在耐火材料模型的相应部位复画出卡环、连接体、连接杆、金属网状支架等义齿支架的位置和形状，在复画时注意不能损伤耐火材料模型。

（三）熔模的制作

熔模的制作主要根据设计要求及在耐火材料模型上复画出的卡环、连接体、连接杆和金属网状支架等义齿支架的位置和形状。支架熔模的制作有两种方法：一种为滴蜡成型法，其制作方法是用蜡刀将熔化的铸造专用蜡，按设计滴在模型上，经修整后形成所需要的支架熔模；另一种为成品蜡件与滴蜡相结合的成型法，此方法也是临床工作中最常用的方法。即将各种成品的金属基托蜡片、网状支架、卡环蜡、连接杆、蜡线条等软化后按照设计要求贴附在模型相应的位置上。然后，采用滴蜡法制作支托、熔模的边缘和需要加厚处，修整后形成支架熔模。

1. 网状连接的制作 将一块网状蜡放入温水中软化或在酒精灯上烤软，放置缺牙区的牙槽嵴顶后，用湿纱布压贴，使网状蜡与模型紧密接触。用蜡刀按设计的范围修去多余部分的网状蜡。然后，用热蜡刀滴蜡将舌、腭侧靠近台阶处 2mm 的蜡网眼填平，形成加强带，并在网状蜡上做固位钉或其他固位装置。

2. 金属基托（腭板或舌板）的制作 取大小适宜的 0.5mm 厚的皱纹型或光滑型铸造蜡片，软化贴于耐高温模型上金属基托处。用热蜡刀把边缘烫贴合并做修整。最后，在网状蜡与舌侧金属基托交接处，用蜡形成明显的台阶样止端，作为将来充填塑胶与金属的完成线。

3. 连接杆蜡型的制作

（1）前腭杆：选用厚度 1.0mm，宽 4 ~ 6mm 的蜡片，加热变软后，贴于耐高温模型的设计线上，再用加热蜡刀将两端与支架其他部分连接杆相连处稍烫一下使其成为整体。

（2）后腭杆：选用 3.0 ~ 4. 0mm 的扁圆形成品蜡件，经加热变软，贴于耐高温模型的设计线上，最后用加热的蜡刀对蜡型做修整，使后腭杆蜡型中份的厚度为 1.5 ~ 2mm，两端稍薄并适当加宽。

（3）侧腭杆：选用厚度为 1 ~ 1.5mm 的蜡条，加热变软后置于耐高温模型上侧腭杆处，轻压贴后，修除多余部分蜡使其宽度为 3 ~ 3.5mm，而腭杆边缘应止于腭皱襞凹沟内。

（4）舌杆：用宽度为 3 ~ 4mm 的半梨形成品蜡条，加热变软后置于耐高温模型的设计处，轻压贴后，修除两边多余部分蜡，使舌杆中份的厚度约 2mm，两端稍薄。

连接杆的制作也可用滴蜡法完成。

4. 卡环熔模的制作 按照结构和功能的设计原理，将卡环的各部位放在准确的位置上，首先制作对抗臂熔模，其次制作固位臂熔模。卡环外形不宜过粗和过突，一般情况下宽度为 1.5mm 左右。过粗时弹力不够，义齿摘戴时易损伤基牙；过细则易使卡环臂变形或折断。

5. 支托熔模的制作 将宽为 1.5mm 的半圆形蜡条放人温水或酒精灯上加热，变软后一端放入耐高温模型基牙的支托窝内，另一端与支架的连接体蜡型相连。用蜡刀在酒精灯上加热，蘸上少量的蜡滴到支托凹上的蜡条上，并将轴面与𬌗面连接处稍加宽、加厚，避免该处过薄易折断。然后用微热的蜡刀修整支托外形，使其成匙形。最后，用对颌模型检查支托蜡型厚度是否影响咬合。也可用热蜡刀通过滴蜡成型法形成𬌗支托熔模，再用蜡线条形成连接体部分。

6. 熔模制作时的注意事项

（1）严格根据医嘱和设计的要求制作：根据医嘱和设计的要求制作是保证铸造支架符合要求的基础，不可随意改变设计，导致支架制作失败。

（2）注意掌握支架的部位及与厚度的关系：在进行金属支架的制作时，在满足支架强度的前提下应尽可能薄，但要注意在制作支架熔模时应该考虑到后期打磨抛光的量，以免造成支架的强度降低。

（3）美学知识的充分应用：要求支架各组成部分之间的协调和统一，在满足患者口腔生理功能的前提下，充分体现各组成部分之间的美感，使之线条流畅，衔接自然。同时注意支架的各组成部分之间的比例适当和各组成部分的适当变化，另外还要考虑患者的舒适度等。

（四）设置铸道

支架熔模制作完成后，在熔模上连接一根或多根蜡条，经包埋形成铸型，加热后蜡流出、燃烧及挥发，形成铸金流入的通道。

1. 设置浇铸道的原则

（1）有利于熔模料熔化后外流、燃烧及挥发。

（2）能对铸型产生适宜的充盈力，并且能连续不断地补偿液态合金凝固收缩时所需补充的金属熔液，确保得到轮廓清楚、表面光洁、无内外缺陷的铸件。

（3）不破坏熔模整体形态，不因铸造收缩而使铸件受到牵拉变形，并且便于切割及打磨。

（4）不使液态合金产生涡流、紊流及倒流现象。

（5）浇铸道宜粗不宜细，宜少不宜多，宜短不宜长，宜弯不宜直。

2. 铸道数目、直径和位置 铸道数目、直径和位置与铸件的体积、大小、类型有关。分为单一铸道和多数铸道两种。

（1）单一铸道：采用直径 6 ～ 8mm 粗的蜡条，放置于熔模的后缘中份或一侧，形成单一铸道。

（2）多数铸道：主铸道的直径为 10mm 左右，辅铸道的直径为 2mm 或 2.5mm。铸道的位置放置在不影响铸件外观处。

3. 对铸道的要求

（1）总铸道至各分铸道距离最好相等。

（2）总铸道横截面积最好相当于各分铸道的横截面积之和。

4. 铸道的种类

（1）正插法（上方铸道）：铸道口设置在熔模的上方（即殆方），依靠多个分铸道连接蜡型各个部件，主铸道连接浇铸口成型器。

（2）反插法（下方铸道）：即将铸道口设置在熔模下方所在的模型底部，由此形成主铸道或数根辅助铸道（复模时应在耐火材料模型的中央处形成铸道口，或在模型中央用小刀凿一圆孔），铸道安放合适后，用蜡封闭模型孔的边缘。反插法具有安放铸道少、不影响支架熔模的完整性等优点。

（3）垂直型（后方铸道）：铸道位于熔模后方，铸道与熔模呈垂直关系，适用上颌全腭板。

（4）螺旋型：铸道按顺时针方向将单一主铸道设置在熔模的一侧，另一侧加辅助排气的逸气道。

5. 铸道的安置方法

（1）正插法：取一根直径为 2mm，长度约 3cm 的蜡条，将一端刮细一些并用吹灯将其吹光。经弯曲后，蜡条稍细端用熔蜡将其连接在支架熔模的近网状处，上端（与浇铸杯相连端）应位于熔模的中心部位，然后在多根分铸道相汇合的部位上端用熔蜡连接上浇铸杯。

（2）反插法：先将一根直径为 4.0mm 左右的主铸道安放在铸型底座上形成浇铸口，再把支架熔模连同耐高温材料模型固定于其上。然后由模型底部主铸道处分出几根分铸道，连接于支架熔模的边缘。最后用熔蜡将主铸道、分铸道、支架熔模及浇铸口连接起来，并且连接牢固。

（3）垂直型：取直径约 6mm，长度为 1.2 ～ 1.5cm 的蜡条，末端稍压扁后直接与支架熔模后方相连，另一端接浇铸口成型器。

（4）螺旋型：取直径约 6mm，长度约 2.0cm 的蜡条，在酒精灯上加热弯曲呈螺旋状，按顺时针方向将铸道连接在支架熔模的一侧，一端接支架熔模，另一端接浇铸口成型器，然后用直径为 1mm 的蜡条安置在熔模的另一侧，作辅助排气的逸气道。

6. 注意事项

（1）铸道最好作成弧形，避免直线，以减少由铸件收缩而引起铸件变形。

（2）铸道体积和储金球与铸件大小的比例应适当，以补偿铸金的收缩，确保铸件完整。

（3）设置逸气道，以便精细薄弱部分铸造完整。

（4）浇铸口成型器上滴蜡，标记出铸道口的方位，便于铸造前正确安放铸圈，进一步提高铸件成功率。

考点提示 安插铸道。

（五）熔模的包埋

在支架熔模制作完成后，仔细检查支架熔模的质量，即可用耐火包埋材料进行包埋。由于熔模变形较快，所以在熔模制作完成后应立即包埋。

包埋的目的是：①形成有足够强度的铸型腔，能抵抗铸金流入时产生的压力，便于义齿支架铸造成形；②利用包埋材料的热膨胀和调拌包埋材料在凝固时的膨胀，以补偿铸造合金的体积收缩，使铸件的体积与熔模完全一致。

1. 包埋前的准备

（1）脱脂及清洗熔模：目的是洗去熔模制作时手或者器械上的污染，对熔模进行脱脂，减少熔模的表面张力，增加其表面的湿润性，以利于包埋材料的附着，同时避免在包埋熔模时产生气泡，导致铸件表面形成瘤状物。

1）脱脂及清洗熔模时的常用方法。

①使用专用的熔模表面除张剂对熔模及耐火材料模型进行喷雾。

②使用肥皂水、75% 或 95% 的酒精对熔模及耐火材料模型进行清洗。

2）脱脂及清洗熔模时的注意事项。

①涂层必须很薄。

②多余的表面张力剂应该去除，当表面张力剂完全干燥后才可以进行包埋。

（2）包埋材料的选择：中熔合金一般采用石膏系包埋材料；高熔合金采用硅酸乙酯包埋材料和磷酸盐包埋材料；钛或钛合金则应使用专用的铸钛包埋材料。

（3）铸圈的选择：铸圈是使包埋材料成型的工具，多为不锈钢材料，为圆柱形金属圈，有各种不同的型号供选择。铸圈不应太高，够用即可。熔模和模型在铸圈内距铸圈内壁至少有 3 ~ 5mm，距铸圈顶端 8 ~ 10mm 以上。如果把铸圈高度分成三份，则模型位于下 1/3；浇铸道口位于上 1/3；中间的 1/3 是铸道的位置。铸道所在的位置是铸圈中最热的区域，在此区域中金属可保持较长时间的液态状态，以保证铸型腔内被金属充满。

2. 包埋方法 首先选择与铸造合金的熔点、收缩率等相匹配的包埋材料，根据正确的粉液比例称量出所需包埋材料的粉和液体，然后用二次包埋法或一次包埋法完成熔模的包埋。

（1）硅酸乙酯包埋材料包埋法：有内包埋和外包埋两种方法。

1）内包埋：将硅酸乙酯包埋材料的粉液按照产品说明比例调和成糊状，并用真空搅拌机调拌，使包埋材料无气泡，混合均匀。用毛笔蘸少量调好的包埋材料涂布于熔模的表面。涂布的方法应该是由点到面，要特别注意熔模的组织面不能有气泡。包埋材料覆盖熔模表面的厚度约 2 ~ 3mm，然后及时在包埋材料的表层撒上干的包埋粉，以利于水分吸收，提高内包埋层表面的强度和膨胀性能，增加透气性。

2）外包埋：将已完成内包埋的熔模和模型套上已经选好的铸圈，调拌适量外层包埋材料（多采用石英砂3份加石膏1份，用水调和），将调好的包埋材料由铸圈上端注入铸圈内，边灌注边振荡，使包埋材料内的气泡及时排除，包埋材料流入铸圈的各个部分，一直灌满整个铸圈。

（2）磷酸盐包埋材料包埋法：多为一次包埋法，用磷酸盐包埋材料对熔模进行包埋，此法既可用于有圈铸造也可用于无圈铸造。无圈铸造更有利于包埋材料的凝固膨胀和温度膨胀，铸件的精确度更高。首先根据熔模的大小选择直径适宜的铸型成型器及型孔座，将模型连同熔模用蜡固定于型孔座上，使铸道口位于铸型的中心部位，然后罩上铸型成型器。按照100g磷酸盐包埋材料与13ml水或专用液的比例进行调拌，最好使用真空搅拌机，并在振荡器的振动下注入铸型成型器内，注满为止。待包埋材料初步凝固并开始产热后，取下铸型成型器及型孔座，即形成无圈铸造。

考点提示 制作铸型。

（六）铸型的烘烤、焙烧

待包埋材料凝固后，轻轻取下成型座，静置以备焙烧。铸造前须对铸型进行烘烤、焙烧。

1. 铸型烘烤焙烧的目的

（1）使熔模材料流出或燃烧并挥发形成铸模空腔。

（2）使铸型得到足够的温度膨胀，补偿铸金的收缩。

（3）为铸型提供足够的温度，以利于铸造成功。

2. 烘烤焙烧的步骤　将铸型与成型器仔细分开，检查浇铸口是否平滑，避免各种杂质堵塞浇铸口。打开烤箱，根据设备使用说明及所用铸金种类进行设置。将铸型放入烤箱，浇铸口向下，从室温开始加热。焙烧温度到达350℃时，维持40 ~ 60min，然后调整浇铸口向上，再继续升温。到达最终焙烧温度后按要求维持足够的时间，方可进行铸造。

（1）烘烤温度与时间：铸型的烘烤温度应采取缓慢升温的方式，若升温太快，易使包埋材料中的水分在短时间内大量蒸发，内外温度不一致而使铸型爆裂。因此铸型外包埋采用石英砂加石膏方法者，应至少放置2h以上，从室温升温到350℃的时间不少于60min。到350℃后应维持30min，以利于水分蒸发和热膨胀；若铸型放置时间不足2h，则需延长升温时间和维持所需时间。

（2）焙烧温度与时间：根据所使用的包埋材料而定。石膏系包埋材料从350℃升温到700℃的时间不少于60min；磷酸盐系包埋材料从350℃升温到800 ~ 850℃的时间不少于90min；硅酸乙酯系包埋材料从350℃升温到900℃的时间不少于90min。达到温度后仍需维持20 ~ 30min方可铸造。这样可使包埋材料的膨胀率和强度均处于最佳状态，铸型的内外温度一致，有利于铸造成功。

不同的包埋材料焙烧的时间各不相同，即使是同一材料，但生产厂家不同，其焙烧的时间也有所差异。因此，在使用前注意阅读说明书以确保获得理想的铸件。

3. 烘烤焙烧的注意事项

（1）铸型升温不能过快，以免造成包埋材料的爆裂。

（2）烘烤焙烧后应及时铸造。不能在铸型升温到预定温度时停留过久或降温后又升温到预定温度再铸造。否则会影响包埋材料的强度，降低铸件的精度和光洁度。

（3）铸型最好放在电烤箱的最里面，该处的温度最接近电烤箱显示器上的温度。

（4）铸型与铸型之间应留有适当的空隙，以利于热空气的对流，使各个铸型能均匀受热。

（七）铸造

铸造是指加热熔化合金并将液态合金通过一定的力量注入铸型腔内，形成铸件的过程。随着各方面技术的进步，现在的铸造已不局限于金属与合金材料，也可用于瓷等非金属材料。

1. 铸造方法 采用高熔点的钴铬合金和镍铬合金时，其熔点在1100℃以上，可选用加热温度较高的高频离心铸造机、碳棒电弧熔铸器或乙炔加氧气吹管火焰等。

（1）高频感应离心铸造机：离心铸造是口腔修复中广泛采用的铸造方法。高频感应离心铸造机采用电动机式离心系统，具有较高的初速度，操作方便，铸造成功率高且铸造时合金的熔化速度快，熔化均匀，金属元素烧损小，噪音小等优点。

高频感应离心铸造机的基本操作方法是：将适量的合金锭放在坩埚内，再将已焙烧好的铸圈放入铸圈承托架上，平衡离心旋转臂，开启熔解开关，合金开始熔解。待其熔化呈球面时，按动离心开关，离心旋转臂随即开始转动、加速，熔金沿铸道被甩入到铸模腔内，约30s后离心臂停止旋转，取出铸圈，并趁热清理坩埚，铸造完毕。在使用离心铸造机之前，应仔细阅读使用说明书，严格按照操作规程进行，并注意安全防护。

（2）真空吸引铸造机：利用真空铸造炉的真空负压作用，待金属熔化后，对半坩埚的下部会分开，将熔化的金属吸入铸模腔内，加之熔化合金的重力作用形成铸件。

（3）真空充压铸造机：也是利用真空负压作用，将熔化的金属吸入铸模腔内，但随即还会注入惰性气体加压，铸成较高致密度的铸件。真空充压铸造机的铸造成功率极高，但应注意加压的强度，若压力过大，可造成少量的气体混入熔化的合金之中，导致铸造缺陷。

铸造前的注意事项：①在开始铸造之前，应当用30min的时间把电烤箱的温度升高到1000～1100℃，否则在铸造时液态合金会快速冷却，使铸型腔不能完全被充满；②根据铸型的大小或重量对离心铸造机做平衡调节；③已清洁干净的熔化合金用的坩埚应当和铸型一起预热；④铸造机做好启动的准备，同时准备好铸型钳、劳保手套等辅助工具。

2. 铸造合金用量的选择 应视金属基托和支架的体积大小、数量以及形式等情况综合考虑。一般情况下，合金的投入量应略大于实际所需量。这样既可保证有足够的合金使铸件完整，而又不浪费金属。

3. 熔解合金时应注意的问题

（1）合金的摆放方式应正确，特别是在使用高频感应式熔金时，要求合金块之间应紧密接触。使用块状合金时可采用叠放法；使用柱状合金而合金用量较大时，可采用垂直摆放的方法。

（2）熔解合金之前，应对坩埚进行预热，以缩短合金的熔解时间，减少合金氧化，提高坩埚使用寿命。

（3）对于价格昂贵且来源紧张的合金可重复使用。即将铸造后的铸道重新熔解，再次利用其铸造新的铸件过程称为合金的反复使用。由于合金在溶解过程中会造成一些元素的烧损，故在重复使用时应加入一定量（所用合金的1/3～1/2）的新合金。该方法对铸件的物理性能影响不大，但再次使用的合金在铸造前必须经过喷砂处理。

（4）铸造温度应略高于合金的熔点，以使金属完全熔解，并具有良好的流动性。但不能过度熔解，过熔会造成合金中的低熔成分被烧损，金属的物理性能下降，成孔性增加，产生铸造缺陷。

4. 铸件的冷却　浇注后，铸件的冷却方式和速度对保持和提高铸件的性能有直接的关系。如处理不当，可使铸件产生变形，甚至裂开。若铸金为镍铬不锈钢，浇注后应将铸圈立即投入冷水中急冷淬火，以稳定不锈钢中的碳，防止其中的元素氧化，使金属具有较好的抗腐蚀能力。若铸金为钴铬合金，浇注后，可将铸圈置于空气中自然冷却至室温，再从包埋材料中取出铸件。

考点提示 熔化合金及铸造。

（八）铸件的清理与打磨抛光

1. 铸件的清理　在铸件冷却到室温后，即可进行清理。可先用木榔头等工具轻轻敲击铸型，使铸件从包埋材料中分离，大部分的包埋材料脱落后，可进行以下处理。

（1）喷砂处理：喷砂是利用压缩空气的压力使金刚砂从喷枪的喷嘴中高速喷射到铸件表面，以去除铸件表面残留的包埋材料、黏附物和氧化膜，可大大提高铸件打磨的效率和质量。金刚砂的粒度通常为 100 ～ 150 目，从喷嘴中喷出的初速度为 50 ～ 70m/s，喷砂时压缩空气的压力应视铸件的厚度而定，在喷砂时应注意不断改变铸件的位置，使铸件的各面被均匀喷射，避免某处因冲刷过多而变薄，影响支架的强度，铸件距喷嘴的距离应在 5mm 以内。

（2）化学处理：对非贵金属高熔合金铸件，在无喷砂机的条件下，也可采用化学方法清理铸件的表面。其具体方法是将铸件放入 20% 的氢氧化钠水溶液中煮沸，使氢氧化钠与铸件表面的二氧化硅发生化学反应，生成硅酸盐从铸件上脱落下来，或将铸件放入 45% 的氢氧化钾水溶液中煮沸也可取得满意的效果。最后，用热水冲洗干净铸件即可。

2. 铸件的打磨　打磨是利用各种磨平器械消除铸件不平整的表面，使支架各部分达到要求的厚度和外形的过程。影响磨平效果的因素主要有磨头颗粒度的粗细、打磨时的速度和压力等。磨头的颗粒度越粗，磨切的速度越快，打磨时的压力越大，则被磨物体表面的磨痕就越深。铸件的打磨应严格按照由粗到细的原则进行，即选择的磨头由粗颗粒、中颗粒、细颗粒逐步进行，打磨顺序为先粗磨、后细磨、最后再磨平和抛光。

首先用高速马达带动切割砂片切除铸道和防变形丝后，用砂轮粗磨外形和边缘，使之具有协调、流畅的外形。然后依次选用各种砂石针细磨铸件的磨光面、组织面。在模型上试戴支架，使之完全就位并调磨咬合，再用砂纸卷消除磨痕，对铸件的磨光面进一步磨平，并用橡皮砂轮磨光表面。用绒轮或皮轮加抛光膏对铸件的磨光面进行机械抛光，最后，清除掉支架表面抛光膏及污物，电解抛光。

打磨抛光时应注意：磨头由粗到细，循序渐进；打磨的力量要适当，防止精细部分变形；打磨时应注意保护卡环等突起部分，打磨头旋转方向应与卡环、支托的走向一致，避免发生折断；对皱纹型基托表面，一般不使用砂轮、砂石等打磨，以免纹路消失，影响美观；打磨工具应专用，避免相互影响；加强卫生防护，防止金属和打磨材料的粉末对人体的危害。

3. 铸件的抛光　铸件的抛光处理是通过机械摩擦、特殊仪器及液体使各种铸造修复体和铸造支架、基托等达到表面高度光亮，使之更加符合口腔生理功能和美观的需要。铸件抛光的常用方法有机械打磨抛光和电解抛光两种。

（1）机械打磨抛光：是通过抛光轮和精细磨料对铸件进行快速、轻微的切削作用。利用磨料与铸件之间的摩擦力，使铸件表面温度升高，表面的原子重新排列填满磨痕并形成一层无定形的薄膜，使铸件光亮。因可摘局部义齿支架多为钴铬合金和镍铬合金，所以抛光器具常为绒轮加氧化铬抛光膏；当支架为钛或钛合金时，应用专用抛光膏或普通绿膏进行抛光，亦可直接使用橡皮轮抛光。抛光后的铸件用乙醇棉球或水进行擦洗，去除表面黏附的抛光膏即可；对钛或钛合金支架，抛光后不能立即进行水洗，一定要使表面氧化膜完全形成后方可进行水洗，否则其表面会产生变化。

（2）电解抛光：是将铸件挂在电解液中的正极上，置于电解槽中。通电后铸件表面被电解熔化，熔解的金属和电解液形成层黏性薄膜，覆盖在铸件高低不平的表面上。凸起部分覆盖较薄，电阻小电流大，因而对铸件的溶解也较多；凹陷部分则相反，从而获得平整光滑面的结果。

考点提示 铸件的清理与磨光。

（九）铸件的就位

把铸件小心地按照就位道的方向就位于模型上，主要目的是检查铸件的形状是否准确，是否和模型完全密合。简单的支架与模型的密合度较好，但对于复杂的支架，在模型上就位时出现不密合状况的概率比较大，应当仔细地检查。最后观察或用手指触摸检查支架表面是否光滑。

四、铸造支架制作中出现的问题及预防措施

铸造支架技术是一项非常精密的技术，铸件在熔铸、凝固和冷却过程中，由于各种原因常产生铸造不全、铸件收缩、粘砂、表面粗糙、缩孔、缩松、缩陷、砂眼、夹砂以及非贵金属高熔合金的铸件弹性小、脆性大、加工困难等问题。为了保证铸造支架的质量，需要认真对待制作过程中的每一个环节，严格按照操作的要求进行铸造支架的制作。

（一）铸造不全

在熔铸过程中由于跑火、铸型焙烧温度和熔金温度过低、合金投放量不足、铸造压力不足等多种原因，使熔化的合金未能充满铸型腔，以致铸件出现部分缺损，称为铸造不全。

1. 常见原因

（1）合金投放量不足。

（2）合金熔化不全。

（3）铸道方向，位置安插不当或直径过小。

（4）铸造压力不足。

（5）铸型烘烤焙烧不够。

（6）熔模过薄，包埋料透气性差。

2. 预防措施

（1）根据铸件的大小放置足量的铸金。

（2）掌握好熔金的温度和浇铸的时间。

（3）铸道安插的位置要合理，有利于液态合金的顺利注入。

（4）增加离心铸造机的转速，加大离心力。

（5）铸型焙烧的温度需达到高熔合金的要求。

（6）改进包埋材料的性能，增加其透气性，或在熔模周边增设排气道。

（二）粘砂

是指部分包埋材料与铸件的表面牢固地结合在一起，粘砂不仅造成铸件表面清理困难，而且造成铸件表面粗糙，增加磨光困难。

1. 原因分析

（1）由于石英在高温条件下与合金中的碱性氧化物（氧化铁、氧化锰等）发生作用，或石英砂成分不纯，内含氧化钙和氧化铁，在熔铸后的高温条件下，也可能与石英发挥作用形成化学粘砂。

（2）由于合金熔铸时温度过高而包埋料的耐火度不够或包埋料内含有低熔点杂质，在热力作用下，包埋料被烧结在铸件表面，不是发生化学反应所形成的粘砂。这种原因导致的粘砂又称为热力粘砂。

2. 预防措施

（1）熔化合金时掌握好火候，切勿过熔，防止合金氧化。

（2）提高包埋料的耐火度和化学纯度。

（3）铸圈内各个铸件之间不要相隔太近，以免影响铸造后热量的散发。

（三）表面粗糙

铸件表面有很多微小突起、凹陷、毛刺、麻点等现象，称为表面粗糙或表面不洁。

1. 原因分析

（1）因粘砂而形成。

（2）熔模表面光洁度差。

（3）包埋前熔模未进行脱脂处理或脱脂处理未达要求。

（4）内层包埋料的涂挂性差或包埋料调拌过稀。

（5）包埋料的颗粒过粗。

（6）铸型烘烤焙烧的时间短、温度低。

（7）合金的熔铸温度过高。

2. 预防措施

（1）防止化学性粘砂和热力粘砂。

（2）确保熔模表面的光洁度，同时熔模的脱脂处理要彻底。

（3）包埋前对熔模进行有效的脱脂处理。

（4）内包埋材料要细而均匀，调拌稠度要适宜。

（5）内层包埋料稠度合适，石英粉（或刚玉粉）要细且纯。

（6）正确掌握铸型的焙烧时间，控制好温度。

（7）熔化合金时掌握好火候，切勿过熔。

（四）缩孔

是指合金凝固后，由于体积的收缩在支架表面或内部留下不规则的孔洞的现象。多发生在铸件较厚的部分、转角处或安插铸道处。

1. 原因分析

（1）铸件的合金在凝固过程中的体积收缩未得到足够的补偿。

（2）铸件熔模的厚薄不均匀。

2. 预防措施

（1）增大铸道的直径，设置储金球以补偿金属的收缩。

（2）制作熔模时，各组成部分的厚薄差异不可过大。

（五）砂眼

砂粒留在铸件表面或内部而形成的孔穴，称为砂眼。

1. 原因分析

（1）耐火材料的质量或操作问题，致使强度不够被熔化的合金冲坏。

（2）铸型腔内壁有脱砂或异物落入铸型腔等。

2. 预防措施

（1）提高耐火材料的质量，提高铸型材料的机械强度和韧性。

（2）制作熔模安插铸道时，避免铸型腔内形成尖锐的内角。

（3）焙烧铸型及熔铸过程中，应防止砂粒、异物进入铸型腔中。

（六）铸件变形

铸件在试戴时固位力较差，或支架有翘动、摆动、旋转等现象，主要是由于铸件在制作过程中变形所致。

1. 原因分析

（1）复制耐火材料模型时不准确。

（2）支架熔模变形。

（3）包埋材料的凝固膨胀与温度膨胀性能不足。

（4）打磨铸件的方法不正确，引起支架变形。

2. 预防措施

（1）耐火材料模型的复制要准确。

（2）排除使熔模变形的原因。

（3）包埋材料要与铸造合金匹配，以补偿铸金的收缩。

（4）正确掌握铸件的打磨抛光的方法，以免变形。

本章小结

本章介绍了制作弯制式支架的常用材料器械、弯制支架的制作要求；详细介绍了弯制支架的连接方法。对可摘局部义齿支架部分进行了阐述，着重介绍了支架的结构及基本要求，重点介绍了金属支架的带模铸造法的制作过程，具体包括：修整工作模型、复制耐火材料模型，金属支架熔模的制作、金属支架的铸造与研磨、抛光。

（武竟业）

习　题

扫码“练一练”

单项选择题

1. 弯制钢丝卡臂进入基牙倒凹的深度为

A. < 0.25mm　　B. 0.25 ~ 0.50mm

C. 0.50 ~ 0.75mm　　D. 0.75 ~ 1.00mm

E. > 1.00mm

2. 下列哪种器械有夹持钢丝较稳，但易造成钢丝的损伤的特点

A. 日月钳　B. 平头钳

C 尖头钳　D. 三德钳

E. 切断钳

3. 直径 1.0mm 不锈钢丝主要用于

A 前牙卡环制作　B. 前磨牙卡环制作

C. 尖牙卡环制作　D. 𬌗支托的制作

E. 𬌗支托、磨牙卡环的制作

4. 20 号不锈钢丝的直径是

A. 1. 20mm　B. 1. 00mm

C. 0. 90mm　D. 0. 80mm

E. 0. 70mm

5. 弯制支架的基本原则除了

A. 严格按照支架的设计要求弯制各种类型的卡环

B. 卡环的各转角处应圆钝，避免形成锐角

C. 金属丝最好一次弯制完成

D. 尽量选用对钢丝损伤小的器械，减少钳夹的痕迹

E. 卡环与模型需紧密贴合

6. 以下有关𬌗支托的弯制说法错误的是

A. 𬌗支托连接体的水平段距离牙槽嵴顶 0.5 ~ 1.0mm

B. 𬌗支托的垂直段应进入倒凹区

C. 𬌗支托与支托凹应完全密合

D. 𬌗支托弯制完成后，滴蜡位置应在连接体的垂直段

E. 𬌗支托弯制一般选用直径 1.20m 的不锈钢丝

7. 卡环体应位于基牙的

A. 倒凹区　B. 非倒凹区

C. 颊外展隙　D. 舌外展隙

E. 𬌗外展隙

8. 下列哪种器械有使用灵活，对钢丝损伤小的特点

A. 日月钳　B. 平头钳

C. 尖头钳　D. 三德钳

E 切断钳

9. 前腭杆的前缘应

A. 位于上前牙舌隆突上　B. 位于上前牙舌侧龈缘

C. 离开上前牙舌侧龈缘 2mm　D. 离开上前牙舌侧龈缘 6mm

E. 离开上前牙舌侧龈缘 8mm

10. 大连接体的主要作用是

A. 连接义齿各部分成一个整体

B. 连接义齿各部分，具有支持作用

C. 连接义齿各部分，具有支持和稳定作用

D. 连接义齿各部分，具有传导和分散k力作用

E. 连接义齿各部分，具有传导和分散k力，增加义齿强度作用

11. 铸造支托的厚度一般为

A. 0.5~1.0mm
B. 1.0~1.5mm
C. 1.5~2.0mm
D. 2.0~2.5mm
E. 2.5~3.0mn

12. 可摘局部义齿金属基托的厚度一般为

A. 0.1mm
B. 0.3mm
C. 0.5mm
D. 1.0mm
E. 2.0mm

13. 琼脂的复模温度为

A. 36~40℃
B. 52~55℃
C. 60~70℃
D. 70~80℃
E. 80~90℃

14. 复制耐高温模型时常选用的印模材料为

A. 藻酸盐类印模材料
B. 印模膏印模材料
C. 琼脂印模材料
D. 氧化锌印模材料
F. 石膏印模材料

15. 铸造支架的模型准备时需在未来鞍基处的牙槽嵴顶上衬垫层薄蜡片，以留出以后鞍基金属网状支架下方塑料部分的空间。其厚度应为

A. 0.2~0.5mm
B. 0.5~1. 0mm
C. 1.0~1.5mm
D. 1.5~2 0mm
E. 2.0~2.5mm

16. 磨牙铸造k支托的宽度为磨牙颊舌径的

A. 1/2
B. 2/3
C. 1/4
D. 1/3
E. 3/4

17. 铸造后腭杆的宽度一般为

A. 0.5~1.0mm
B. 1.5~2.0mm
C. 2.5~3.0mn
D. 3.0~4.0mm
E. 4.0~5.0mm

18. 铸造支架蜡型在包埋前要进行脱脂清洗，这样做的原因是

A. 洗去表面的污染
B. 减少蜡型表面的张力
C. 增加其表面的湿润性
D. 有利于包埋材料在蜡型表面的附着
E. 以上都是

19. 以下哪项不是包埋蜡型的目的

A. 形成铸模腔
B. 获得包埋材料的凝固膨胀
C. 获得包埋材料的温度膨胀
D. 补偿铸金的收缩
E. 补偿铸金的膨胀

20. 制作整铸支架铸造时的热源最常见的是

A. 高频感应加热　　B. 直流电加热

C. 乙炔吹管加热　　D. 汽油 – 空气吹管加构

E. 以上都不是

21. 模型的预备及填倒凹包括以下步骤，除了

A. 去除不利倒凹　　B. 边缘封闭及记录定位平面

C. 模型缺隙区去除 0.5mm 石膏　　D. 标记铸道口的位置

E. 各种结构部件的颜色标记

22. 带模铸造法的优点有

A. 耐高温模型连同蜡型一起包埋铸造　　B. 耐高温模型可以补偿金属铸造后的冷却收缩

C. 可避免制作蜡型时支架误入倒凹区　　D. 可以防止大、中型复杂铸件变形

E. 以上均对

23. 下列有关复制磷酸盐工作模型的说法错误的是

A. 石膏模型在复制前需浸水 20~30min

B. 琼脂复模温度为 50~55℃

C. 如无复模型盒时，也可使用大号（7 号）煮牙盒替代

D. 磷酸盐模型烘干后，需置于 200℃左右的蜂蜡中浸泡 15~30s

E. 将石膏模型上的设计准确转移到磷酸盐工作模型上

24. 复制后的磷酸盐模型漫蜡的主要目的除了

A. 可以提高模型强度和光滑度

B. 可以使模型更加干净、美观

C. 利于蜡型紧密贴合于铸模上

D. 可以避免将来包埋材料的液体被吸收导致比例失调

E. 有利于铸造时铸模腔内空气的逸出

扫码“学一学”

第二节　前牙排牙技术

前牙的缺失，缺隙区位于牙列的前端、面部的中部，常显露于口唇启动之际，对于人的面容美观有着举足轻重的影响。因此，可摘局部义齿前牙修复在恢复其切割和发音功能的同时，应特别注重恢复其面容美观，力求达到美观、自然、逼真的效果。排列前牙时，一般采用排列成品树脂牙或瓷牙，要与邻牙及对侧同名牙的颜色、大小、形状协调一致，不宜采用雕刻蜡牙。

一、前牙排列的要求

（一）美观性要求

可摘局部义齿人工前牙的形态、大小、颜色和排列等，对恢复义齿及牙列的美观性非常重要，因此在人工牙的选择和排列时要综合慎重考虑。

1. 人工牙的形态、大小和颜色　选择人工牙时应以与余留的邻牙及对侧同名牙相协调为主要原则（图 7–3）。

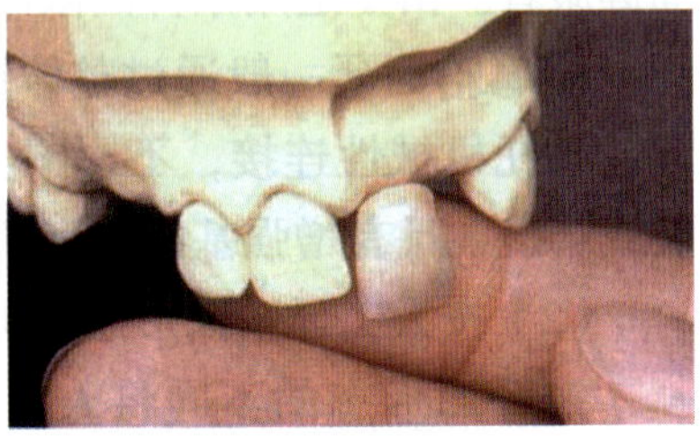

图 7–3　前牙选择

（1）形态：前牙的形态与面部的形态和颌弓的形态是协调一致的。

前牙缺失又有同名牙存在时，应选择形态与同名牙相似、与邻牙相协调的人工牙。前牙全部缺失时，可参照患者拔牙前的照片、记存模型或原有的旧义齿进行选择。在无参照条件时，可参考患者的面形、颌弓的形态等进行选择（图 7–4）。总之，前牙形态选择要综合患者的面型、性别、年龄、患者本人的喜好等因素来决定，以获得和谐、自然、美观的视觉效果。

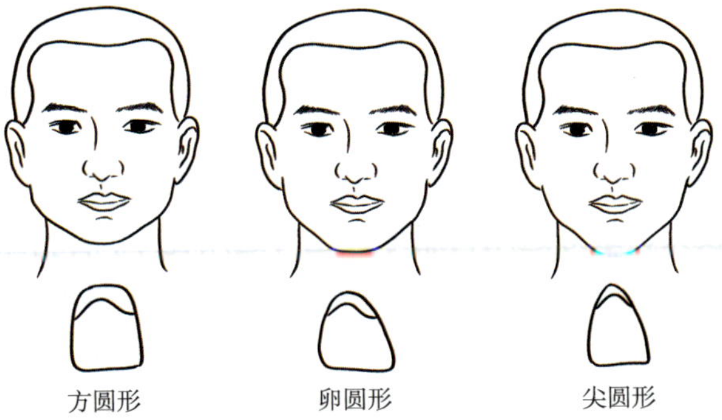

图 7–4　牙形与面部形态

（2）大小：前牙大小的选择应参考口腔内缺失牙间隙的大小和余留牙或对侧同名牙的大小。若个别前牙缺失，可参照对侧同名天然牙；若缺隙大小过宽或过窄，可将人工牙适当地加大或扭转排列；若上前牙全部缺失，选择排列时则应与下前牙相协调；若上、下前牙均缺失，可参照患者拔牙前的照片、记存模型或原有的旧义齿的前牙；也可参照蜡𬌗堤上口角线间𬌗堤唇面弧线距离，作为上颌六个前牙的总宽度，参照唇高线至𬌗平面的距离作为上中切牙的切 2/3 高度，唇低线至𬌗平面的距离为下中切牙的切 1/2 高度。在选择前牙时还应考虑患者对前牙大小的要求。

（3）颜色：少数前牙缺失时，以余留相邻牙和同名牙的颜色作为主要选择参照。多数前牙缺失时，颜色的选择是根据与患者的肤色、年龄相适应的原则。目前，人工牙大致可分为 6 ~ 12 种颜色，根据不同患者的牙齿色调选择相似人工牙。选色过程中要考虑颜色的色调（色相）、明度、饱和度（彩度）和透明度等四维特性。通常从中切牙到尖牙，牙齿颜色有逐渐变深的倾向。此外，天然牙的增龄变化非常明显，年龄增大，牙齿明度降低，饱和度增加明显，选色时需体现年龄的真实性。选色时常用比色板，人工牙的比色选色应在自然光线下进行，用比色板上湿润的塑料牙，以余留牙为依据，进行颜色的选择。

2. 中线　通常人的面部两侧是相互对称的，通过左右两眼之间、鼻尖和上下颌两中切牙间接触区的一条假想垂直线为中线。该线将颅面部平分为左右两等份，上下牙列左右一般是相互对称的。人工前牙排列的中线，应与面部的中线一致。

个别前牙缺失时，确定中线时可参照患者口腔内环境，如上颌前牙中线稍有偏斜，可通过调𬌗或个性化排牙给以调整。

前牙缺失较多时，特别是上下颌前牙全部缺失时，排牙时上颌中切牙间的近中接触点应居中，以免影响美观；若下颌中切牙间的近中接触点因受邻牙限制而稍有 1 ~ 2mm 左右的偏斜时，对美观影响不明显；若患者有面部缺陷或面部中轴偏斜等情况时，要利用排牙弥补患者的缺陷而不要使其更明显。

3. 人工牙的倾斜度　牙冠的倾斜分为近远中向倾斜与唇舌向倾斜。人工前牙的唇舌向和近远中向倾斜度应与余留牙协调，与牙弓弧度一致。前牙尽可能恢复唇部的丰满度，给人以自然逼真的感觉。

4. 唇舌向及𬌗龈向的位置　唇舌向及𬌗龈的位置原则上与余留牙相协调，尤其是切缘与牙颈线的位置应尽可能与余留牙一致。同时形成尽可能正常的覆𬌗、覆盖关系，过大、过小的覆𬌗与覆盖都会影响美观。

（二）发音功能要求

口腔是语音的共鸣器官，唇、颊、舌、腭和牙列的改变都将影响人的语音功能。牙齿缺失，尤其前牙缺失直接导致一些音节发音困难或不准。恢复发音功能也是义齿前牙修复的目的。

义齿试戴时应对发音功能的恢复效果进行认真检查，主要观察唇齿、舌齿关系，检测唇音、唇齿音、齿音、舌齿音、双唇音、上腭音等发音功能的恢复情况，同时也可以判断前牙排列位置及覆𬌗、覆盖关系的恢复情况。

1. 前牙的位置　前牙区牙齿排列的位置不仅影响美观，而且对发音功能的恢复也非常重要。前牙区人工牙的排列，原则上应排在原有天然牙的位置上。切牙乳突在上颌部的位置相对恒定，可以作为确定上颌前牙水平位置的参照物。上颌前牙唇面至切牙乳突中点一般 8 ~ 10mm。年轻人上尖牙牙尖连线通过切牙乳突中点，而老年人上尖牙牙尖连线与切牙乳突后缘平齐。上颌尖牙的唇面通常与腭皱的侧面相距约 10.5mm（图 7–5）。上颌前牙切缘在唇下露出约 2mm，而老年人露得较少。

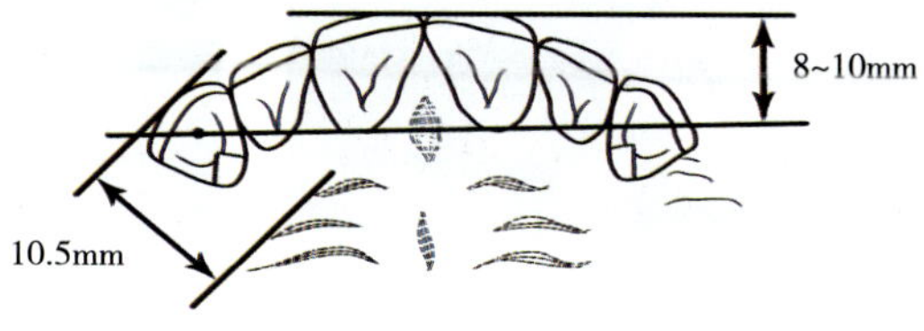

图 7–5　排列上前牙的位置标志

前牙区人工牙位置的合理排列，不但使口腔周围的软组织得到应有的支撑，恢复了原有唇面部的丰满度和唇、颊、舌等软组织的正常功能等，而且较好地恢复了发音功能。

2. 覆殆覆盖 覆殆覆盖关系是根据上下颌骨的位置关系，在排列上下前牙时确定的。一般前牙呈浅覆殆浅覆盖，切导与殆平面的交角接近 15° 时，能较好地恢复发音功能。

3. 前牙位置、覆殆覆盖与发音的关系

（1）唇音：前牙的唇舌向位置异常，会影响唇音 /b/、/p/ 的清晰程度。

（2）唇齿音：发唇齿音 /f/、/v/ 时，上中切牙切缘与下唇干湿线接触。如果上前牙过长或过短，均会影响发唇齿音的清晰度。

（3）齿音：发齿音 /s/、/ch/ 时，上下前牙切缘接近。若前牙唇舌向位置异常，如下前牙过于偏舌侧、覆盖过大等，均会影响发音的清晰度。

（4）舌齿音：发舌齿音 /t/、/h/ 时，舌尖位于上下前牙切缘之间。如上前牙过于偏唇侧或前牙覆盖过大，会影响发音的清晰度。

考点提示 前牙排列的要求。

二、前牙排牙方法

1. 单个前牙缺失的排牙方法 结合模型，根据缺牙间隙大小及邻牙的形态、颜色和大小等选择合适的成品人工牙。若人工牙略宽，将人工牙邻面唇舌向的中 1/3 磨成斜向舌侧的斜面，保留其唇面形态；若人工牙略长，则按龈缘外形磨短人工牙颈部及盖嵴部，使其与缺隙区唇侧牙槽嵴贴合（图 7–6）；若人工牙略厚，则可磨改人工牙的盖嵴部或舌面，边磨边调整人工牙的外形。将调磨好的人工牙用蜡固定在缺隙区；若缺隙区牙槽嵴丰满，可不做唇侧基托，并按上下颌的咬合及与相邻牙的关系，调整人工牙至恰当的位置（图 7–7）。

2. 多数前牙缺失的排牙方法 排牙前先将模型缺隙区涂以分离剂或将模型在水中浸湿，以便排牙后可将人工牙连同蜡基托取下后在患者口内试戴，同时也不会损坏模型。然后，取一小块基托蜡片，烤软后铺于缺隙区，修去蜡片多余部分，用热蜡刀烫软基托蜡，再将选好的人工牙固定在上面，参考中线，分别对称排列左右中切牙、侧切牙和尖牙，并按要求调整至合适的位置。注意蜡刀不宜过热，以免将蜡过度熔化而粘于模型上，使蜡基托不易取下，而且也易损坏模型。最后，在患者口内试戴排好的人工牙后，再继续完成义齿制作（图 7–8）。

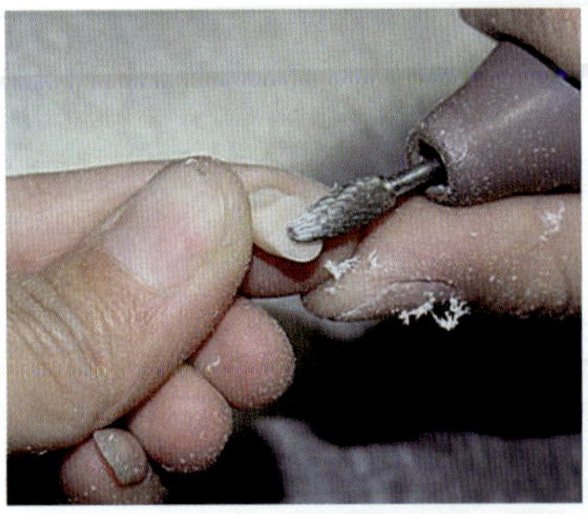
图 7–6 磨改盖嵴部

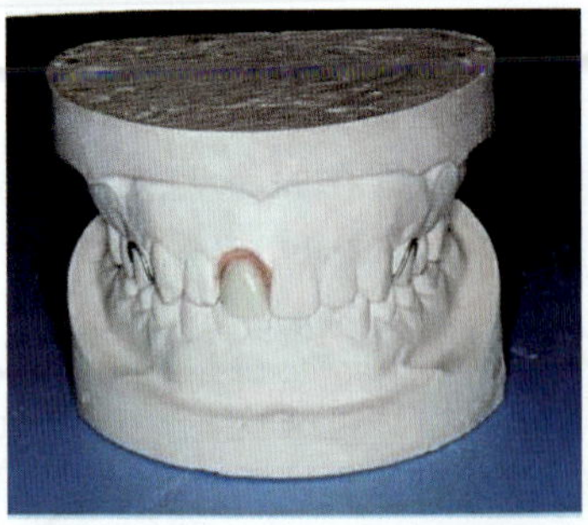
图 7–7 单个前牙缺失排牙

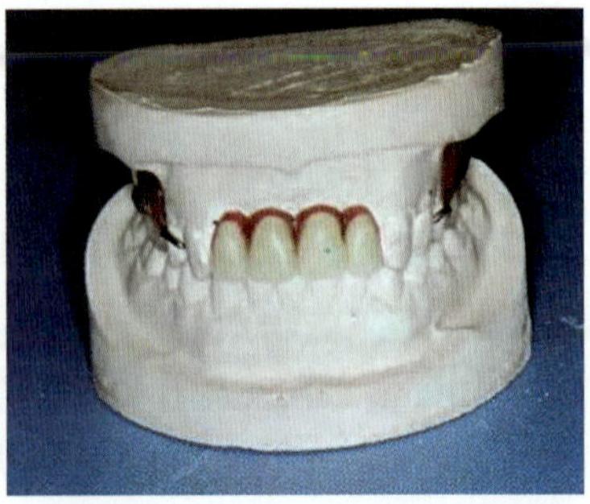
图 7–8 多个前牙缺失排牙

知识拓展

上颌多数前牙缺失的个性排牙

多数前牙缺失排牙时，一般以左右对称原则排列，也可以根据患者的个性特征排列，以赋予个性的自然美感，但必须经过患者同意。

1. 扭转与倾斜中切牙的远中切缘路向唇例突出，以产生类似男性牙冠宽度较大的视觉感，反之产生类似女性牙冠宽度较小的效果；例切牙的近中略微向唇侧扭转，与中切牙的远中重叠，以产生类似女性的柔弱感，反之产生类似男性的刚强感；可通过调整尖牙颈部路微向唇侧移动、近中略微扭转等体现尖牙的个性排牙。

2. 切角修整切角较圆钝，以体现女性的柔美感，反之，较直的切角体现男性阳刚之气。

3. 切缘线上颌六颗前牙的切缘线呈曲线，以体现女性的优雅之美，反之，呈直线较为男性化。

三、几种异常情况的排牙方法

1. 缺隙小于天然牙的排牙方法 这种情况大多为牙齿缺失前天然牙排列拥挤所致，人工牙不能按正常位置和数目排列。若缺隙稍窄，选其大小与天然牙一致的人工牙，将人工牙邻面磨成斜向舌侧的斜面，使之与相邻天然牙呈面的接触，为使之与邻牙协调；或磨改人工牙近远中唇侧轴面角使其圆钝，降低人工牙唇侧突度，通过视错觉原理达到改善和调节人工牙大小与天然牙协调一致的目的。也可覆盖邻牙唇面（重叠）少许，或将人工牙作适当扭转排入牙列。若缺隙过窄，将人工牙减径、减数排列，或选择小于正常牙的人工牙进行排列（图 7–9）。

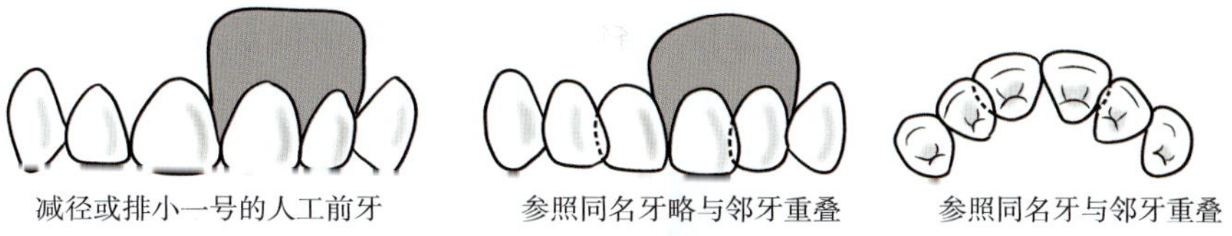

图 7–9 缺隙稍窄的前牙排列

2. 缺隙大于天然牙的排牙方法 这种情况多是牙缺失前天然牙间存在间隙，若缺隙稍大，可选择稍大于天然牙的人工牙进行修复。磨改人工牙近远中唇侧轴面角使其锐利，调磨远中切角使其圆钝；增加人工牙唇侧突度等，通过视错觉原理达到改善和调节人工牙大小与天然牙协调一致的目的。也可加大人工牙的近远中倾斜度，或仍保留牙间原有的小间隙，使人工牙近中接触，远中与邻牙间略有间隙（图 7–10）。若缺牙间隙过大，可先排入与正常牙大小一致的人工牙，剩余间隙可增排一颗近远中径较小的人工牙。若不能对称性增加，其增牙的位置应位于缺隙的远中（图 7–11）。

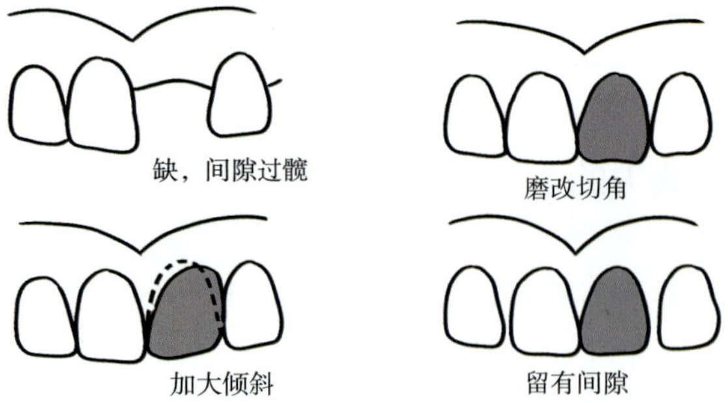

图 7-10　缺牙稍宽的前牙排列

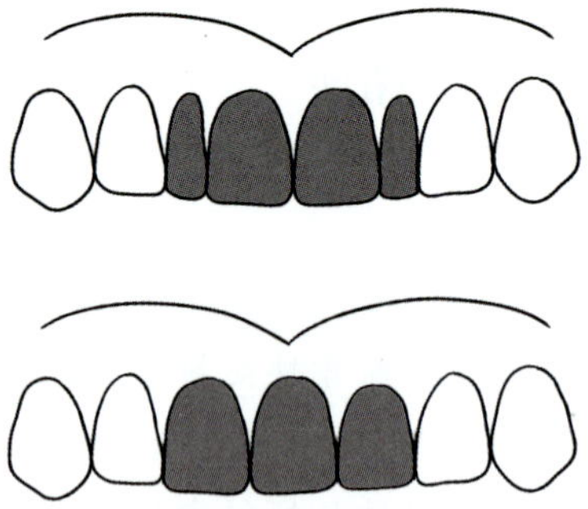

图 7-11　缺牙间隙过宽的前牙排列

3. 前牙反𬌗的排牙方法

（1）轻度反𬌗：为了美观可将人工牙稍向唇（上颌）或舌（下颌）侧排列，尽可能排成浅𬌗覆盖（图 7-12）。

（2）中度反𬌗：上下前牙可排成对刃关系。排列时上前牙唇倾，但上前牙在前倾的角度加大的同时会突出下颌颏部，反而夸大了反𬌗者的面型。因此，上前牙可排在原有天然牙位置稍偏唇侧些，并将唇侧翼缘边缘基托适当加厚，可以有效地支撑上唇，使原有的上唇塌陷得到明显的改善（图 7-13）。

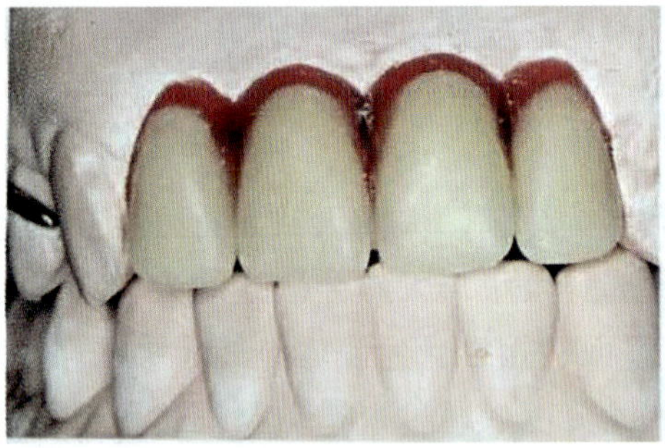

图 7-12　前牙轻度反𬌗排牙

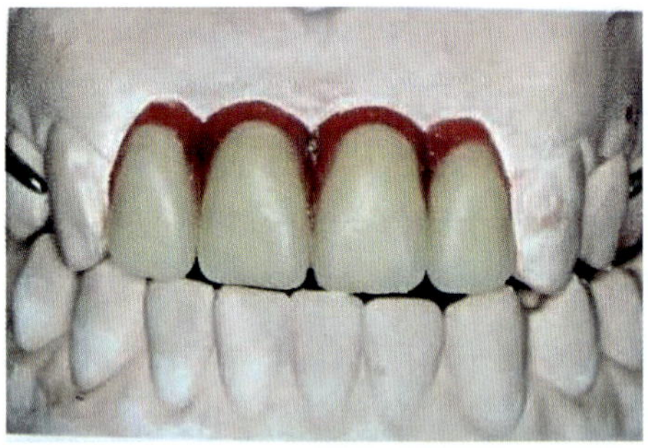

7-13　前牙中度反𬌗排牙

（3）重度反𬌗：可排成反𬌗关系，但应注意在人工牙与相邻天然牙相接处，排成自然的弧形，使之协调一致（图 7-14）。如上前牙缺失、唇肌较松弛者，排牙时可将上前牙排成双牙列，既保持原天然牙的反𬌗关系，使排在唇侧的前牙与下前牙呈浅覆盖关系，这样既保证咬合也改善了面容美观（图 7-15）。

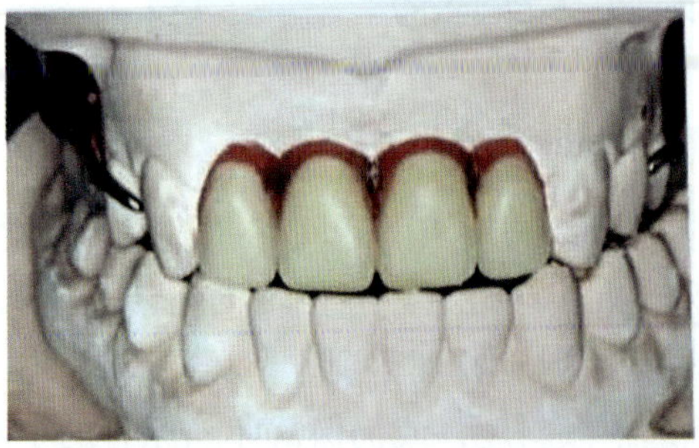

图 7-14　前牙重度反𬌗排牙

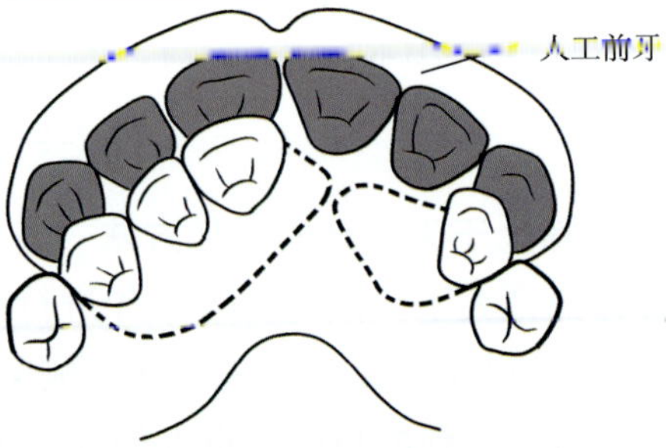

图 7-15　前牙重度反𬌗排成双牙列

4. 前牙深覆𬌗的排牙方法　这种情况下，若人工前牙是个别上前牙缺失，排列上前牙时应与邻牙和对侧牙协调；较严重的深覆𬌗关系，则应适当磨除下前牙切缘或采用金属基托；若是上前牙多数或全部缺失，下颌处于明显后缩位，上颌前突、前牙深覆盖明显者，则应将上前牙适当向腭侧排列，或者采用将上前牙排在比天然牙稍高的位置，而不改变牙齿的前后位置，这样垂直向覆𬌗减少，覆盖也减小，面部外观得到改善。

综上所述，前牙排列在恢复其功能和美观的原则的前提下，还要尊重患者的意见，排牙后在口腔内试戴蜡型，检查前牙位置、形状、颜色及咬合关系，并进行适当的调整。

第三节　后牙排牙技术

扫码“学一学”

可摘局部义齿后牙的排列以恢复咀嚼功能为主要原则。人工后牙与余留牙建立协调的𬌗关系，较好地发挥咀嚼功能，维持口颌系统的健康。

排列牙齿前，把𬌗架上切导针升高 1mm，人工牙排列完成后，应进行咬合调整，通过调磨恢复与对颌牙的良好咬合关系，同时把升高的切导针恢复到原来的位置。

一、后牙排牙要求

（一）咀嚼功能的恢复

人工牙的种类繁多，后牙缺失则根据缺隙大小、𬌗龈高度、咬合关系、𬌗力的大小和对颌牙情况等进行综合衡量，在维持义齿良好的稳定性的基础上，发挥良好的咀嚼效能。

1. 人工牙的种类　后牙以恢复咀嚼功能为主，选择人工牙时应注重材质和咀嚼效率。缺牙间隙正常，𬌗龈距离高，牙槽嵴丰满，可抵抗较大𬌗力时，可选用解剖式和半解剖式的硬质树脂牙或瓷牙，通常临床多选用成品硬质树脂牙，因其硬度和耐磨性接近天然牙的釉质，便于调磨，使其能与对颌天然牙建立良好的咬合关系；若缺牙间隙小，𬌗龈距离低，且𬌗力大者，可选择金属𬌗面牙；若对颌天然牙排列不齐无法排列人工牙时，可雕刻蜡牙冠，置换成塑料牙或铸造牙等。

2. 义齿的稳定性　上下颌人工牙，在上下颌牙槽嵴顶所连成的线上相对排列的原则称为牙槽嵴顶线法则。功能尖需排列在牙槽嵴顶连线上，使𬌗力直接传递至牙槽顶，以利于义齿的稳固。

3. 广泛均匀的咬合关系　排列人工后牙时，上下颌牙齿尖窝接触，人工磨牙与对颌牙在正中𬌗位时应有广泛的接触关系、稳定的咬合关系，有利于咀嚼功能较好发挥。排列人工后牙时，应根据缺牙区牙槽嵴的吸收程度及对颌牙的咬合状况，可适当减小人工后牙的颊舌径和牙尖斜度或减少人工牙的数目，以减轻𬌗力、减轻基牙负荷和保护牙槽嵴。

4. 适宜的覆𬌗覆盖关系　人工后牙应建立正常覆𬌗覆盖关系，避免对刃𬌗，以免出现咬颊咬舌等情况的发生。若上下牙槽嵴或一侧牙槽嵴与对颌天然牙成反𬌗关系，轻者可将上颌后牙稍排向颊侧或下颌后牙稍排向舌侧，以建立正常的覆𬌗覆盖关系。若上颌牙槽骨吸收较多，嵴顶腭向移位时，则应排成反𬌗关系，以使后牙𬌗力集中在牙槽嵴顶上，避免加速牙槽嵴的吸收。上下颌双侧后牙均有缺失，应按全口义齿的排牙要求，𬌗平面平分𬌗间距离，并与前牙协调，要求有适当的纵𬌗曲线与横𬌗曲线，达到前伸及侧向𬌗平衡。

（二）美观性要求

1. 人工牙的大小　人工后牙的大小，应根据缺牙间隙情况选择大小协调的人工牙。多个后牙缺失时，后牙近远中向总长度应为由下颌尖牙远中至磨牙后垫的前缘间的距离，并应参照余留牙长度和对颌牙大小，尽量使其协调，人工后牙的颊舌径应小于天然牙的颊舌径，以减小基牙及支持组织𬌗力负荷。

2. 人工牙的颜色 人工后牙颜色的选择，可参考口腔余留牙的颜色，尽量与之协调一致。尤其口裂较宽者，排列第一前磨牙时，要兼顾美观。

（三）与邻牙和固位体的关系处理

可摘局部义齿排牙时，因口腔内有余留牙和固位体的存在，给排牙提供了一定依据的同时也限制了人工牙排列。因此需根据前后牙缺失的部位、余留的邻牙、固位体的关系等进行排牙。

调磨人工牙的盖嵴部，使其与牙槽协调一致；如有连接体通过，需在人工牙的盖嵴部磨除足够的空间，避开连接体。

调磨人工牙的邻面，使其与余留邻牙之间有正常的邻接关系且与固位体的体部连接吻合。

考点提示 后牙排牙的要求。

二、后牙排牙方法

（一）单个后牙缺失的排牙

1. 排列人工牙 根据缺隙的大小，选择一合适的成品塑料牙，经适当磨改，避开支托、卡环的连接体并与对颌牙建立良好的关系，蜡固定于缺隙内，如有不足之处以蜡添足并雕刻成型（图7–16）。

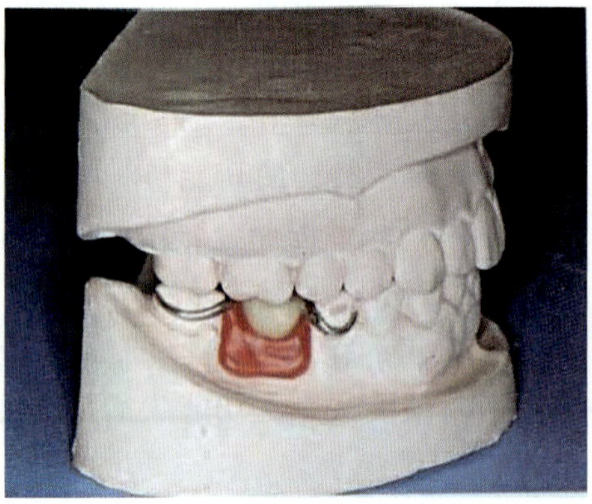

图 7–16 单个后牙缺失排牙

2. 雕刻人工蜡牙 按缺隙大小，取一比邻牙冠稍大的软蜡团，置于缺隙区并用热蜡刀将其粘接在鞍基上，趁蜡尚软，在正中关系位置与对颌模型作咬合。待蜡块硬固后，用雕刻刀出缺失牙的轴面外形及外展隙，并形成与邻牙协调的颈缘线。然后，根据缺失牙𬌗面的解剖形态，结合蜡牙𬌗面的咬合印迹，适当加深沟窝，恢复牙尖形态。

（二）单颌多数后牙缺失的排牙

上颌或下颌多数后牙缺失，应根据缺隙及余留牙的情况进行排牙。

1. 排列人工牙 若缺牙间隙正常，对颌天然牙排列位置正常，宜选用型号合适的成品树脂牙进行排列，但需对树脂牙的𬌗面及盖嵴部进行磨改，使其与对颌天然牙建立良好的𬌗关系，并与支架连接部吻合（图7–17）。

2. 雕刻人工蜡牙 若对颌天然牙伸长、形态特殊或排列不齐，排列成品牙有困难，可根据对颌牙的咬合印迹雕塑蜡牙后，再置换成树脂牙或铸造家属牙。

（三）上下颌多数后牙缺失的排牙

双侧或一侧上下颌多数后牙缺失，人工后牙的排列应按全口义齿的排牙原则进行排牙，要求有适当的纵䶮曲线与横䶮曲线，一般均需排列成品人工牙（图 7–18）。

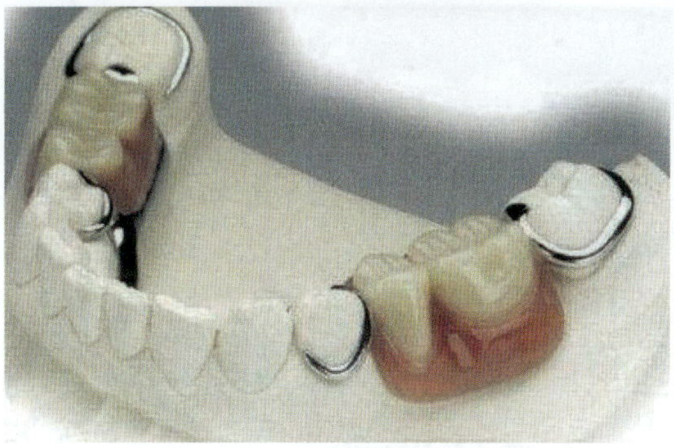

图 7–17　多数后牙缺失排牙

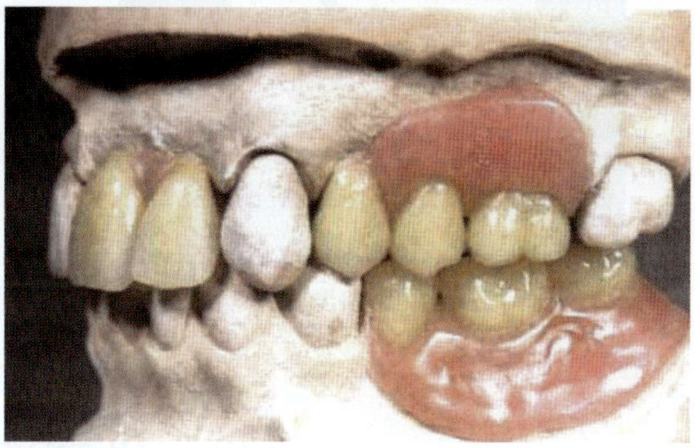

图 7–18　上下后牙排列注意咬合与曲线

三、几种异常情况的排牙方法

（一）缺隙小于或大于天然牙的排牙

缺隙略窄或略宽，其排牙原则与前牙的排牙原则相似。

1. 缺隙小于天然牙　缺隙小于原天然牙时，可将人工牙减径、选择小于原天然牙的人工牙、减数等进行排牙；还可考虑用解剖形态较小的牙代替较大的牙来排牙，如磨牙缺失时用前磨牙代替；亦可雕刻人工蜡牙，但要注意增减人工后牙的外展隙。

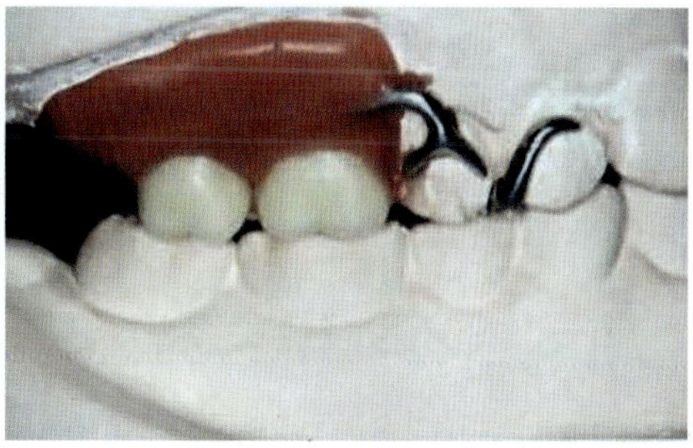

图 7–19　后牙轻度反䶮排牙

2. 缺隙大于天然牙　缺隙大于原天然牙时，可选择大于原天然牙的人工牙；采取排牙加数的方法进行排牙；同样，也可考虑用解剖形态较大的牙来代替较小的牙进行排列，如前磨牙缺失用磨牙代替，排牙时还应注意美观，特别是靠近前牙处的缺失。

（二）反䶮关系的排牙

1. 轻度反䶮　轻度反䶮者，可将上颌后侧人工牙稍排向颊侧或下颌后侧人工牙稍排向舌侧，以建立正常的咬合关系（图 7–19）。

2. 中度反䶮　中度反䶮者，可适当磨改下颌磨牙的颊面，或将上颌磨牙颊面加蜡（以建立一定的覆䶮、覆盖关系），尽量建立正常的覆䶮、覆盖关系，避免排成对刃䶮而发生咬颊的现象（图 7–20）。

3. 重度反䶮　重度反䶮者，可排列成反䶮关系，但应保证后牙排列在牙槽嵴顶上（图 7–21）。此外，前后牙都有缺失时，人工牙的排列应按全口义齿的排牙原则进行排列，注意恢复颌间垂直距离，恢复面部丰满度。

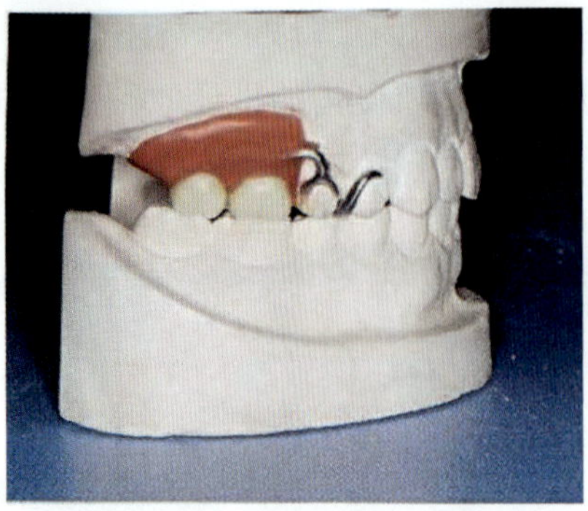

图 7-20　后牙中度反殆排牙

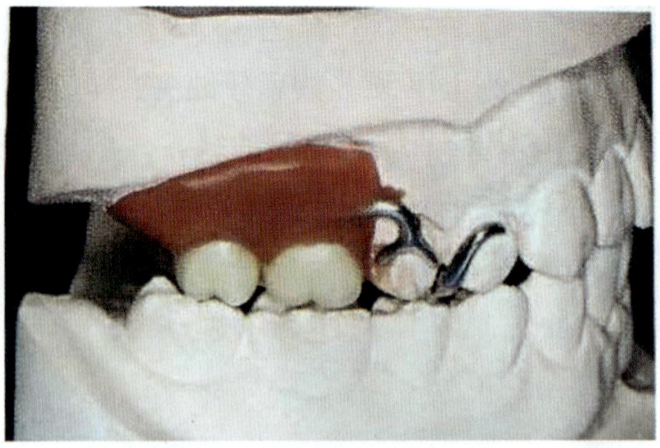

图 7-21　后牙重度反殆排牙

第四节　排牙后咬合关系的调整

扫码“学一学”

可摘局部义齿人工牙与余留天然牙建立协调的咬合关系，是维护义齿稳定和固位的关键，也是恢复口腔功能、维持口颌系统健康的重要因素。可摘局部义齿正中殆时双侧后牙必须同时接触，达到广泛、均匀的接触和稳定的尖窝关系。人工牙和余留牙有相同的咬合接触，咬合接触点均匀分布在每个牙的功能尖、边缘及中央窝上（上舌尖及下颊尖为功能尖，咬合在对颌的中央窝或边缘嵴上）。而且侧方殆和前伸殆也应无殆干扰。因此，可摘局部义齿的咬合关系调整非常重要。当咬合调整完成时，应将排牙前升高 1mm 的切导针恢复到原来位置。

一、排牙后咬合关系的调整

（一）正中殆关系的调磨

正中殆接触时，上颌后牙的舌尖咬在下颌后牙的中央窝内，下颌后牙的颊尖咬在上颌后牙的中央窝内。调磨正中殆时，主要调磨与颊尖、舌尖相对应的中央窝和近远中边缘嵴。具体的方法是将蓝色咬合纸放在双侧上下牙列之间，使殆架做开闭口运动，观察义齿咬合面咬合纸印迹，咬合接触点多数出现在上下牙尖、牙尖的颊舌斜面和近远中边缘嵴上。用钨钢圆钻进行点状调磨。首先调磨义齿人工牙牙尖的颊舌斜面和近远中边缘嵴的接触点，注意保持垂直距离高度，如垂直距离过高时可调磨牙尖。按照单颌、少量、多次调磨的原则进行调磨，直到双侧牙列人工牙、天然牙均有广泛均匀的咬合接触。这时，咬合纸印迹均匀分散在整个牙列咬合面。

口腔内余留牙有正常咬合关系时，原则上义齿恢复原有的咬合关系。如果原咬合关系不稳定或需要重新建立咬合关系，则应确立适宜的颌位关系，建立新的、平衡的咬合关系。

（二）侧方殆关系的调磨

侧方殆运动中，工作侧上颌后牙颊、舌尖的舌斜面，与下后牙颊、舌尖的颊斜面接触，平衡侧上颌后牙舌尖的颊斜面与下颌后牙颊尖的舌斜面接触。

打开殆架上的正中锁，将咬合纸置于上下牙之间，推动架上的上颌体，使其向一侧滑动，检查侧方殆运动过程中，工作侧人工牙上颌后牙颊、舌尖的舌斜面与下颌后牙颊、舌尖的颊斜面是否均匀接触，如果有早接触点，调磨上颌后牙颊尖的舌斜面或下颌后牙舌尖的颊斜面。

牙支持式义齿和单侧远中游离端义齿因对侧余留牙存在，仅须恢复工作侧接触，无须达到平衡侧牙的接触。而双侧远中游离端义齿，或接近于全口义齿的混合支持式或黏膜支持式义齿，需要达到平衡侧的多点接触。如果有早接触点，主要调磨上颌后牙舌尖的颊斜面或下颌后牙颊尖的舌斜面。此时调磨，不得降低人工牙工作牙尖（功能尖）的高度，保持颌间垂直距离，直到侧方𬌗运动时无𬌗干扰。

（三）前伸𬌗关系的调磨

余留牙是前牙或牙支持式义齿时无须达到前伸平衡𬌗。前后牙均为人工牙的混合支持式或黏膜支持式义齿，在下颌前伸运动时，后牙需呈多点接触。推动𬌗架上的上颌体，使上颌体向后移至上下前牙呈切对切状态，检查前牙接触及后牙平衡牙尖接触情况，如有早接触点，主要调磨上颌牙尖的远中斜面或下颌牙尖的近中斜面，注意上下颌牙尖不得同时调磨。

（四）人工牙调磨后的修整

义齿人工牙在调整咬合之后，𬌗面的牙尖低平，窝沟表浅。在不影响咬合平衡接触的状态下，用细小锐利的车针，磨除𬌗面锐利边缘使之圆滑，加深沟、窝，形成牙尖的三角嵴，增加咬合接触面的同时提高了咀嚼效能。同时加大食物排溢道，减轻牙槽嵴的负荷，有利于义齿的稳定和固位。

二、调磨的注意事项

1. 调磨时，仅磨除咬合纸留下的早接触点与𬌗干扰，保持人工牙的𬌗面形态，避免因过多调磨，将人工牙𬌗面的牙尖和沟窝形态磨除。

2. 调磨时应注意少量、多次的磨除，注意检查咬合接触，循序渐进。

3. 每次调磨后，擦净咬合纸印记，再进行下一次描记，越调磨接触点越多，逐渐达到广泛均匀的咬合接触关系。

4. 前后牙多数缺失时，注意保持颌间垂直距离，避免因调磨支持尖而降低垂直距离。

本章小结

本章介绍了排牙技术，对人工牙的选择方法、前牙的排列要求和排列方法、后牙的排列要求和方法进行了详细解读，对前后牙的各种异常情况的牙齿排列方法进行了讲述；对排牙后的调磨以及调磨注意事项也进行了分析。

（郭建康　苏继华）

习　题

扫码“练一练”

一、单项选择题

1. 选择前牙时主要考查一些因素，除了

A. 人工牙的生产厂家　　B. 人工牙的颜色

C. 人工的形态　　D. 人工牙的大小

E 人工牙的质地

2. 关于前牙排列方法的说法中，错误的是

A. 一般采用排列成品牙的方法，不使用雕刻蜡牙

B. 排牙前先修去缺隙处及邻牙上的石膏小结节，再适当修去缺隙邻牙近远中面的石膏少许

C. 若人工牙稍长，可以磨短人工牙的盖嵴部，并修整形态使其与邻牙颈部形态一致

D. 若人工牙宽，一般调人工牙的近中面，以减少对美观的影响

E. 若人工牙较厚，可以调人工牙的舌侧面，使其厚度与天然牙一致

3. 以下关于可摘局部义齿后牙排牙的叙述中错误的是

A. 缺牙间隙正常，𬌗龈距离高，可选用解剖式和半解剖式的硬质树脂牙或瓷牙

B. 人工磨牙与对颌牙在正中𬌗位时应有广泛的接触关系、稳定的咬合关系

C. 牙齿排在牙槽嵴顶上，可以排正常𬌗、对刃𬌗、反𬌗

D. 排列第一前磨牙时，要兼顾美观

E. 双侧或一侧上下颌多数后牙缺失，应按全口义齿的排牙原则进行排牙

二、思考题

1. 试述可摘局部义齿前牙排牙要求。

2. 试述可摘局部义齿后牙排牙要求。

3. 可摘局部义齿排牙后调磨的注意事项有哪些？

第八章

可摘局部义齿的完成及试戴

学习目标

1. 掌握 基托蜡型的伸展范围和要求及制作方法；装盒的要求与方法步骤；填塞塑料的要求、方法；热聚合的要求与方法；基托磨光的要求与方法。

2. 熟悉 树脂聚合水浴加热法；树脂基托成型过程中易出现的问题及有效预防措施；树脂基托调磨及抛光的方法。

3. 了解 可摘局部义齿的试戴。

4. 学会运用所学知识，进行树脂基托制作及塑形。

5. 遵守职业道德，具有医技沟通合作的能力。

扫码"看一看"

案例讨论

【案例】

患者，女，65岁，一周前于口腔门诊就诊，制作可摘局部义齿，现已完成义齿加工。但义齿出现基托变形情况。

【讨论】

1. 义齿基托产生变形的原因可能有哪些？
2. 如基托变形是在充填树脂及热处理时出现的，应如何预防？

第一节 完成基托蜡型

扫码"学一学"

可摘局部义齿蜡型基托的大小及形态，直接影响成品义齿基托的质量，而且对义齿的修复效果至关重要。如义齿基托的边缘位置、形态设置得当，可以有效增加义齿的固位能力及提高患者在使用时的舒适度。根据义齿设计，在模型上完成符合患者口腔形态及生理活动需要的基托蜡型，以恢复咀嚼、发音、美观等功能。

一、基托蜡型的要求

（一）基托塑形应遵循的原则

1. 恢复咀嚼、发音功能 义齿基托的磨光面是指基托与患者口腔内唇、颊侧软组织接触的面。义齿在行使咀嚼和发音功能时，若义齿磨光面的形状与唇、颊、舌等义齿周围软组织的运动不协调，将对义齿的固位产生不利影响。因此基托磨光面应呈凹面形，以便通过唇、颊、舌肌的作用力增强义齿的固位。此外义齿同时受到唇、颊肌向内的作用力与舌肌向外的作用力，使之处于内外力平衡的状态，有利于发挥其咀嚼效能。

口腔为重要的发音器官。上颌基托前部恢复的腭皱和切牙乳头的形态，下颌舌侧基托的厚薄度等，均会影响患者的咀嚼和发音功能。如下颌舌侧基托过厚，将缩小舌的活动空间，影响舌的活动范围。

因此，义齿基托在保证其自身强度和固位能力的前提下，应尽量减小义齿基托的体积，形成适合的义齿磨光面形态，以便有效地恢复患者的咀嚼和发音功能。另外患者经过一段时间的戴用和练习，基本上都可以恢复正常发音功能。

2. 良好的美观性 可摘局部义齿基托涉及美观的部分主要为前牙的唇侧及后牙的颊侧，应根据余留牙的牙龈形态及患者的年龄、性别、职业以及性格等因素，确定基托龈缘线的位置和形态，以及龈乳头的形态、牙根的突度等牙龈外形。

人工义齿不仅要恢复患者的生理活动，还要达到自然、美观的效果，为患者带去心理上的满足。

3. 自洁作用 为防止食物残渣、牙垢滞留在基托的牙龈乳头、龈缘处及下前牙的舌侧等位置，龈缘线必须流畅、光滑，不可形成锐沟。义齿基托在不影响固位和支持的前提下，尽量减少基托面积，做到小巧精致。义齿基托磨光面必须高度抛光，避免附着异物。牙龈外形及牙龈乳头应与余留牙的牙龈组织形态、位置相互协调，流畅衔接，以提高患者口腔的舒适感和自洁性。

（二）基托蜡型表面处理

基托蜡型的表面应该光洁、平整、衔接自然。

（三）基托蜡型的厚度

基托蜡型的厚度要适度，且厚薄均匀。厚度一般约为 2mm，边缘和隆突处可适当加厚至 3mm。若基托过薄，则会导致基托强度不足，容易发生基托折断现象；基托舌侧过厚，侵占了舌体的活动空间，影响舌体的活动及发音，不易适应；基托唇、颊侧过厚可影响患者的面容美观。另外基托覆盖骨隆突等硬区处应稍厚，以便进行基托组织面的缓冲；基托边缘应圆钝、光滑，并保持义齿的边缘封闭作用。上颌基托的腭侧，则应薄些，以减轻患者戴义齿后的异物感。

（四）与余留牙的接触关系

缺牙区基托应与基牙邻面非倒凹区贴合，而不可进入其倒凹区；义齿基托的舌侧边缘应与余留牙舌面非倒凹区轻轻接触，可有效防止食物嵌塞，又可起到对抗基牙颊侧卡环臂的作用。

（五）基托蜡型的伸展范围

基托蜡型的伸展范围，需根据缺失牙的部位及数目、牙槽嵴的吸收程度、基牙的健康情况、邻近软硬组织的缺损状况以及可摘局部义齿的支持形式等具体情况而确定。在不影响义齿自身强度和固位的前提下，尽量减小基托范围，使义齿轻巧、舒适、美观。

1. 牙支持式的可摘局部义齿基托 因缺牙数目少，义齿的𬌗力主要通过𬌗支托传递到基牙之上，固位力主要由直接固位体提供，因此基托的主要作用为修复缺牙区的牙槽嵴缺损。基托延展范围可尽量减小，以降低患者的异物感。如个别前牙缺失且牙槽嵴丰满者可不在唇侧设置基托，同时上颌基托的后缘尽可能前移，缩小基托范围，以免引起不适。

2. 黏膜支持式或混合支持式的可摘局部义齿基托　因缺失牙数目多，义齿𬌗力的传递主要通过基托传递到牙槽嵴之上，固位力常需由固位体和基托共同提供，因此基托不仅需要修复缺牙区的牙槽嵴缺损，还需提供一定的固位力量和传递𬌗力的作用。基托范围应尽量伸展，充分发挥基托的固位和支持作用。一般非游离缺失的义齿基托，其颊侧近、远中向可伸展至缺牙间隙的近、远边缘，而基托的舌侧则可延伸至 1 ~ 2 颗天然牙。若为远中游离端缺失，其上颌义齿基托的最后缘两侧应盖过上颌结节，并延伸至翼上颌切迹，而后缘中部应止于软硬腭交界之稍后的软腭处；下颌义齿基托的后缘应盖过磨牙后垫的前 1/2 ~ 2/3。基托的唇、颊边缘应伸展至黏膜回折处，不妨碍口周软组织的功能活动，并具有良好的边缘封闭作用。义齿基托的边缘不宜进入到组织倒凹区，以免影响义齿就位或在就位过程中擦伤黏膜（图 8–1）。

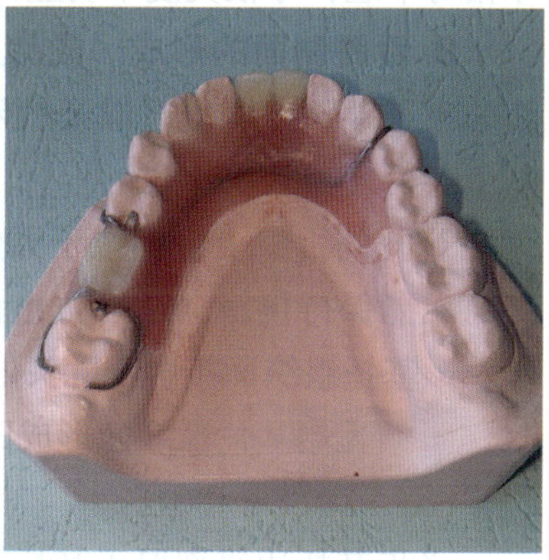

图 8–1　基托蜡型

考点提示　基托蜡型的伸展范围和要求。

二、完成基托蜡型

（一）磨光面塑形

取软化蜡条或红蜡片，按基托的范围、厚度，依次从唇、颊、舌侧铺在义齿设计的基托范围内。

1. 龈缘的形成　于人工牙的唇、颊、舌侧颈部铺填蜡片，使其覆盖人工牙的颈 1/3，以相邻余留牙牙颈线为参照，确定人工牙牙颈线的位置及形态。人工牙颈缘线雕刻时雕刀应沿颈缘弧度雕刻，且前牙区雕刀与唇侧基托呈 60° 角，而后牙区雕刻时雕刀与颊侧基托呈 45° 角，雕刻形成厚约 1mm 的龈缘线。其形态应与天然牙龈类似，人工牙龈缘线与余留牙的龈缘线应流畅衔接。然后，去除人工牙牙面至牙颈线范围内的余蜡（图 8–2）。

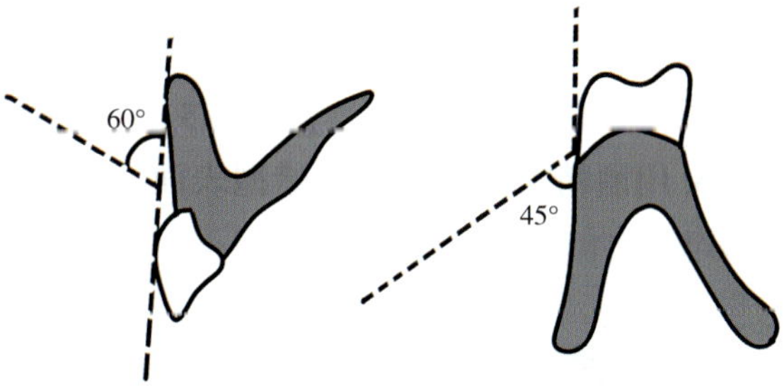

图 8–2　雕刻龈缘线角度

2. 唇颊侧面的形成　前牙区采用雕刻法于相邻人工牙的龈缘线之间，从近龈缘处起形成浅形凹陷，向根尖方向移行并成渐宽渐浅式的散开。雕刻出牙龈乳头的形态和略内陷的龈外展隙，形成自然的牙根突度，使义齿基托龈缘形态逼真。注意不可形成极深的凹陷。在相当于附着龈的基托部分形成点彩，后牙区不可形成明显的牙根凹凸形状，以防止食物残渣的堆积。向天然牙过渡的义齿基托边缘应平滑无台阶，无棱角。

前牙缺失，且唇侧牙槽嵴丰满者，为了美观可不作唇侧基托设置。为使义齿局部更加密合、逼真，排牙前需将石膏模型缺隙区唇侧和人工牙盖嵴部接触区的石膏，均匀地刮去

采用此法装盒。

3. 混装法 又称混合法。装盒时是将模型和支架包埋并固定于下层型盒的石膏内，而暴露基托蜡型及人工牙。涂分离剂时需注意不可将其涂布至下型盒暴露的人工牙牙面上。去蜡开盒后，人工牙将被翻置于上层型盒内，树脂材料充填分别在上、下层型盒内进行。其优点是支架和模型包埋在一起，充填树脂加压时支架不易发生位移；若使用雕刻蜡牙，则在上层型盒充填造牙树脂材料，而下层型盒内充填树脂基托材料，基托与人工牙颈缘线的分界清楚。此法是可摘局部义齿最常用的一种装盒方法。

（三）装盒的步骤

以混装法为例。

1. 检查型盒和模型 仔细完成装盒前型盒和模型的检查，修整并浸泡模型，选择合适大小的型盒。

2. 装下层型盒 调拌石膏，其用量约为下层型盒高度的 1/2 ～ 2/3。将调拌好的石膏排气并充填于下层型盒，轻轻震荡型盒，排出石膏中的气泡。然后将模型压入下层型盒石膏中，使蜡型基托的边缘与型盒边缘平齐或稍低。需用石膏将模型、余留牙、卡环等包埋于下层型盒，仅将人工牙及基托蜡型完全暴露。在石膏处于半凝固状态时，用手或毛笔沾水或在缓慢地流动水下，将包埋石膏表面抹光，除去多余的石膏，使其成为光滑、圆缓、无倒凹的形态。完成前检查人工牙、基托蜡型表面及型盒边缘石膏是否洗净，覆盖在余留牙、模型、卡环上的包埋石膏表面是否存在倒凹、有无尖锐的边缘。

3. 装上层型盒 待下层石膏初步硬固后，用毛笔将分离剂（如肥皂水）涂布于在石膏表面。将上层型盒放置于下层型盒上，对好位置，使上下层型盒边缘紧密闭合。调拌石膏从型盒一侧边缘缓慢灌入，为防止人工牙颈缘、牙龈乳头、卡环体部等细小部位混入气泡，可先用毛笔沾少量石膏涂布，并轻轻震荡型盒（或将型盒置于振荡器上）排出石膏中的气泡，直至灌满上层型盒（石膏应略溢出上层型盒）。放上型盒盖，轻轻加压使之密合并排除多余石膏，洗净型盒周围外溢石膏。

考点提示 装盒的方法步骤。

（四）装盒的要求

1. 在修整模型及装盒过程中，避免损坏模型、蜡型和卡环等人工部件。
2. 装盒过程中支架、人工牙必须牢固包埋，不可使其发生位移。
3. 基托蜡型应充分暴露，便于树脂材料的充填。
4. 下层型盒包埋石膏的表面应光滑、无倒凹和气泡，并涂布分离剂以便于上、下型盒顺利分开。

考点提示 装盒的要求。

（五）装盒的注意事项

1. 修整石膏模型时，避免粗暴用力，防止模型和支架等人工装置损坏或折断，如发生损坏需视情况进行修理或重新制作。
2. 装型盒时，可使用振荡器有效排出气泡，确保石膏充满型盒。

3. 装下层型盒时，包埋石膏的外形应连续平缓，避免形成高尖、陡坡，特别是避免形成倒凹，防止出现开盒困难或模型损坏。对于已出现的倒凹，可以用雕刻刀将其修平或调拌石膏将倒凹填平。

4. 分离剂在涂布时不可来回涂抹，防止出现局部过厚的现象。

知识拓展

热压注塑工艺技术

常用的义齿树脂基托是由甲基丙烯酸甲酯（MMA）和甲基丙烯酸甲酯的均聚粉（PMMA）混合后经加热聚合固化而成。热压注塑工艺技术是利用聚甲基丙烯酸甲酯在 160 ~ 270℃内可以熔融为黏流态这一特性，采用了将树脂熔融后在压力下注入型盒的方法，形成义齿树脂基托。与常规水浴加热处理树脂的方法相比，热压注塑工艺技术装盒时需要选择特定的型盒，并设置注道。其优点是减少了单体的残留，并加强了义齿基托的机械强度，组织面的适合性更好。

二、去蜡技术

去蜡是通过加热的方法将型盒内模型上的蜡型去除干净，为充填树脂材料备好阴模。

（一）去蜡的方法

1. 烫盒 待型盒内的石膏完全硬固后，将型盒浸没于 80℃以上热水中 5 ~ 10min，具体时间可根据型盒的大小和数量控制，亦可根据观察水面是否出现蜡油花，或型盒间是否有蜡油珠冒出，来判断蜡型是否软化。待蜡型软化后将其取出，放置于工作台上，用石膏调刀在上下层型盒分界处的两侧间轻轻翘动，翘松后用手垂直向上分开型盒的上下两层。注意不能只从型盒的一侧撬开，避免石膏断裂及人工部件的移位。

2. 冲蜡 用雕刻刀去除大块的软化蜡质，将型盒置于漏网上，用沸水彻底冲净型盒内残余碎小蜡质，并用雕刻刀修去石膏型腔边缘的锐角、薄边修圆钝（防止填塞时树脂材料时薄边被压碎嵌入其内），再用气枪吹除残留在人工牙之间、小连接体等处的多余水分。待模型初步冷却干燥之后，在上、下型盒内的石膏模型及义齿阴模腔表面涂以分离剂，分离剂中的藻酸盐可与石膏表面的钙离子产生置换反应形成藻酸钙薄膜，该薄膜可避免树脂充填时单体渗入石膏模型内，致使单体比例失调，影响树脂材料的固化效果，此外也有利于石膏与树脂材料的分离，便于打磨抛光。

（二）去蜡的注意事项

1. 掌握好烫盒的时间，型盒在沸水中煮沸时间不宜过长，否则过度溶化的蜡质可浸入到石膏模型内而不易冲净，影响分离剂的涂布效果。浸泡时间过短，蜡型没有充分软化，分离型盒时易导致石膏模型损坏或支架发生位移。

2. 以沸水冲蜡时，须有一定的冲击力，才能将残余的蜡质去除干净。但不可使支架和人工牙发生位移甚至是脱落，如有位移、脱落，应将其人工部件冲洗干净后放回原处对位。型盒内如有小块包埋石膏折断，可用黏结剂（502 胶）对位粘固。

3. 分离剂不能涂得过多过厚，且支架和人工牙的底部应避免涂分离剂，以免影响其与树脂基托材料的结合（如不慎涂上，须擦拭干净）。涂抹分离剂时，务必上下型盒全面、均匀，毛笔朝一个方向涂刷，不可来回涂刷，且分离剂涂完之后，不可使用压缩空气枪吹，避免破坏已形成的藻酸钙薄膜。稍等其完全干固后可依此法再涂一遍。

4. 打开上下型盒时，需配戴隔热手套，以免烫伤。若可整体取出已软化的基托蜡型，可保存其作为称取充填树脂量的参考。

第三节　充填树脂及热处理技术

一、充填树脂

扫码“学一学”

充填树脂是指将按比例调和后的树脂材料填入去蜡后的型盒阴模腔内的整个过程

（一）充填树脂前的准备

1. 器械及材料的准备　玻璃纸、分离剂、热凝造牙粉和牙托粉、单体、毛巾、清水、调拌杯、玻片、充填器、雕刻刀、压榨器等。

2. 调拌树脂材料　根据义齿蜡型的大小或按去蜡时保存的完整蜡块重量的 1.2 倍称取牙托粉（或造牙粉）。将其置于有盖的调拌杯中，并按粉液比 3∶1（体积比）或 2∶1（重量比）的比例，或从杯的边缘缓慢滴入单体直至粉剂完全浸湿，调拌混合均匀。加盖防止单体挥发。

3. 树脂材料充填的时机　树脂材料粉剂和单体调和后开始聚合反应，变化过程大致分为六个期：湿砂期、稀糊期、黏丝期、面团期、橡胶期、坚硬期。其中，面团期为最佳充填时期，也称填塞期。此期有丝而不粘器械，有一定流动性和可塑性，充填树脂应在此期内进行。由于调拌后树脂材料聚合反应的快慢与室温的高低有密切关系，在室温 20℃时，树脂材料在调拌后 15 ~ 20min 进入面团期；而夏天室温高，材料聚合反应迅速，为防止造成操作不及，可将其置于冷水中降温；冬天室温过低，反应缓慢，可将调拌杯置于 50℃左右的温水中，间断加温（切忌水温过高）促其聚合变化。实际操作中应注意掌握好填塞时机。

（二）充填树脂的步骤

1. 充填树脂　填塞树脂材料前需将手洗净（也可佩戴聚乙烯薄膜手套），取适量面团期的树脂材料，反复揉捏材料至颜色均匀一致并形成适合的外形，压入型盒的石膏阴模空腔内，充填量可稍多。

若需充填造牙树脂材料，应在上层型腔内进行，用清洁润湿的玻璃纸分隔开下型盒的基托树脂材料，其填塞量加至与牙冠颈缘线平齐处。若超过颈缘线，完成的义齿基托上将出现白色的树脂材料，可用剪刀沿颈缘线修去多余的造牙树脂材料；若造牙树脂材料的填塞量少而达不到颈缘线，则完成的义齿牙冠上会出现红色的基托树脂材料，此时应添加造牙树脂材料加压成型，并使龈缘整齐、美观、自然流畅。

2. 加压型盒　将上下型盒对准后合拢，并在其中间放置玻璃纸，加盖型盒盖。用手先对准位置施力加压，再置于压榨器上缓慢加压，直至上下层型盒完全对位密合，多余的树脂材料在压力的作用下充满型腔并溢出。在加压状态下静置 1min，打开上下型盒，揭去玻璃纸，检查树脂材料是否充满型盒空腔，人工牙与龈缘是否整齐，支架有无移位。若型盒边缘无树脂材料溢出，树脂材料表面出现皱纹，不光滑，表明树脂充填量不足，应适当添加后，加隔湿玻璃纸再次关闭加压；若边缘有多余树脂挤出，用雕刻刀修去多余的树脂，加隔湿玻璃纸再次加压。

经再次加压后，基托边缘无飞边，取出玻璃纸。用毛笔在人工牙与基托接触面上涂布少许单体，再将上、下层型盒合关闭。用压榨器压紧固定，或用螺丝固定，以备热处理。

考点提示 填塞塑料的要求、方法。

（三）树脂充填的注意事项

1. 调和树脂的器具应清洁，调和材料后须加盖以防止单体挥发。

2. 填胶的最佳时机为面团期，填塞过早，聚合后的基托易出现小气泡；过迟填胶，变硬的树脂易造成人工牙和支架移位或压坏模型。

3. 填塞树脂时用量应适度，过少易出现气泡，过多会致升高咬合。

4. 加压及固定型盒时务必使上下型盒边缘紧密，防止咬合升高或义齿变形。

5. 注意型盒加压时，应缓慢施力，切不可用力过猛，停顿片刻再继续加力，反复多次。

二、热处理技术

热处理技术是使义齿树脂材料在一定的温度和压力下，逐渐地进行聚合反应，使义齿树脂材料完全固化成型。目前临床应用的热处理方法有水浴加热法、恒温箱法、微波热处理法等，本节仅介绍较常使用的水浴加热法。

（一）常用水浴加热热处理的方法

目前常用的水浴加热法有以下三种方法。

1. 将型盒置于 70 ~ 75℃的水浴环境中并保持恒温 1.5 ~ 2h，然后升温至沸腾并保持 0.5 ~ 1h，待其自然冷却后开盒。

2. 将型盒置于室温水浴中，缓慢加热，使水温在 1.5 ~ 2h 升至沸腾，维持 15 ~ 30min，待其自然冷却后开盒。

3. 将型盒放入冷水或 50℃的温水中，水面应淹没过型盒，使水温缓慢加热到 65 ~ 74℃，并保持恒温 0.5 ~ 1h 后，继续升温至沸点并维持 0.5h，自然冷却后开盒。

考点提示 热处理的要求、方法。

（二）水浴加热热处理的注意事项

1. 应用水浴加热法进行热处理时，水面需没过型盒表面，升温应缓慢进行，切忌过快、过高，以免导致树脂材料中单体大量蒸发而于义齿树脂基托内形成气泡，进而影响义齿基托的质量。

2. 热处理完成后需撤除加热源，型盒需继续浸泡在热水中完成自然冷却后，再将其打开。应避免冷却过快或开盒过早，因温度变化过快可引起义齿树脂基托变形。

知识拓展

微波热处理法

水浴法为热凝树脂常用的热处理加工方法，但需热处理的时间过长。而微波热处理法处理热凝树脂时，加热时间短、速度快、基托组织面适合性好、固化后基托与石膏易于分离、处理后的基托表面光滑。为使基托树脂整体聚合的均匀性更佳，可使用微波聚合专用基托树脂。

甲基丙烯酸甲酯为极性分子，吸收微波后容易达到聚合的效果。而金属对微波有屏蔽作用，所以微波热处理法仅应用于无金属结构的树脂基托制作，并且微波固化法要求使用聚碳酸酯树脂型盒或玻璃钢型盒。

微波照射时间取决于微波炉的功率及微波照射强度。一般先照射义齿组织面约2min，然后翻转型盒照射另一面约2min，取出置于室温下冷却后开盒。

三、开盒

（一）开盒的方法

型盒经热处理并自然冷却后，用扳手卸除固定加压螺丝。先用石膏调拌刀沿上下型盒的间隙轻撬开上、下层型盒，再用小锤敲打型盒底部活动板及型盒周围边缘，使模型脱出型盒。用石膏剪剪去义齿周围石膏及模型，将义齿从模型上分离出来。

若采用上𬌗架检查咬合，就只去除包埋石膏，将模型连同义齿清洗干净，保持模型与义齿不分离，且模型底部完整干净。

义齿从模型上脱出后，常有多余的石膏粘在义齿上，可用蜡刀剔刮，再用流水冲刷。如仍无法去除干净，可将义齿置于30%枸橼酸钠溶液中浸泡，石膏可被溶解，即易刷净。

开盒去除石膏时，先去除包埋石膏，再去除模型石膏，注意保护卡环支架等，防止折断。使用石膏剪刀时，注意剪刀的分力方向，避免将义齿基托剪断或致支架变形。

（二）开盒的注意事项

1. 分离型盒及脱出石膏时，应敲打型盒四周，避免直接用力敲击包埋的石膏，以免引起基托折断或支架变形。

2. 下颌义齿不可从舌侧中间剪开，否则易使基托断裂。

四、充填树脂及热处理时常见问题及原因

（一）树脂基托颜色不均匀

1. 原因

①树脂材料调和时器械不洁、单体挥发、反复添加树脂粉、调拌不均匀。

②填塞树脂时机过晚。

2. 预防措施

① 调拌树脂时保持器械清洁并严格按照粉液比添加材料，加盖密闭。

② 树脂调拌量应当稍多些。

③ 正确把握充填时机。

3. 处理方式 将颜色不均匀的基托部分磨除并重新调拌冲胶。

（二）基托树脂与人工牙结合不牢固

1. 原因

① 成品人工牙盖嵴部过于光滑、固位力不足；成品人工牙上粘有分离剂或玻璃纸残留。

② 填塞基托树脂和人工牙时，两者相隔时间过长，接触面未涂抹单体。

③ 型盒加压压力不足导致上下型盒未压紧，树脂充填不紧密。

2. 预防措施

① 人工牙盖嵴部预先粗化；充填树脂前检查有无异物并涂抹单体。

② 关闭型盒时使用足够的压力并旋紧固定螺栓。

3. 处理方法 用自凝或热凝树脂修复，在松动或脱落的人工牙盖嵴部打固位孔，将相应的基托部位磨除一层，分别在基托和人工牙盖嵴部滴加单体并填塞树脂。

（三）义齿基托树脂出现气泡

1. 原因

① 树脂材料质量较差：粉剂材料比例不当，如催化剂含量过多。

② 调拌树脂材料时粉液比例添加不正确：单体过少，树脂粉聚合溶胀不充分，可以在基托内部形成均匀分布的微小气泡；单体过多，在树脂材料聚合过程中体积收缩较大，并且不均匀，常于基托的表面各处出现较大气泡。另造成单体过少的原因还可能是因为材料调和后未加盖，造成单体挥发；或模型未有效涂布分离剂，使单体渗入石膏内所导致。

③ 树脂材料的充填时机选择不当：树脂材料在聚合过程中体积可出现收缩，而面团期时体积收缩相对较小。故常在此期进行充填，充填后的基托树脂光滑致密，不易产生气泡。如材料充填过早，可因材料黏性大，而易带入气泡并且聚合时体积收缩较大，导致基托表面产生不规则的大气泡；如材料充填过晚，树脂调和物变硬，材料可塑性和流动性降低，树脂充填后形成欠充盈性缺陷。

④ 树脂材料充填量或压力不足：可出现散在性的小气泡或局部大气泡。

⑤ 热处理时升温过快过高：升温速度过快时，树脂材料发生聚合反应时产生的热量无法释放时，会在基托较厚的部位如上颌义齿基托的腭侧形成许多微小气泡。

2. 预防措施 装盒时在型盒内石膏及模型的表面涂布分离剂；树脂材料在调拌时严格按照粉液比例调配，并加密闭盖；充填树脂量应充足，严格把控充填时机，在面团期时充填树脂，并适当加压；热处理时，控制好升温速度及温度。

3. 处理方法 磨除气泡表面后，以蜡型恢复基托外形，常规装盒填胶热处理或以自凝树脂修补。

（四）义齿基托发生变形

1. 原因

① 制取的印模或模型不准确。

② 树脂材料填塞过迟，使用的树脂材料过硬，导致支架或人工牙移位，甚至压坏模型。

③ 上、下层型盒关闭时未准确对位或压力不足。

④ 热处理完成后冷却速度过快或骤然冷却，开盒过早，使基托内、外温差过大，开盒后基托变形。

2. 预防措施

① 保证工作模型的准确性，灌注模型符合工作要求。

② 严格把握树脂充填时机，在面团期进行填胶操作。

③ 树脂基托材料完成热处理后，须将型盒放在室温下自行冷却，而后方可开盒。

3. 处理方法　如变形不严重可调磨修改；若变形量较大，则需重新制作。

（五）人工义齿咬合升高

1. 原因

① 包埋石膏未完全硬固，型盒加压时，人工牙嵌入石膏内而发生移位。

② 树脂材料填塞过量或时机过晚。

③ 型盒加压不足，上下型盒未压紧，存在缝隙。

2. 预防措施　精准把握树脂材料的充填时机及充填量，型盒加压固定，保证上下型盒关闭严密。

3. 处理方法　如咬合升高不严重可调磨人工牙𬌗面或基托磨光面修改；若咬合升高量较大，则需重新制作。

扫码“学一学”

第四节　调磨及抛光技术

一、调磨

（一）调磨的目的

在义齿加工的过程中，如蜡型完成、装盒、填塞树脂、热处理等操作环节中，可能会出现包埋石膏强度不足发生断裂，树脂材料充填时机及充填量把握不当、型盒加压不足而导致人工牙或支架发生位移；义齿基托边缘过锐，局部有多余的注塑瘤等问题，从而引起义齿产生早接触、咬合的升高和翘动等不稳定现象。

（二）调磨的步骤

义齿制作完成后戴入患者口内之前，需再次进行义齿的咬合调整。

义齿完成冲胶处理后，将义齿及模型一并完整地从型盒内取出，并在𬌗架上复位。若将模型于𬌗架上复位后，发现切导针与切导盘不能接触或从切导盘上浮起，后牙的咬合接触关系不紧密时，咬合应略有升高。此现象为义齿树脂材料冲胶过程中导致的误差的，该上浮量即为调𬌗时的选磨量。调𬌗时需从各个角度全面仔细地观察人工义齿及模型的咬合接触情况，进行选磨调𬌗，消除早接触点及𬌗干扰，恢复上下颌之间的广泛、均匀、紧密的咬合关系，直至切导针与切导盘接触为止。

具体的调磨方法是将咬合纸置于人工牙𬌗面上，先以正中𬌗位与对颌模型进行咬合接触。重复多次后，取下咬合纸，观察人工牙𬌗面，若只有个别牙有染色点，则其为早接触，用小磨石仔细调磨早接触点，少量多次进行调磨。直至所有人工牙及天然牙列之间均有广泛、均匀的咬合接触点为止。再依本法对非正中𬌗位进行调磨。调磨后，须对人工牙的外形进行再次调整，磨除尖锐的边缘、加深𬌗面的沟、窝、点隙，以保证义齿恢复足够的咀嚼效率。

义齿在𬌗架上进行咬合调整易于发现咬合早接触点及𬌗干扰点，减少椅旁操作时间，操作简便。

二、打磨抛光

打磨抛光是义齿制作的最后一步。抛光后的义齿边缘应为圆钝状，不损伤口腔软组织，体积小巧，异物感小；义齿表面应平整光滑，减少食物残渣及菌斑的沉积，保持患者口腔内的清洁；患者佩戴义齿感觉舒适、美观，能有效恢复咀嚼及发音功能。

义齿打磨抛光时应严格按照先粗抛后细抛、先平整后磨光的原则进行。

（一）打磨抛光的常用器械

1. 技工用微型电机 技工用微型电机又称微型技工打磨机，主要用于技工对义齿进行打磨、切削和研磨时。使用过程须注意每次启动使用微型电机时，均要从最低速开始，不可直接高速运转。同时仔细检查打磨抛光用具有无抖动现象，常因用具不平衡或砂轮杆出现弯曲导致其抖动，也可能是电机本身出现问题。打磨时用力要均匀，一般为 50 ~ 100g 的力，不宜过大（图 8-4）。

2. 技工打磨抛光机 技工打磨抛光机可用于修复体的打磨和抛光。打磨机旋转的速度分为快速和慢速两挡。使用技工打磨抛光机前需要检查工作头有无破损和裂纹，如有损坏需要重新更换再使用。启动前先将调速旋钮旋转到慢速挡，如需使用快速挡也应由慢速挡启动，待机器运转平稳后再调至快速挡位。砂轮安装时要夹紧固定螺丝，不可用力过猛损伤砂轮（图 8-5）。

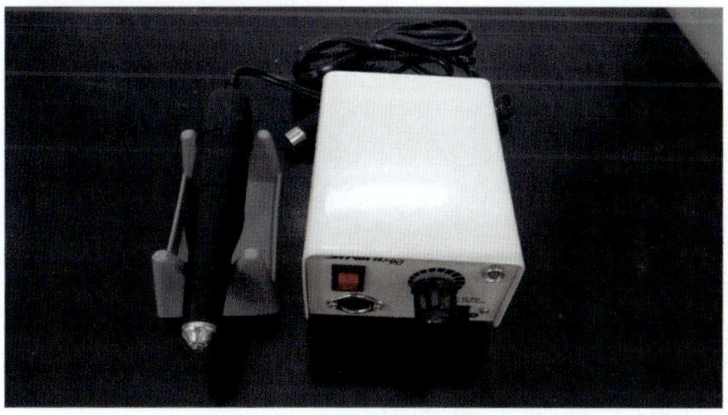

图 8-4 技工用微型电机

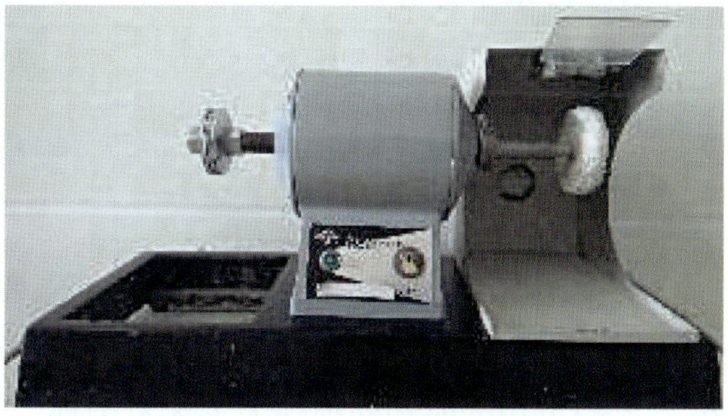

图 8-5 技工打磨抛光机

3. 抛光机 喷砂抛光机可清除金属表面的残留物和氧化物；电解抛光机可不损伤金属铸件的外形达到清洁的作用。

4. 清洗机 目前常用的有利用超声波产生震荡的超声波清洗机和在高温高压环境中利用蒸汽清洗修复体表面的蒸汽清洗机。

5. 打磨抛光工具 打磨常用的工具有倒锥钻、圆钻、裂钻、金刚砂钻针、各种形状的钨钢或碳化硅磨头（图 8-6）；抛光用布轮、毡轮、毛刷轮、橡皮轮（图 8-7）。

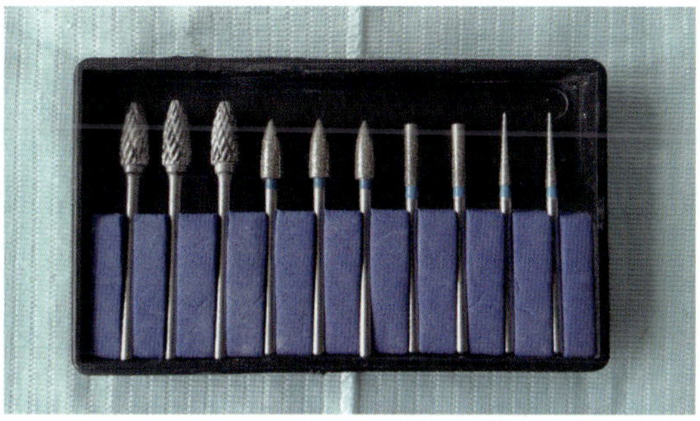

图 8-6 磨头

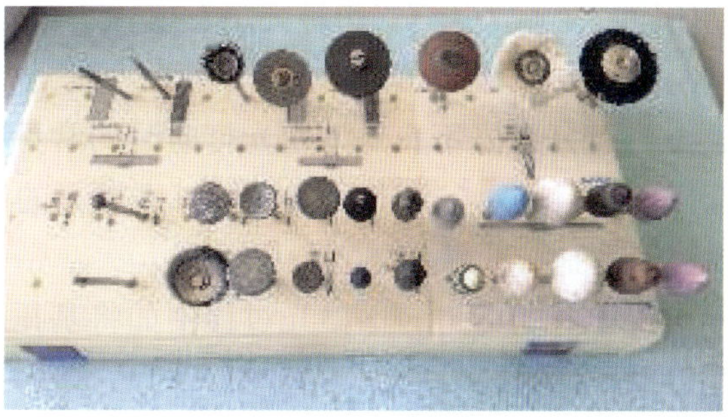

图 8-7 抛光磨头

6. 打磨抛光材料　细砂卷、抛光膏、石英粉或浮石粉等。

（二）打磨抛光的方法及要求

1. 粗磨　用砂石、粗砂轮修整义齿基托边缘过长、过厚及锐利的菲边等妨碍义齿就位的部分；使用细裂钻或球钻去除人工牙颈缘处及牙龈乳头处多余的树脂瘤、气泡及石膏残屑，修整基托外形；使用柱状砂石或裂钻，磨去卡环体、支托部附着多余的树脂材料及影响就位的倒凹；将义齿基托组织面上的树脂瘤磨去，并适当缓冲组织面上尖锐的突起部分，并将残留于基托组织面的石膏轻轻去除干净，不可过多修整义齿的组织面。通过粗磨使义齿磨光面逐渐平整。

2. 细磨　用目数较小的砂轮、砂石等细磨头，对经过粗磨处理的义齿基托表面进行修整。消除基托表面在粗磨时形成的磨削痕迹，交叉重叠磨除，去净基托表面痕迹，使义齿表面细腻、光洁。

3. 抛光及清洁　义齿基托经过细磨处理后，在抛光机上进一步抛光。为了保证基托的磨光面形态，在抛光过程中应从不同的角度对磨削部位进行抛光，并适当加压。先将布轮用水充分浸透，并蘸取抛光剂，间断有力地交叉反复抛光义齿基托。随后使用干、细软的布轮，表面蘸取抛光膏，对义齿表面轻轻打磨，即可使之呈现出树脂的光亮度。义齿抛光完成后，用小毛刷轻刷或使用超声波清洗机以清除义齿表面残留的抛光剂，检查并清洗义齿，置于冷水中保存。

考点提示　磨光的要求与方法。

（三）打磨抛光的注意事项

1. 义齿基托打磨时不能破坏基托表面外形。打磨抛光使用的器械和抛光材料要由粗到细，循序渐进，遵循少量多次、先磨平后磨光的原则。

2. 打磨抛光时切勿损伤人工牙及卡环，注意保护卡环等金属部件。

3. 打磨过程中，使用打磨抛光机时应根据不同程序随时调整转速，并转换义齿角度和打磨部位，防止义齿基托局部产热过高而发生变形。

4. 采用浮石粉糊剂、石英砂抛光时，使用的布轮、绒轮、毛刷均应充分浸湿，并需随时在需要抛光的部位添加湿润的磨光剂。抛光操作应间断进行，避免打磨时产热，导致义齿树脂基托焦化甚至变形。

5. 在打磨机上进行义齿抛光时，应稳固拿持义齿，注意布轮的抛光角度，打磨靠近卡环部位的义齿基托时，尽量使布轮旋转方向与卡环的弯曲方向一致，防止义齿卡环被布轮刮住导致变形，甚至义齿被弹飞发生折断。

（四）打磨抛光常见问题及处理

1. 基托抛光不良　为抛光打磨时的常见问题，其主要原因为打磨抛光的方法不正确或选择的工具不对，没有严格按照打磨抛光的原则进行。此时可以按照正确的要求及步骤重新对义齿基托进行打磨抛光。

2. 基托折断　打磨抛光过程中如将基托磨除过多，导致剩余基托过薄，可造成基托强度过低；打磨抛光时用力不当，致使基托受力过大；打磨抛光过程中义齿加持无力，出现意外飞出时，均有可能造成义齿基托的折断。树脂基托折断时可用自凝或热凝树脂进行修整。

3. 基托与模型不密合　如打磨抛光时对义齿基托组织面磨除过多或基托在打磨抛光时产热过高而发生变形，可导致基托与模型不密合。若因打磨过多导致基托与模型不密合，可通过基托重衬来处理；若因基托变形引起的不密合现象，只能重新制作。

第五节　可摘局部义齿试戴

扫码“学一学”

可摘局部义齿制作完成后，还需在模型上进行试合及在口内进行试戴无误后，方可交由患者使用。

一、试戴

将完成打磨抛光后的可摘局部义齿就位于模型上进行试合，需检查就位及密合情况。义齿就位时切不可使用暴力，以免造成模型磨损或义齿变形，影响义齿准确性。

（一）检查就位情况

将义齿以就位道方向小心地就位于模型之上，如戴入时遇到阻碍，需明确义齿上阻碍点的位置并将其磨除。需注意：调磨时应少量多次，不可过度修改，而造成义齿不密合。

（二）可摘局部义齿就位的依据

义齿戴入后位置与设计相吻合，且直接固位体、间接固位体与基牙密合，无间隙及翘动现象；除倒凹区、缓冲区、龈缘区等需要缓冲的部位外，基托的各个部分应与模型相贴合。如义齿就位后发生翘动等不稳定现象，而难于找到支点或障碍点时，可在义齿基托组织面放置调拌好的印模材料，将其戴入模型之上，其中印模材料最薄处即为障碍点，并对其进行适当调磨。若修复体变形严重则应重做。

（三）试戴

试戴是将完成后的义齿，戴入患者口内并进行检查和修改的过程。

1. 可摘局部义齿的质量要求

①一般项目：患者姓名、模型编号、缺牙部位、义齿设计类型、固位体数量等均与设计单完全相符。

②模型要求：可摘局部义齿制作完成后，模型应无磨损、断裂等情况产生，应干净完整。

③固位体要求：固位体表面光滑、平顺，厚薄适度，无缺损；卡环尖及边缘圆钝，不会造成软组织损伤；与基牙密合，无间隙及翘动现象；固位体有足够强度，弯制卡环无钳夹和反复弯制的痕迹。

④连接体要求：大、小连接体位置正确，与模型密合（网状连接体需离开模型组织面约0.5mm），无间隙及翘动现象，不影响牙周组织健康，具有一定强度；连接体表面及边缘光滑圆顺。

⑤基托要求：符合医师的设计要求，塑料基托必须形态自然，避让开唇、颊、舌系带处；表面光洁，颜色自然、均匀，无气泡、杂质，红、白树脂材料不相混杂；与支架部分衔接流畅；基托厚度在1.5 ~ 2.0mm；边缘圆钝、光滑，需适当加厚，以形成良好的边缘封闭。

金属基托表面须高度抛光，无损伤、缩孔；边缘必须圆钝、光滑，无锐边；基托体积在满足固位和强度的前提下，应美观、小巧。

二、义齿试戴时注意事项

1. 义齿试戴前，应将基托组织面近龈缘处及进入基牙和临近组织倒凹区的义齿基托部分作适当磨除缓冲，以免妨碍义齿就位或对牙龈造成压迫。

2. 义齿戴入过程中，如遇阻碍不能顺利就位时，切不可使用暴力强行加压就位，以免造成基牙和黏膜损伤、疼痛，导致义齿摘取困难。阻碍部分应做出标记，少量多次将其磨除。

3. 义齿戴入时应按义齿设计的就位道方向和角度就位。

4. 造成试戴就位困难的原因及修改。

影响义齿就位的原因	修改方法
卡环过紧	调磨卡环或基牙、严重者需重新制作
𬌗支托移位	调磨支托，严重者需要重作
义齿变形	调整重衬基托，严重者需要重作

三、义齿就位后的检查及处理

1. **义齿基托与黏膜组织的接触关系**　义齿戴入后，基托与黏膜组织应密切贴合，基托边缘适度伸展，不得妨碍唇、颊、舌部的功能性活动，义齿无翘动、无压痛。若基托与黏膜组织不贴合或有翘动，应检查是否有影响基托完全就位的障碍点。

2. **卡环、𬌗支托与基牙的接触关系**　义齿戴入后，卡环各部位应与基牙牙面密切贴合，卡臂尖位于基牙倒凹区内，而卡环体则应位于基牙非倒凹区；𬌗支托应与制备的支托凹密切贴合。卡环和𬌗支托均不应妨碍咬合。

3. **连接体与黏膜的接触关系**　义齿戴入后，连接体应与口内组织密切贴合。如连接体与组织接触过紧，则可能压迫黏膜引起疼痛；如连接体与组织之间有较大间隙，则可造成食物嵌塞，引起不适。

4. **咬合关系**　义齿戴入后，应形成广泛且均匀的咬合接触。

四、戴用义齿后的健康指导

1. 初戴义齿时，患者常有较明显的异物感，可引起患者唾液增多，甚至出现恶心、呕吐等不良反应；有时也可出现发音不清、咀嚼不利等情况。一般坚持戴用1 ~ 2周后，患者即可适应。

2. 摘戴义齿不熟练，应需耐心练习，不可强行摘取。戴入义齿时不可用咬合力量使之就位，以免损坏义齿；摘取义齿时需推拉基托边缘，而不可推拉卡环，以免导致卡环变形。

3. 初戴义齿时，一般不宜进食硬质食物。应先练习进食软质食物，待适应后再逐渐咀嚼较硬质的食物。

4. 义齿在使用过程中需注意保持清洁，进食完毕后应取下义齿清洗干净后再将其戴入口腔之内。可使用牙刷、牙膏进行常规清洁，也可使用义齿清洁剂，切忌使用酒精等消毒溶液浸泡。

5. 夜间睡前应取下义齿，清洗干净，置于冷水中即可。切忌放在开水中浸泡。

6. 若因佩戴及使用义齿而产生疼痛，需在复诊前 2 ～ 3h 戴上义齿，以便医师检查，进行修改。

7. 义齿发生损坏或折断时，应将义齿及折断的各个部分带来进行修理。

本章小结

本章主要介绍了可摘局部义齿树脂蜡型基托的制作技术。通过本章的学习，我们掌握了目前义齿基托加工常用的基托蜡型制作、树脂充填及热处理方法，以及树脂基托的打磨抛光技术。其中装盒技术以混装法为例进行了详细的解说，展示给大家水浴加热法进行树脂聚合的操作、注意事项及常见问题的解决。要求大家在工作中可以顺利进行基托蜡型的制作，完成装盒、填胶、热处理的操作，可将义齿高度抛光，获得高质量的可摘局部义齿，方便临床医师进行操作。

（阎　杰）

习　题

扫码“练一练”

一、单项选择题

1. 基托蜡型的体部厚度一般为

A. 0.35 ～ 0.5mm　　B. 0.5 ～ 0.75mm

C. 0.75 ～ 1.0mm　　D. 1.0 ～ 1.5mm

E. 1.5 ～ 2.0mm

2. 蜡型基托，雕刻前牙唇侧的龈缘线时，雕刻刀应与牙冠唇面所成角度是

A. 22°　　B. 33°

C. 45°　　D. 60°

E. 120°

3. 装盒时，人工牙的切缘距离上层型盒顶盖之间的间隙至少应有的间隙是

A. 2 ～ 4mm　　B. 4 ～ 6mm

C. 6 ～ 8mm　　D. 8 ～ 10mm

E. 至少 10mm

4. 热凝树脂的最佳充填时机，为调和物处于

A. 稀糊期　　B. 黏丝期

C. 湿沙期　　D. 面团期

E. 橡胶期

5. 调和热凝树脂材料时，须按照粉液重量比

A. 1：1　　B. 2：1

C. 3：1　　D. 1：2

E. 3：1

二、思考题

简述充填树脂热处理时常见问题及原因。

第九章

可摘局部义齿戴入后常见问题及处理和义齿的修理

学习目标

1. **掌握** 卡环、支托、连接杆折断的修理；基托折断的修理；人工牙折断、脱落的修理；增加人工牙、卡环和支托的方法。

2. **熟悉** 人工牙无接触的原因和修理。

3. **了解** 义齿重衬。

4. 学会运用所学的知识，进行义齿的修理。

5. 能关心患者的需求，与临床医生沟通配合，更好地为患者服务。

案例讨论

【案例】

患者，女，65岁，一周前于口腔门诊就诊，戴入了才制作的可摘局部义齿，义齿使用一周，出现咀嚼疼痛的情况。

【讨论】

1. 义齿使用不久出现咀嚼疼痛的原因可能有哪些？

2. 如果疼痛是基牙疼痛所致，应如何预防？

扫码“学一学”

第一节　可摘局部义齿戴入后常见问题及处理

一、义齿就位困难

可摘局部义齿就位有如下标准：卡环各部、支托与相应牙体组织贴合到位；连接体落实到位；基托组织面与黏膜密贴；义齿无翘动现象。临床上可根据义齿就位困难的原因进行分析，对症处理。

（一）卡环不能就位

卡环体区域如有多余树脂与其粘连，可将多余的树脂磨除。填补倒凹不足，或制作支架时磨损模型，可致卡环体部进入倒凹区。如因卡环体坚硬部分进入倒凹区而不能就位，则不能磨改卡环，只能磨改与卡环体相应部位对应的基牙牙体组织或者重新制作义齿。间隙卡环不能就位，大多因磨损模型所致，轻者可以磨改基牙与卡环间隙处的牙体组织，重者需要重做卡环。卡环臂过紧，可稍稍将卡环放松。

扫码“看一看”

（二）𬌗支托移位

因制作过程中模型受损，或装盒、充填树脂时发生𬌗支托移位，可造成义齿不能就位。若轻微移位，可以修改𬌗支托或磨改𬌗支托窝；移位严重者，则需取模重做。

（三）义齿非弹性部分进入倒凹区

基托或人工牙进入软、硬组织倒凹区明显的突起部分，可在目测下直接磨除。若阻挡部位不明显，可用咬合纸印衬检查。将义齿试戴后摘下，检查着色点，用钢钻或小轮状石磨除代表阻碍处的着色点，即可磨去进入倒凹区的人工牙或树脂基托部分，经如此反复试戴和调改，直到完全就位。但每次磨改量不宜过多，以免使义齿与基牙间形成间隙，造成食物嵌塞。

（四）义齿变形

印模和模型不准，装盒和充填树脂时支架移位，开盒和磨光时支架和基托变形。轻度变形可以通过修改支架，调整、重衬基托等进行纠正，明显变形者应取模重做义齿。

（五）铸造支架式义齿不能就位

1. 制作过程中支架变形

（1）琼脂印模料质量不好，由于含水量高，强度和韧性差，在翻制模型过程中失水过多，造成阴模收缩变形。

（2）熔模变形。

（3）高温包埋材料的质量不好，热膨胀系数不够，不能补偿铸造后金属的收缩，使支架变形。

（4）铸道设置不合理，造成支架在铸造过程中不均匀收缩。

（5）模型有缺损，特别是𬌗支托窝、牙冠的轴面外形等部位有缺损，或在铸造过程中𬌗支托、卡环体部有粘砂和瘤块，都会影响义齿就位。

（6）开盒时用力过大或方向不当，也会造成义齿变形。

（7）打磨过程中支架受损伤。

2. 设计不当　模型设计时共同就位道选择不当或倒凹填补不够，致使卡环组件、连接体进入倒凹区，造成义齿就位困难。

戴义齿时应按义齿设计的就位道方向试戴，轻轻施以压力，观察能否顺利就位。如有阻力，应分析原因，可通过目测、脱色纸予以修改。若仍不能完全就位者，常常需要对义齿做大的修理甚至取印模重做。

二、疼痛

（一）基牙疼痛

1. 基牙受力异常　卡环环抱过紧或卡环、人工牙、基托与基牙接触过紧，对基牙产生持续性推力引起基牙胀痛；义齿翘动或摆动或咬合过高，使基牙承受不正常的扭力或𬌗力。

七、人工牙咬颊黏膜、咬舌

义齿初戴后的一段时间，如果常出现人工牙咬颊黏膜、咬舌现象，主要由于：上、下颌后牙的覆盖或反覆盖过小；患者缺牙过久，颊部软组织向口内方向凹陷或颊部组织变肥厚；天然牙的牙尖锐利等。此时应加大后牙覆盖，调磨过锐的牙尖，加厚颊侧基托以撑开颊部组织。

咬舌多是因为下颌后牙排列偏向舌侧或因𬌗平面过低造成。可适当升高下颌𬌗平面，磨改下颌人工牙的舌面，必要时应重新排列后牙加大后牙覆盖。

八、恶心、唾液增多

主要是戴牙初期不习惯，特别是戴入大件上颌可摘局部义齿后，硬软腭交界处异物感明显，刺激唾液分泌增多或恶心。给患者做好解释，鼓励坚持戴用，此类现象可消失。如果义齿本身原因，如基托后缘伸展过长、过厚，基托后缘或后腭杆与黏膜不密合，常会引起恶心，应适当磨改基托后缘或磨薄基托，或进行重衬，使基托密合。

九、咀嚼肌和颞下颌关节不适

垂直距离恢复的过低或过高，可改变咀嚼肌张力和颞下颌关节的正常状态，使患者感到肌疲劳、酸痛和张口受限等颞下颌关节病症状，可通过恢复正确垂直距离和调𬌗来解决。

十、戴义齿后的美观问题

主要表现在患者在戴用义齿后提出唇部过于突出或凹陷，对人工前牙形态、对大小和颜色等外观不满意，可酌情进行修改。可能出现的卡环金属暴露应事先告知患者，必要时更改卡环类型，在不违反原则的基础上尽量满足患者的要求。但对于一些不切实际的要求，则应向患者耐心解释清楚。

第二节　可摘局部义齿的修理

扫码“学一学”

案例讨论

【案例】

患者，男，60岁，上颌可摘局部义齿修复后两年，一月前某一基牙牙冠龋损，根管治疗后保留其牙根，现来修复科求修复。

【讨论】

1. 此义齿可以修复后再使用吗？

2. 此义齿在修复过程中需注意哪些问题？

可摘局部义齿在戴用一段时间后，由于基牙或牙弓上其他牙齿发生无法预见的并发症，或由于牙槽嵴情况和牙周组织的变化，或因意外及患者使用不当造成的义齿折断或变形，以及义齿的设计制作缺陷，致使可摘局部义齿需增加人工牙及卡环，或产生人工牙折断、脱落，卡环和基托的折断损坏以及义齿基托与组织面不密合和咬合不良等，经修理后才能使用。对义齿预期寿命进行评估后，如义齿修理后能符合口腔修复治疗要求的，可予以修理后继续使用。若塑料老化，多次修理或义齿基托翘动损坏严重而不能修理的义齿，则需取模重新制作义齿。总之，在修理以前应该通过仔细地检查和分析，找出义齿存在的问题和缺陷，以减少义齿修改或者重做后再次发生问题。

义齿在戴用一段时间后，义齿表面会存在一定的牙石、烟渍等污垢。在修理过程中，应首先去除这些污垢，特别是义齿断端周围不得有任何污垢，否则会影响义齿修理的准确性和固位力，也会导致修理后的义齿基托颜色不协调等。

一、人工牙折断、脱落或增添的修理

（一）原因

1. 人工牙因间隙不足，经磨改后过薄，固位不良等受力后折断或脱落。

2. 深覆殆，咬合过紧，人工牙牙尖斜度过大，以致咬合不平衡致牙齿折断或脱落。

3. 分离剂涂在人工牙上或者有蜡残留在人工牙上致使人工牙与基托结合不牢固。

4. 义齿取戴不慎，跌断、摔落人工牙。

5. 余留牙因牙体、牙周疾患等原因造成缺失，原义齿使用良好，要求在原有义齿上增补人工牙。

（二）修理方法

如果人工牙仅仅从牙槽窝中脱出（图 9–1），可将脱落牙的盖嵴面和与之相应的基托处的“牙槽窝”打磨粗糙，或者在人工牙的盖嵴部制备洞型（图 9–2），以增加固位力，在人工牙的盖嵴部及舌侧以及相应的基托部分涂以少量的单体溶胀，调拌自凝树脂（图 9–3），按咬合关系固定（图 9–4）。如果人工牙已经丢失，要选择形状、颜色、大小合适的人工牙磨改；人工牙折断的可磨除义齿残留牙冠，同时修改舌侧的基托，必要时可扩大基托处的“牙槽窝”，在人工牙的盖嵴部及舌侧以及相应的基托部分涂以少量的单体溶胀，调拌自凝树脂，按咬合关系固定。

考点提示　人工牙折断、脱落的修理。

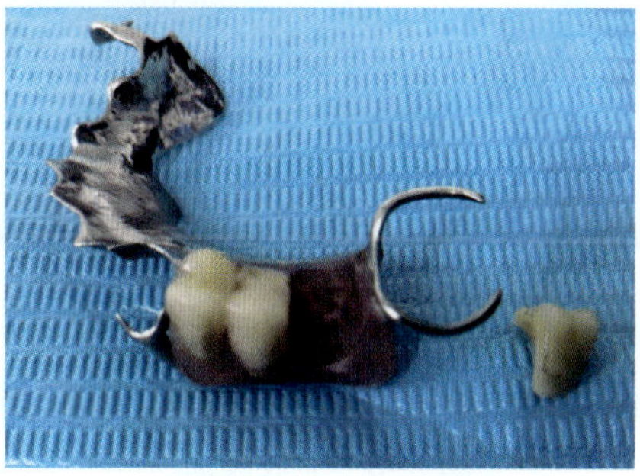

图 9–1　人工牙脱落

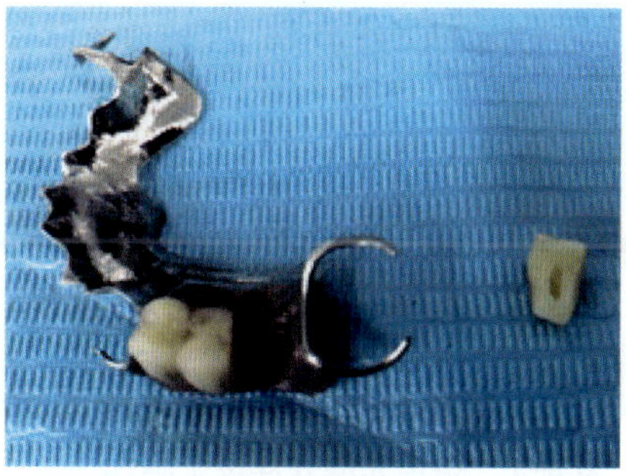

图 9–2　处理人工牙及义齿“牙槽窝”

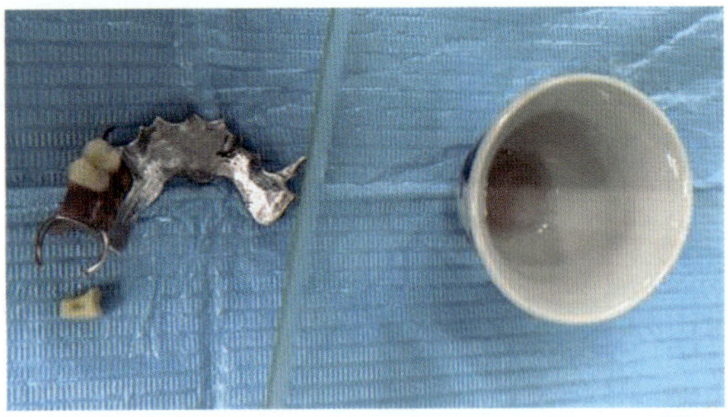

图 9-3 调拌自凝树脂，单体溶胀义齿的相应部位

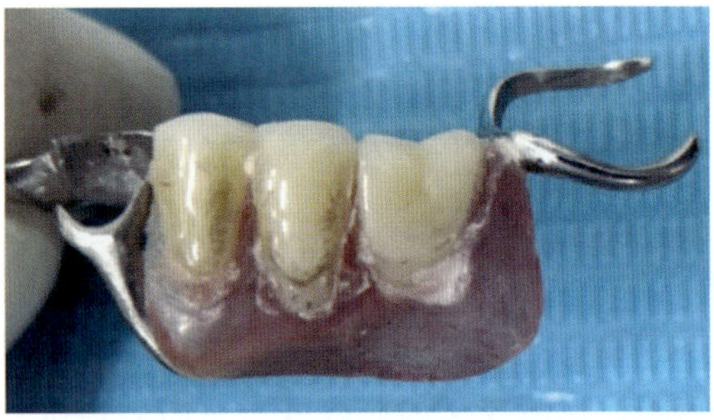

图 9-4 按咬合关系固定

如果是增添单个人工牙，首先，戴义齿取模，涂一层分离剂于基托的组织面，灌注石膏模型（图 9-5）。将义齿从模型上取出，磨除需添加的人工牙相应的舌侧基托部分后，再将义齿在模型上复位，舌侧是金属基托的需先安放网状连接体（图 9-6），先铸造完成并焊接于舌侧基托后（图 9-7）。按要求排列人工牙，用蜡恢复基托的唇、颊侧和龈缘形态，充填自凝树脂，树脂凝固后，调整咬合关系，打磨抛光（图 9-8）。以这种方式添加的人工牙比先预留网再添加人工牙，无论是受力大小还是牢固度均有明显优势。

考点提示 添加人工牙的方法。

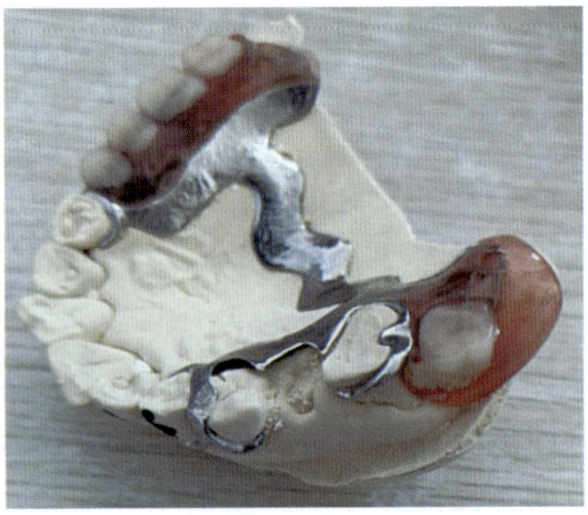

图 9-5 灌注石膏模型

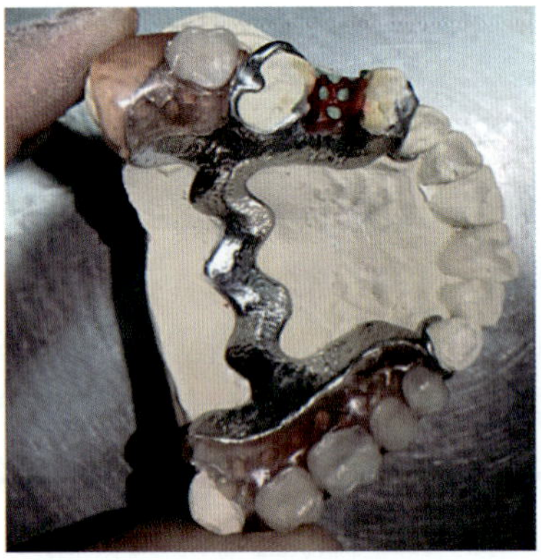

图 9-6 安放网状连接体

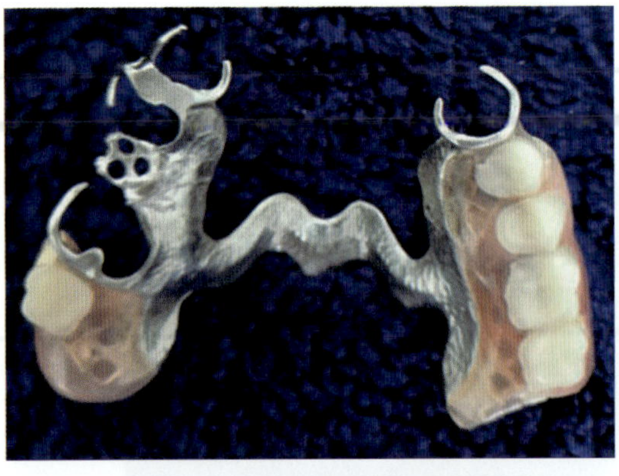

图 9-7 铸造完成并焊接于基托

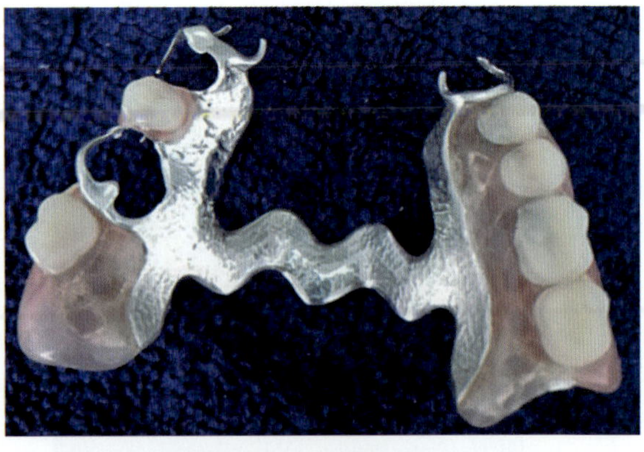

图 9-8 完成添加

如果是多数牙的修理、更换及唇侧基托断面范围大或增添连续多个人工牙，添加人工牙时首先戴义齿取模，涂一层分离剂于基托的组织面，灌注石膏模型，转移颌位关系至口

外，将义齿从模型上取出，磨除需修理、添加的人工牙相应的舌侧基托部分后，再将义齿在模型上复位，按要求排列人工牙，用蜡恢复基托的唇、颊侧和龈缘形态，如果修理的是前牙区域，一般按常规方法进行装盒、充填热凝树脂，热处理，打磨抛光；如果唇侧基托更换范围不大，也可用自凝树脂修复。即在蜡恢复后，采用调拌石膏或硅橡胶印模材料取唇颊侧复位记录，该复位记录的范围，应该包括相邻的近远中的两个牙位，并盖过切缘或𬌗缘的唇颊侧。石膏固化后，取下唇颊侧复位记录，除蜡。在石膏面涂以分离剂，把人工牙固定在复位记录材料的正确位置上，充填自凝树脂。树脂凝固后，调整咬合关系，打磨抛光。

二、卡环、𬌗支托及固位体折断的修理

（一）原因

1. 间隙卡环、𬌗支托凹制备的间隙不足，卡环臂进出过大的倒凹反复弯曲引起损坏，卡环在戴牙时经磨改后过细、过薄或厚薄不匀容易折断。

2. 弯制的卡环反复调改、弯曲致不锈钢丝受损。

3. 使用不当或强力摘戴。

4. 钢丝质量不好或铸造缺陷等。

（二）修理方法

1. 口内检查支托凹或卡环间隙，若间隙不足应重新预备支托凹及卡环间隙。

2. 磨除义齿上残留的卡环和𬌗支托、固位体，将义齿戴入口内完全就位，取印模，为避免塑料与石膏粘在一起，先于基托的组织面涂一层分离剂，再连同义齿印模一起取出灌注模型（图 9–9）。

3. 在模型上取下义齿，注意保持模型完整性，磨除基托内残留的支托、卡环或连接杆的小连接体，形成固位沟容纳小连接体空间（图 9–10）。

4. 在模型上制作支托或卡环，用蜡固定支托或卡环臂在正确的位置上（图 9–11），用自凝树脂包裹其伸入义齿基托的部分，恢复义齿外形。聚合后，磨除多余树脂抛光完成（图 9–12）。

考点提示 卡环、支托折断的修理。

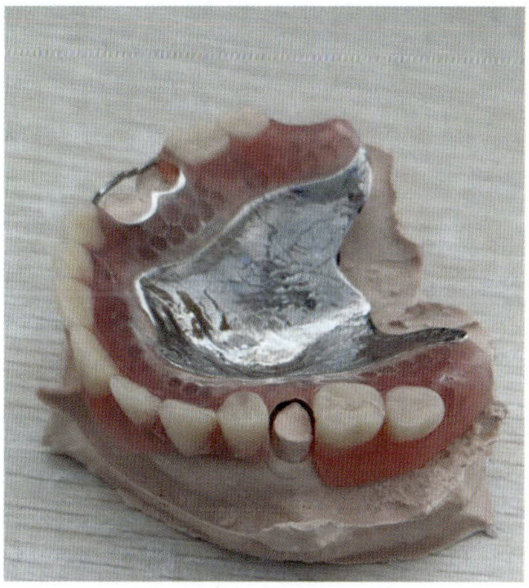

图 9–9 灌注模型

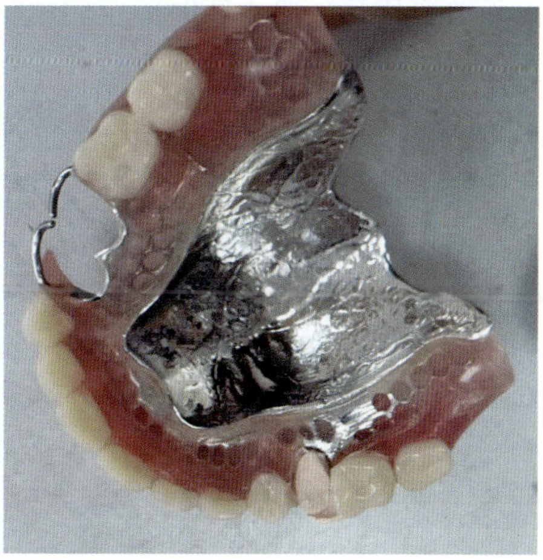

图 9–10 磨出固位沟

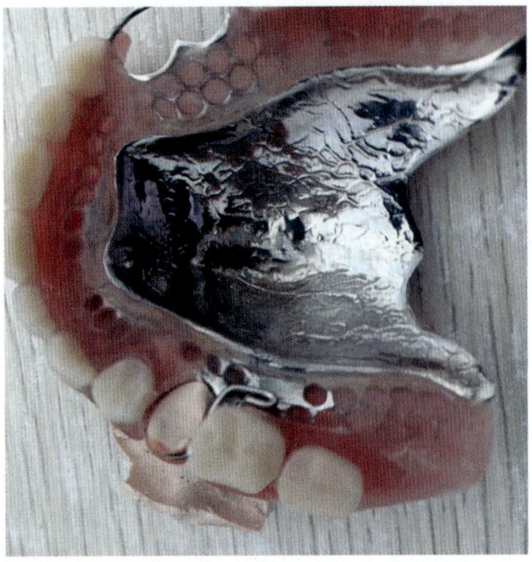
图 9-11　制作固位体，蜡固定

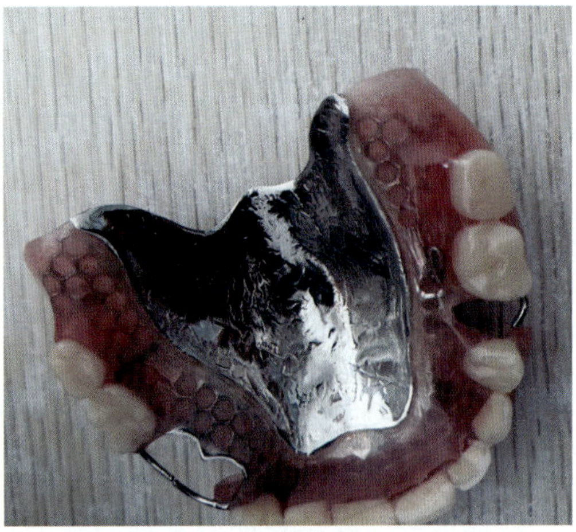
图 9-12　自凝树脂包裹完成

三、基托折裂、折断的修理

（一）原因

1. 基托过薄或内有气泡，应力集中区域未做加强处理，或者处理不当造成基托的薄弱点在基托受力时造成断裂。

2. 基托与黏膜不密合，咀嚼时义齿翘动致使折断。

3. 咬合不平衡使牙槽嵴吸收不均匀，基托与黏膜间形成间隙，义齿翘动，受力时造成折裂、折断。

4. 咀嚼时用力不当或使用时不慎将义齿坠地等，造成义齿折裂或折断。

（二）修理方法

1. 将义齿洗刷干净，基托折断的断端准确对接吻合，在磨光面折断线处用烧红的蜡刀交叉烫接（用力不要过大，以免变形）或用 502 胶粘接，也可在断端两侧上横置 2 ~ 3 根竹签或火柴棍，用蜡固定在断端两侧的基托或人工牙上，辅助固定，在基托组织面涂布分离剂后灌注石膏。

如果基托伴有较大的缺损或不能对合复位时，则须将义齿断块戴入口中，取印模并灌模后再修理。

2. 石膏凝固后，除去暂时固定用的材料，用砂石磨除裂隙两侧基托树脂，使之形成斜面，注意不可损伤其下的模型。

3. 为增加义齿坚固性，可通过裂隙制备数条横沟，以埋入金属加强丝，金属加强丝最好是矩形的，而不是圆形的，位置应偏向磨光面和拉力侧，与断裂线呈垂直交叉。

4. 用自凝树脂修补（直接法）时，可直接涂塑成形。采用热凝树脂修补（间接法）时，用蜡恢复基托被磨去的部分，然后按常规方法完成装盒及以后的各步骤。

5. 义齿修理完成后，应戴入患者口内检查，常规调𬌗，对基托和组织不密合者，应做衬垫处理。

考点提示 基托折断的修理。

四、重衬

义齿戴用一段时间后，缺牙区牙槽嵴会发生持续缓慢的吸收，造成义齿基托组织面与黏膜组织不贴合，出现食物嵌塞，无咬合接触或接触不紧，基托翘动，咬合不平衡，甚至造成义齿基托的折断等。对基牙产生侧向扭力，增加基牙和牙槽嵴的负荷。这种情况下，需要对义齿进行重衬处理。所谓重衬就是指用新的材料重新形成义齿基托组织面，使其与其下的组织更为贴合的过程。

值得注意的是，并不是当人工牙出现无咬合接触或接触不紧时，都应该通过重衬的办法来解决。为了确定是否需要重衬，还需要注意牙槽嵴改变的另一种表现，即义齿是否沿支点线翘动或旋转。比如游离端缺失的义齿，如果按压远中游离端基托，义齿沿支点线翘动或旋转，间接固位体从支托凹中脱出，则表明牙槽嵴外形已改变导致支持丧失，远中游离基托与现有牙槽嵴出现缝隙，在这种情况下，就需要通过重衬来补偿修复牙槽嵴的吸收，保证远中游离端基托与剩余牙槽嵴的功能形态贴合。

如果𬌗接触丧失而出现低𬌗或𬌗距离过小，而义齿稳定性较好的，则不必重衬，只需要在原有的基托上重建𬌗关系就可以了。可选择光固化树脂，自凝造牙树脂重新塑造𬌗面，或者根据咬合关系重排人工牙。

考点提示 人工牙无接触的修理。

（一）义齿重衬的适应证

1. 义齿沿远中直接固位体翘动或沿支点线旋转。
2. 游离端缺失的义齿，为使基托组织面稍加压于黏膜，亦可采用重衬处理。
3. 基托下组织受力不均造成黏膜多处压痛。
4. 义齿基托折断的修理。

（二）义齿重衬的方法

1. 直接法重衬　将义齿洗净擦干，需衬垫部位的唇、颊、舌（腭）侧基托边缘及组织面均匀地磨除一层，使其呈粗糙面。用小棉球蘸单体使之溶胀，调拌自凝树脂，达黏丝早期时均匀涂布于基托组织面和边缘需作衬垫处。用棉球蘸液状石蜡涂于患者需做重衬区的黏膜上。将可摘局部义齿在口内完全就位，让患者轻轻咬合。同时检查卡环及𬌗支托是否与隙卡沟和𬌗支托凹密合。确保没有改变已经建立的垂直距离。嘱患者主动做功能性整塑动作，将多余的树脂从基托边缘挤出，形成良好的边缘封闭。在树脂稍变硬时，从口内取出义齿，置于温水中浸泡，加速完成聚合作用，待树脂完全硬固后，去除倒凹区树脂，按常规磨光即可。

直接法重衬现临床较多采用，但需注意的是操作时必须娴熟、轻巧，在树脂未硬固之前将义齿从口内取出，否则树脂进入倒凹区的部分变硬后，义齿便无法从口内取出。

2. 间接法重衬　适用于义齿重衬的范围较大或不能接受自凝树脂对黏膜刺激的患者。

（1）将义齿刷洗干净、擦干，基托边缘及组织面均匀地磨除一层，并除去倒凹、缓冲硬区及骨隆突区的树脂（上颌义齿可在腭隆突区钻孔缓冲）。

（2）调拌少量流动性好的印模材料，放入义齿组织面，在口内戴入并嘱患者作正中咬合，指导患者作肌功能塑形。放置印模材料的量不宜过多也不宜过稠，以免改变垂直距离和正中关系。凝固后取出义齿，即先做印模材料重衬。

（3）装盒前去除基托周缘多余的印模材料，将基托的边缘到人工牙𬌗面之间的磨光面上涂润滑剂，以防止重衬树脂粘接到基托磨光面和人工牙上，将义齿组织面向上装入下层型盒，暴露组织面和边缘的印模材料。

（4）再装上层型盒，石膏硬固后开盒，去除印模材料，调拌自凝树脂于黏丝期充填型盒，并加压，待其聚合固化后取出义齿，按常规工艺打磨和抛光。

3. 自凝软衬材料的重衬 近年来，新型的自凝软衬材料使用方便且无刺激性，具有一定的柔韧性和弹性，与组织的贴合性好，与树脂基托、金属基托均能产生良好的结合。作为义齿组织面不密合的修理，能发挥其弹性缓冲的特性。对黏膜组织压痛点多、牙槽嵴低平、固位不良的病例作为辅助治疗，能起到减轻疼痛，改善固位效果的作用。特别适用于牙槽嵴低平、松软牙槽嵴或刃状牙槽嵴；黏膜组织过薄，倒凹大，压痛点多；以及颌面缺损组织倒凹大，软性材料部分伸入倒凹区等。

考点提示 义齿重衬的方法。

知识拓展

义齿软衬材料

义齿软衬材料是一类应用于义齿基托组织面具有一定弹性的义齿衬垫材料。它可提高与牙槽嵴的密合性，改善义齿的固位，并避免局部压力过大，减轻或消除压痛。目前义齿软衬材料主要有丙烯酸酯类软塑料和硅橡胶两类。

丙烯酸酯类软衬材料与基托树脂属同类聚合物，在粘接界面容易形成互溶，因此能与聚甲基丙烯酸甲酯基托形成较良好的结合。但由于此类材料含有大量的增塑剂，时间长了，增塑剂会析出，一方面可导致材料变形，另外增塑剂的析出，可导致材料逐渐失去柔软弹性而变硬。

硅橡胶义齿软衬材料有较好的强度、耐老化性，但它与基托塑料的粘接性较差，需要用专门的黏结剂，而且表面不易抛光，容易黏附有机质，滋生霉菌。

本章小结

本章从前期临床设计、备牙和后期义齿制作两个角度出发，对义齿戴入后发生的常见问题进行了探讨和归纳总结，同时也针对这些问题提出解决方案。另外，对戴用一段时间后出现的，可摘局部义齿人工牙脱落、增添，固位体部件和基托的折断损坏以及义齿基托与组织面不密合等情况的修理方法作了详细的阐述。

（王建军）

习 题

扫码"练一练"

一、单项选择题

1. 义齿就位困难，可能是下面哪些原因造成的

A. 卡环体区域有多余的突出树脂阻挡
B. 卡环体进入倒凹区
C. 𬌗支托移位
D. 充填树脂时导致支架移位
E. 以上都是

2. 基牙疼痛的原因可能是下列哪些原因造成的

A. 基牙的咬合过高
B. 卡环过紧对基牙产生侧向力
C. 牙体制备时磨除牙体组织过多
D. 基牙发生龋坏
E. 以上都是

3. 义齿固位不良可能是下列哪些因素引起的

A. 卡环不密合
B. 基托边缘伸展过长
C. 基托不密合
D. 卡环数量和分布不当
E. 以上都是

4. 软组织疼痛可能由下列哪些因素引起，除了

A. 基托的边缘过长
B. 牙槽嵴上有骨性突起
C. 为了对上颌义齿形成完整的封闭，而对模型后堤区进行修整
D. 基托面积过小
E. 龈方就位的卡环进入软组织倒凹

5. 义齿咀嚼功能差，有可能是下列哪些原因造成的，除了

A. 人工牙𬌗面过低过小
B. 采用半解剖式人工牙
C. 基牙少，牙周情况差
D. 垂直距离恢复不足
E. 牙槽嵴低平，黏膜薄

6. 人工牙咬颊黏膜咬舌，有可能是下列哪些因素引起的，除了

A. 上下颌后牙的覆盖过小
B. 天然牙尖锐利
C. 颊侧的软组织肥厚
D. 颊侧基托较厚
E. 𬌗平面过低

7. 下列问题容易导致食物嵌塞，除了

A. 义齿松动
B. 基牙和牙槽嵴存在不利倒凹
C. 卡环与基牙不密合
D. 基牙的近远中适当运用𬌗支托
E. 在试戴时，基托磨除过多

8. 以下说法正确的是

A. 对于舌体肥大的病人，可将人工牙排列偏向颊侧，以利于稳定固位
B. 上颌基托后缘与黏膜不密合不会引起恶心，可不处理
C. 垂直距离恢复过高，病人可以通过适应一段时间自行好转
D. 戴入义齿后出现疼痛问题，应嘱咐病人忍耐
E. 对患者提出的戴义齿后的美观问题，医生应无条件的采纳

9. 以下说法不正确的是

A. 卡环体坚硬部分进入倒凹区不能磨改卡环体部

B. 上颌硬区基托缓冲不够，容易导致义齿折断

C. 义齿戴用一段时间后，出现上下颌牙无接触或接触不紧，必须进行重衬处理

D. 在修理折断的𬌗支托时，有时需要重新在口内制备𬌗支托凹

E. 分离剂涂在人工牙上，可能会导致人工牙脱落

10. 以下说法正确的是

A. 戴义齿后出现发音障碍，不需要检查原因，都可自我改善

B. 咬合不平衡，容易使牙槽嵴吸收加速

C. 基托折断后，用烧红的蜡刀，在折断线处用力交叉烫接，以保证黏结牢固

D. 在口内用直接法添加人工牙时，要等到自凝树脂完全硬固后，才能将义齿摘出打磨抛光

E. 义齿固位不良与排牙无关

二、思考题

患者，男，75 岁，下颌双侧游离端可摘局部义齿修复后两年。今主诉近三个月食物逐渐不能嚼碎，求修理。请问：这种情况有可能是哪些原因造成的？应如何做鉴别检查？怎样修理？

第二篇

牙列缺损的固定－可摘局部义齿修复工艺技术

第十章

附着体义齿修复工艺技术

学习目标

1. **掌握** 附着体的概念、组成；附着体义齿的适应证。
2. **熟悉** 常见附着体义齿制作的过程。
3. **了解** 附着体的特点与义齿的修理。
4. 会运用所学知识，选择合适的附着体。
5. 具有遵守职业道德，具有沟通合作的能力。

案例讨论

【案例】

患者，男，55 岁，双侧下颌后牙缺失一年，缺牙区牙槽嵴丰满，牙周及余留牙健康。半年前行可摘局部义齿修复后义齿固位不佳，异物感强。现来口腔修复科要求修复。

【讨论】

1. 患者牙列缺损的类型属于 Kennedy 分类中的第几类？
2. 选择合适的修复方案。

扫码“看一看”

第一节 附着体义齿修复工艺技术概述

扫码“学一学”

一、附着体的概述

附着体是附着体义齿的固位装置，它通过阴性结构和阳性结构的嵌锁作用结合在一起，其一部分与基牙或种植体结合，另一部分与义齿的可摘部分连接。附着体义齿的发展比较久远，有记载显示 1841 年附着体就开始用于临床。现代临床使用的附着体雏形来源于 19 世纪末的 Griswald。20 世纪初 Chayes 利用冠内摩擦固位理论设计了较完善的冠内附着体，至今仍在临床广泛使用（图 10-1）。

随着材料学、工艺加工学的不断发展，附着体的应用更加广泛。除了用于牙列缺损和牙列缺失修复，也为颌骨缺损修复及功能重建提供了有效的固位方法。使用精密附着体代替常规固位体，改善了基牙的应力分布，增强了修复体的稳定性，同时，利用附着体作为固位方式使牙列缺损的修复多样化，丰富了设计形式。附着体体积小且精致，是口腔修复学发展史上的一个重要里程碑。

（一）附着体的组成

附着体一般由阴性部件和阳性部件两个部分组成（图 10–2），部分附着体还有其他辅助部件。

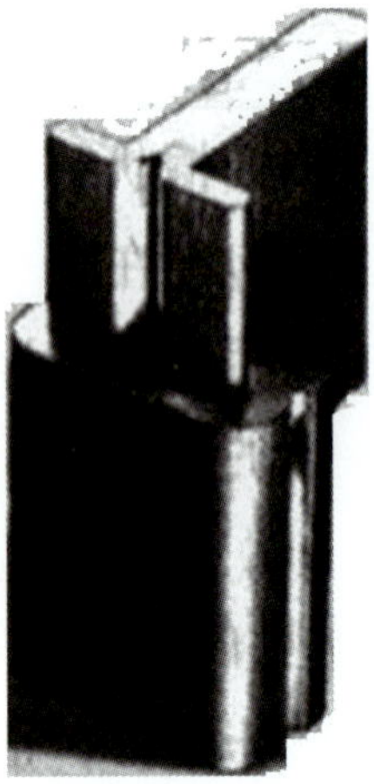

图 10–1　1906 年由 Chayes 设计的冠内附着体

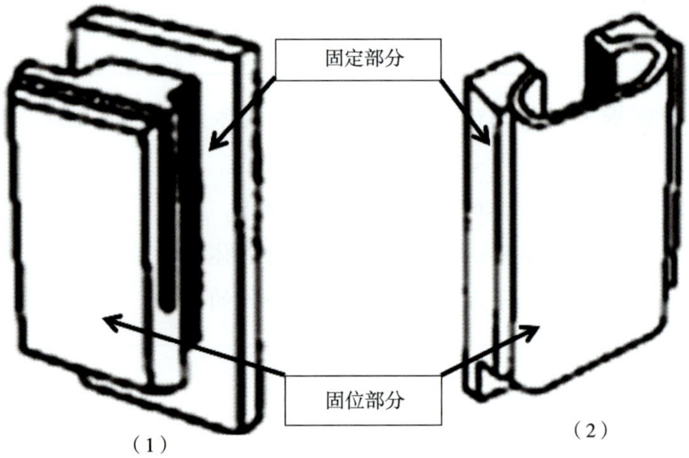

图 10–2　尾翼型附着体

（1）阳性部件；（2）阴性部件

1. 阴性部件　固位部分为凹形结构的附着体部件称为阴性部件。阴性部件常由固位部分和固定部分两个部分组成。

（1）固位部分：它与阳性部件嵌锁连接，产生固位力。常见形态有凹槽形、锥筒形等。

（2）固定部分：与牙冠、牙根和义齿连接，起到固定阳性部件在其上的作用，常见固定部分的形态有凹槽形、锯齿形等。

2. 阳性部件　固位部分为凸形结构的附着体部件称为阳性部件，阳性部件也由固位部分和固定部分构成。

（1）固位部分：它与阴性部件嵌锁连接，产生固位力。不同类型的附着体固位部分的形态各不相同，比较常见的形态有：球形、圆柱形、圆锥形、翼形等。

（2）固定部分：同阴性部件。

3. 辅助部件　辅助部件也有多种形式。

（1）磁体：磁体通过磁极产生吸引力。

（2）弹簧：具有固定附着体各部件的功能。

（3）“O”形圈：位于附着体部件上的橡胶或金属圈形结构，具有增加固位的作用。

（4）舌侧支撑臂：位于基牙舌侧，为连接附着体、支架或基托的金属对抗臂，具有支撑，增加固位与稳定，缓冲咬合力的作用。

考点提示　附着体的组成。

（二）附着体的特点

附着体比传统卡环固位体更能得到稳定和固位，不仅舒适耐用、咀嚼效率恢复良好，而且与传统义齿相比更有利于保护患者基牙和牙槽嵴的健康，减少继发龋。附着体义齿是兼顾固定义齿和可摘局部义齿优点的一种修复方式，它减少了卡环等金属部件的暴露，使修复体获得满意的美观效果，对牙列缺损有良好的修复作用。

1. 稳定和固位　附着体作为可摘义齿的固位体，利用阴阳性结构的结合形式可形成较大的固位力，而且能保持固位力持久，不会随义齿摘戴次数增加而出现固位力明显下降等特点。如栓体栓道式附着体形成的机械嵌合固位作用；利用阴阳性结构形成的锁结固位作用；磁性附着体产生的磁引力作用等等，它们产生的固位效果明显优于卡环固位体。另外，附着体结构精密的特性能使修复牙列缺损、牙列缺失、颌面缺损时修复体的稳定性增加。

2. 美观效果　附着体一般安置于隐蔽的位置，佩戴义齿后，从唇颊面观无固位体暴露，美观效果极佳。此外，在设计附着体时，能使基牙牙冠形态和色泽与缺牙区人工牙协调，达到更加自然美观的效果。

3. 咀嚼效能　附着体义齿能取得更好的支持、稳定和固位效果。因此在咀嚼时能恢复比卡环可摘义齿更高的咀嚼效率，尤其是义齿不会因进食黏性食物而脱位。

4. 基牙保护　在设计附着体义齿时，都需考虑对基牙的保护，以维持修复后的远期效果。设计时尽可能减少基牙所受的侧向力，使𬌗力尽可能沿牙长轴方向传递，这对基牙支持组织的健康非常有利。

5. 制作工艺　附着体制作工艺要求高，制作周期略长，精度也高，对制作材料要求较高，所以价格比卡环固位的义齿高。

6. 应用范围　附着体义齿类型多样，临床应用比较广泛。

（三）附着体的分类

1. 根据加工精度分类　附着体分为精密附着体和半精密附着体。

2. 根据放置部位分类　附着体可分为冠外附着体（图 10–3）和冠内附着体（图 10–4）、牙根上附着体和牙根内附着体（图 10–5）。而牙根上附着体又分为按扣式附着体、杆卡式附着体（图 10–6）和套筒冠（图 10–7）。

3. 根据移动的方式分类　将附着体为分非弹性附着体和弹性附着体。弹性附着体又可分为垂直弹性附着体、铰链弹性附着体、垂直 – 铰链弹性附着体、垂直 – 旋转弹性附着体。

4. 根据固位的方式分类　附着体具有摩擦式附着体、机械式附着体、摩擦 – 机械式附着体、磁性附着体和力式附着体等类型。

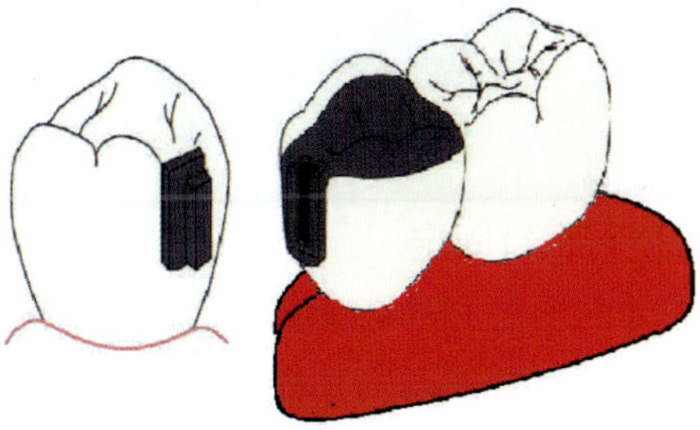

图 10–3　冠外附着体

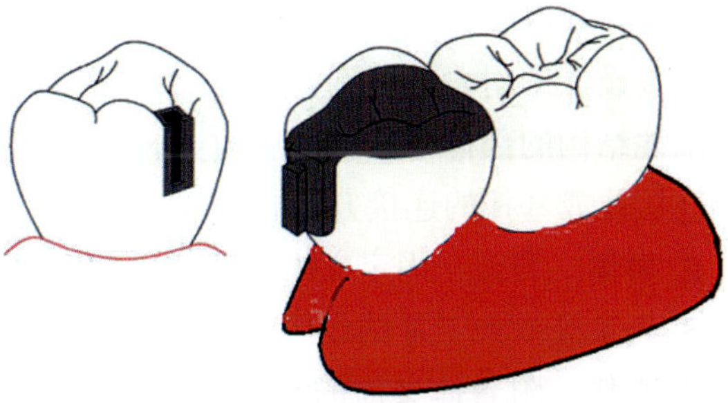

图 10–4　冠内附着体

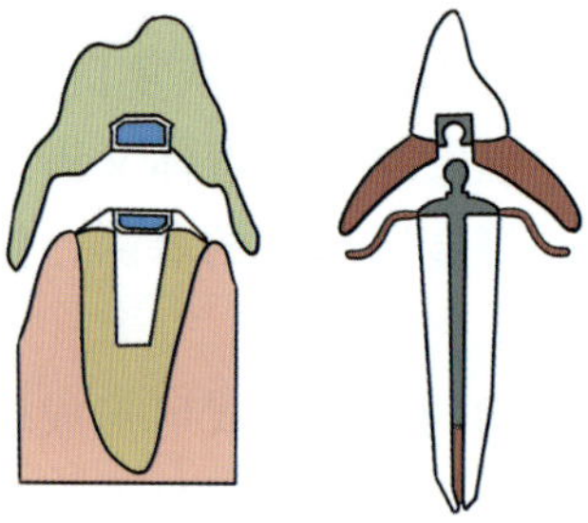

图 10-5　牙根上附着体和牙根内附体

（1）牙根上附着体；（2）牙根内附着体

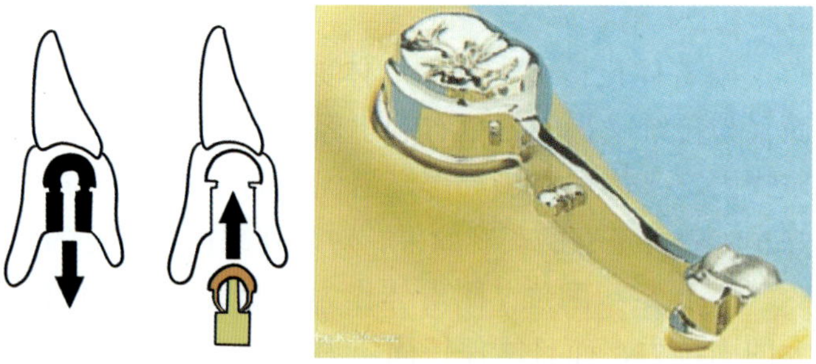

图 10-6　按扣式附着体和杆卡式附着体

（1）按扣式附着体；（2）杆卡式附着体

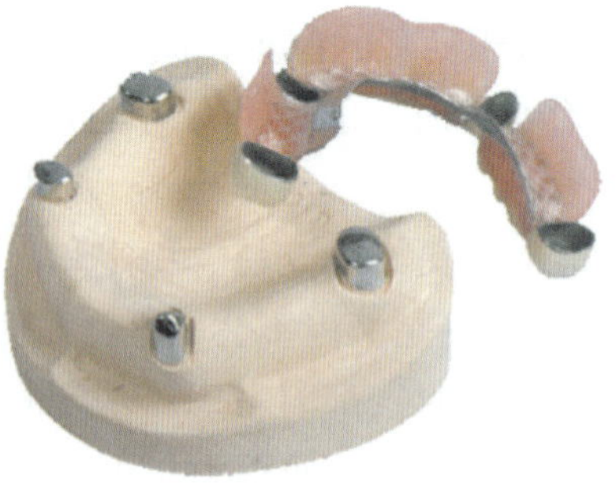

图 10-7　套筒冠

考点提示　附着体的分类。

二、附着体义齿组成、特点与适用范围

（一）附着体义齿的组成

附着体义齿是指采用附着体为固位体的修复方式，它由固定在基牙上的固定部分修复体和缺牙区可自行摘戴的可摘部分修复体组成，两部分修复体的组成部分中有固位体、桥体、人工牙、基托和连接体（图 10-8）。

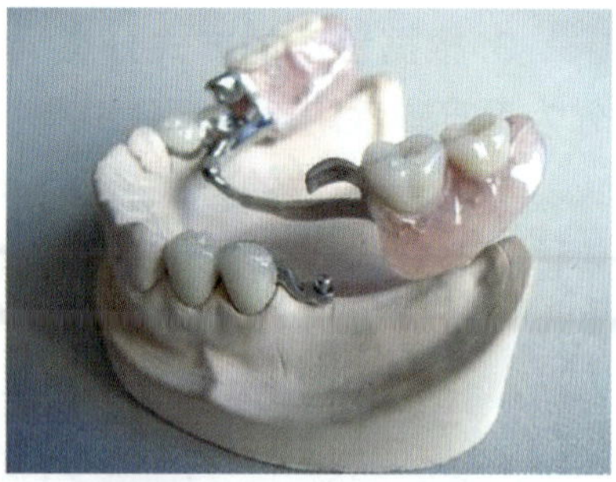

图 10-8　附着体义齿的组成

1. 固位体　附着体义齿的固位体是指固定在基牙牙冠上的附着体的阴性或阳性结构与固定在义齿支架上的附着体的阳性或阴性结构组合而成。固位体可以选用各种类型的附着体或以附着体为主附加其他辅助固位体，附着体义齿修复设计中附着体起到固位与支持作用。附着体的阴性、阳性结构的部件与基牙金属冠、种植体的基桩、金属支架连接体或基托的连接方式有焊接、黏结、整体铸造与螺钉固定。

2. 桥体　类似于固定义齿的桥体，它是修复缺失牙的形态和功能的部分。

3. 人工牙　人工牙的作用是修复缺牙区的天然牙，恢复其形态与功能。

4. 基托　附着体义齿的基托具有传递和分散𬌗力的作用。根据修复体设计要求，可选用金属或塑料基托，其范围大小与义齿支持形式、缺牙部位、缺牙数目相关。

5. 连接体　附着体义齿中的大连接体，主要有腭板、腭杆、舌板、舌杆等，在义齿中起分散𬌗力、加强义齿强度，以及连接附着体义齿的其他部分的作用。

（二）附着体义齿特点

1. 附着体义齿的优点

（1）固位力可调整：可根据临床具体情况利用专用工具，调整附着体的固位力。

（2）保护基牙、咀嚼效能高：应用附着体，可使作用于基牙上的𬌗力有较好的应力分布，有利于保护基牙。义齿摘戴过程中对基牙不会产生侧向力；咬合力的传导符合生物力学原则，咀嚼效能较高。

（3）修复体美观、舒适且排牙方便：附着体体积小且隐蔽，排牙的空间大。义齿的美观性较好，舒适度较高。

（4）符合卫生要求：附着体义齿，制作精细，体积小而固位力强，附着体光滑，减少了菌斑及食物残渣的堆积，有助于口腔清洁，符合卫生要求。

（5）修复设计多样化：采用附着体作为固位体，可根据临床不同的基牙、牙周及缺牙区牙槽嵴等情况酌情选择不同的附着体，使修复设计多样化。现在，附着体已作为种植体上部结构在临床逐步开展，在种植体上可用杆卡式附着体、按扣式附着体、磁性附着体、套筒冠和螺钉式附着体等。

（6）维修方便：同一类型的各部件均采用标准件尺寸，能够通用，一旦发生损坏，维修、更换较方便。

2. 附着体义齿的缺点

（1）基牙磨除量大：附着体义齿的基牙预备需要磨除大量牙体组织来安置附着体。

（2）临床操作和技工制作过程复杂，制作设备要求较高且治疗周期较长，费用较高。

（3）受牙齿和牙槽嵴条件的限制：附着体的应用直接受牙冠的体积大小、牙髓腔位置、牙槽高度和宽度等因素影响。

（三）附着体义齿的适用范围

附着体义齿适用范围比较广，主要用于固定－可摘联合义齿修复、覆盖义齿修复、可摘局部义齿修复、牙周夹板、半固定义齿和种植义齿修复等方面。

1. 固定－可摘义齿联合修复　最典型的固定－可摘义齿是套筒冠义齿，通过内冠与外冠的相互嵌合产生摩擦力得以固位，有时还借助螺钉式附着体以增强固位。

2. 覆盖义齿修复　覆盖义齿常以按扣式附着体、杆卡式附着体和磁性附着体进行修复。

牙列缺失且牙槽嵴丰满者可用杆卡式附着体和按扣式附着体增强全口义齿的固位能力，而磁性附着体固位最适合修复牙槽嵴低平的全口覆盖义齿。

在可摘覆盖义齿修复中，杆卡式附着体、按扣式附着体则可用于 Kennedy 各类牙列缺失的患者；而磁性附着体主要用于 Kennedy 第一、第二、第四类缺失患者。

3. 可摘局部义齿修复

（1）Kennedy 第一类缺失：牙列双侧游离缺失，修复体远中没有基牙支持，而且牙缺失区的黏膜容易被压缩，义齿行使功能时，基牙易受扭力，损伤牙周组织。采用附着体固位，基牙的受力支点移向龈方，基牙受到扭力减小。但是为了进一步对抗不利于基牙健康的扭力和旋转脱位力，还必须在双侧基牙的近中均设计舌侧支撑臂，且连接附着体。

（2）Kennedy 第二类缺失：适用于对侧有可供放置间接固位体或附着体位置的单侧游离端缺失者。同时还必须在游离端基牙的近中也要设计舌侧支撑臂。

（3）Kennedy 第三、第四类缺失：附着体适用于有软组织缺损且缺失区间隙小，卡环固位差且影响美观者。

4. 牙周夹板

因为附着体可产生良好的牙周夹板作用，对患牙周病的基牙，附着体义齿修复后可减少其牙周创伤和促进牙周组织的愈合。

知识拓展

常见的各类附着体

1. 冠内附着体 常见的冠内附着体一般都属于精密附着体，如 Beyeler 冠内附着体、McCollum 冠内附着体、Schatzmann 冠内附着体、Stern- Mecolllum 冠内附着体、Crismani 冠内附着体。冠内附着体的适应范围较广，不仅可以作为各类型牙列缺损的可摘义齿及可摘式固定桥修复体的固位体，而且还可以作为活动 – 固定义齿的连接体。但对基牙条件要求较高，牙冠缺损面积较大时根管治疗需完善，牙周组织要求基本健康（吸收不超过根长的 1/3），基牙牙冠的殆龈高度大于 4mm，且同时具有足够的颊舌径。冠内附着体的优点：①便于清洁，有利于口腔卫生的保持；②咬合力经过附着体基牙的牙体长轴传递到根尖，可起到保护基牙的作用。冠内附着体的缺点：①对基牙条件要求较高；②制作工艺复杂，费用高，且不易修理和更换；③附着体体积小，机械强度低，设计时需增加辅助性间接固位体。

2. 冠外附着体 常见的冠外附着体一般也属于精密附着体，如 Mini–Dalbo 冠外附着体、Ceka 冠外附着体、Roach ball 冠外附着体等。冠外附着体在固定义齿的修复中可用于就位道方向的调整，也可以作为修复各类型牙列缺损的可摘局部义齿的固位体。冠外附着体对基牙的要求较低，基牙的牙冠颊舌径需具有足够的宽度，殆龈距大于 6mm。牙齿松动度在 I° 以内，牙周基本健康或牙周炎症已被控制。冠外附着体的优点：①固位作用较大，常用于游离端缺失的可摘局部义齿中；②对基牙的大小要求较低。冠外附着体的缺点：①缺牙区缺隙过小无法应用；②不易控制菌斑附着，口腔卫生较难保持。

3. 根面附着体 根面附着体的类型多样，常用的有按扣式附着体、杆卡式附着体和磁性附着体等。

第二节 附着体义齿制作工艺

附着体义齿虽然类型多样，但其临床修复工艺流程相同。附着体义齿的基本制作工艺包括基牙预备、制取印模及模型设计、附着体义齿的制作、义齿的完成与试戴。其中基牙预备、印模制取同固定修复，本节主要介绍附着义齿的基本制作工艺。

一、工作模型的处理

1. 检查石膏模型　在完成基牙预备后，应选择理想的印模材料及时制取印模。印模制取后立即采用超硬石膏灌注模型。待模型材料凝固后从印模中取出模型，仔细检查模型中基牙牙体和颈缘形态，如发现牙体有缺陷，颈缘不清晰，应重新取印模。对基牙以外的其他牙齿𬌗面和颈部区的石膏小瘤进行修整，以免影响上下牙列的咬合关系。

扫码"学一学"

2. 制作可拆代型　附着体义齿石膏代型制作的基本步骤与固定义齿相近，但其制作要求更高，以保证附着体制作的精密程度。

3. 转移颌位关系至𬌗架

（1）颌位关系确定：颌位关系确定是附着体义齿修复牙列缺损后能否恢复良好的咀嚼功能的关键步骤之一。临床上常根据牙列缺损的状况，分别采用：①用模型上余留牙确定上下颌关系；②用咬合记录印迹确定上下颌关系；③用𬌗托记录确定上下颌关系。

（2）上𬌗架：检查石膏模型上牙列咬合面上有否气瘤，气瘤的存在将影响上下牙列咬合时的准确性。按临床咬合记录，对准模型上的咬合关系，确定在正中𬌗位时上、下模型咬合稳定，无翘动现象。用双层橡皮筋，把上下颌模型在对角线处固定。附着体制作一般应选择可调节式𬌗架。附着体义齿工作模型上𬌗架的方法与全口义齿基本相似。

4. 确定义齿共同就位道　附着体与传统卡环固位型义齿不同，附着体义齿的共同就位道主要指多个附着体之间，各附着体的阳性结构与阴性结构都必须按共同方向和角度就位，以及附着体与其他固位体之间也都必须按共同方向和角度就位。

二、附着体义齿固定部分支架的制作及试戴

（一）附着体义齿固定部分支架的制作

以下以冠内附着体为例，介绍附着体义齿固定部分支架的制作方法。

1. 附着体牙冠蜡型的制作　附着体牙冠蜡型是指采用铸造蜡制作而成牙冠以及其上的附着体部件。可完全采用蜡手工雕刻而成，也可用蜡和预成的塑料或树脂附着体部件制作。

（1）附着体牙冠蜡型的制作：首先用铸造蜡恢复出牙冠外形，然后在牙冠蜡型上雕刻出设置附着体部件的箱形洞型（图 10-9）。

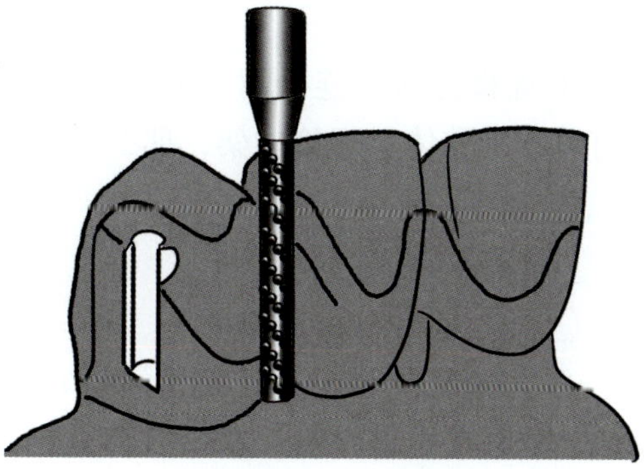

图 10-9　在牙冠蜡型上雕刻放置附着体的洞型

（2）安放附着体的方法：

① 根据缺失区情况，按可摘局部义齿的模型倾斜原则，在观测台上前后向及颊舌向倾斜模型，使义齿的就位道和摘出道方向一致。

② 在平行观测仪的旋转杆的夹具上插入带有附着体部件的转移杆，将部件平行地转移到牙冠蜡型的箱状洞形内并用蜡固定，这样附着体牙冠蜡型就制作完成了。值得注意的是每种附着体都配有专用的转移杆，这些杆之间不能互换使用。各个附着体之间必须具有相互平行共同的就位道。

③ 采用多个附着体，须保证牙弓两侧的所有附着体的高度协调一致。对于 KennedyI 类牙列缺损者，附着体必须保证两侧高度一致和附着体水平向的协调。临床上通常沿矢状面和

牙槽嵴中线夹角平分线放置附着体且夹角应小于 20°，否则极易损坏附着体和伤及基牙。

（3）舌侧支撑臂蜡型的制作：如果在附着体义齿的舌侧设计了支撑臂，则需在基牙上制作相应的蜡型连接附着体蜡型，并保证二者的就位道一致（图 10-10）。

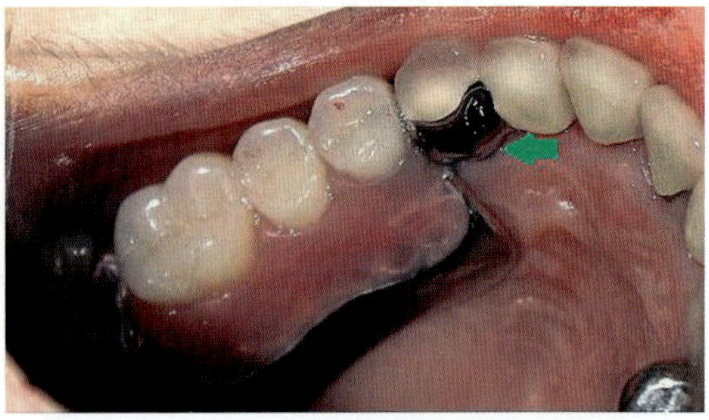

图 10-10　含有舌侧支持臂的冠内附着体

2. 附着体金属冠的完成

（1）包埋和铸造：安插铸道和包埋铸件，蜡型的铸造完成同铸造金属冠。可采用非贵金属铸造塑料或树脂预成品附着体部件；如果附着体的某一个部件是金属预成品，则必须采用贵金属或半贵金属铸造。

（2）打磨和抛光：为避免损伤附着体，临床上常采用喷玻璃珠的方法处理铸件表面，禁止用常规喷砂技术。但对其组织面，则可用常规喷砂或抛光技术处理。

（二）附着体义齿固定部分支架的试戴

1. 检查附着体金属冠在口内的就位情况，尤其应检查其颈缘的密合度。
2. 检查颌位关系记录是否正确。
3. 如果制作烤瓷熔附金属冠，则在烤瓷制作完成后，需再次试冠。

三、附着体义齿可摘部分支架的制作

附着体义齿可摘部分支架应在耐火材料翻制的工作模型上进行蜡型制作和铸造，其制作工艺同常规可摘局部义齿铸造支架的制作。

1. 确定颌位关系　在𬌗架上确定。

2. 制作金属支架和连接体蜡型　可在支架上制作暂时性的𬌗支托，以便患者日后摘戴义齿。

3. 连接方法　连接附着体与金属支架和连接体常采用整体铸造法、焊接法或黏结法。如打算在附着体上焊接支架，那么支架设计时应为附着体预留出位置。

四、义齿的完成及试戴

（一）义齿的完成

在患者的口腔内试戴完成的附着体固定部分支架与可摘部分支架，检查并记录就位、边缘密合及咬合等情况，合适后再送回技工室，完成义齿的制作。

1. 基底烤瓷制作　基本方法同普通烤瓷技术。

2. 人工牙、基托的完成　人工牙的排列、基托的设计方法同可摘局部义齿。

3. 义齿的编号　由于义齿设计方法不同，附着体的类型又较多，各部件的形态、大小、使用工具也不相同。为保障附着体义齿的正常使用及维修，需要对义齿进行编号，以防混淆及便于今后对其进行修理和更换。编号包括下列内容：姓名、性别、牙位；附着体的名称、型号和专用工具。

（二）附着体义齿试戴

附着体义齿的初戴与其他修复体不同。

1. 附着体义齿制作完成后先进行附着体义齿的试合，详细检查其颜色、形态、边缘及抛光情况，检查在口腔内的就位及咬合情况，调整咬合关系，再将基牙的牙冠或牙根的根桩进行临时粘固，保持义齿稳定。

2. 让患者试戴义齿，教会患者摘戴义齿，掌握正确的使用方式，尽快适应义齿，发挥义齿的功能。

3. 试戴两周后，再次检查义齿情况及基牙受力情况，基托组织面有无压痛或空隙，可以调𬌗或衬垫。当基牙无不适后，将基牙冠作永久性粘接固定。粘固过程中应始终保持附着体各部件的密合。

4. 3 ~ 6 个月后复诊检查，不适随诊，严禁自行修改。

第三节　附着体义齿戴入后的问题及修理

扫码“学一学”

附着体义齿戴入后，出现的软组织疼痛症状多因印模不准确，创伤性咬合，颌位关系不准，义齿不稳定，基托边缘过长不圆钝等原因造成。处理方法同常规义齿，对因处理。若出现义齿固位不良，需及时根据不同原因进行处理。

一、附着体固位力的调整

（一）初戴义齿固位不良

1. 原因　可因基托边缘过长、基托不密合、不良舌习惯、颌位关系不准确或附着体高点等原因造成。

2. 修理　一般固位不良的处理方法同常规义齿。但如因附着体阴性部件和阳性部件的摩擦力过小所致的固位不良，则要采用专用的固位力调节工具进行细微调整。禁止使用暴力，且调整幅度不宜过大。此外，也可以通过调整附着体辅助结构来增加固位力。

（二）长期戴用后义齿固位不良

1. 原因　主要是附着体磨损，磨损可因义齿附着体部件之间的长期摘戴与功能活动造成。常见因素：①附着体两部件之间的接触面积小；②各附着体就位道轻微地不一致；③基托密合性差；④附着体两部件的金属材料弹性模量相差大；⑤颌位关系不正确；⑥创伤性咬合；⑦义齿稳定性差等使附着体容易磨损的因素。另外，还有牙槽嵴吸收、基托不密合、设计不当、制作不精确、颌位关系不正确等原因而引起，制作过程中须加以注意。

2. 修理　在长期戴用后义齿出现固位不良，则需要对附着体进行调整、更换或修理。

二、修理附着体

1. 修理的原因　附着体过度磨损、附着体部件断裂、附着体部件与金属支架焊点断裂、附着体可摘义齿其他部件的损坏。

2. 修理的方法　修理方法有焊接法和增加舌侧支撑臂。

（1）焊接法：采用高温焊接法和激光点焊法焊接断裂部位。焊接前应仔细检查金属支架在模型上的复位情况；然后修理附着体部件并去除包裹在部件外面的塑料，完全暴露焊接部位。

（2）增加舌侧支撑臂：附着体可摘义齿由于设计方面的缺陷，使附着体受到过大的咬合力，这时除了修理受损的附着体外，还应考虑增加舌侧支撑臂缓冲咬合力，步骤为：①

在口内制备基牙舌侧支撑臂肩台；② 戴入义齿取印模，翻制带有义齿的模型；③ 在模型的基牙上制作支撑臂蜡型，连接基托或支架；④ 常规将蜡型包埋、铸造、打磨、抛光；⑤ 将铸造完成的支撑臂在模型上就位，用自凝塑料将其连接部分包埋在基托中；⑥ 打磨抛光义齿，试戴直至合适，完成修理。

考点提示 附着体的修理方法。

本章小结

本章主要介绍附着体义齿的组成及其特点、附着体义齿制作工艺、附着体义齿的修理。附着体主要由阳性与阴性两部件组成，分别具有固位和固定作用，其分类方法较多，临床常依据附着体在基牙上的部位分冠内、冠外和根面附着体三种类型。以附着体为主要固位形式的附着体义齿，一般由附着体固位体、桥体、人工牙、基托和连接体组成。附着体义齿固位与稳定效果佳，制作工艺较为复杂。目前附着体义齿在临床应用范围较广，应严格掌握附着体的适应证及优缺点。

（徐飞飞）

习　题

扫码"练一练"

一、单项选择题

1. 附着体义齿的组成不包括

A. 基托　　B. 桥体
C. 人工牙　　D. 卡环
E. 附着体

2. 关于附着体的特点描述不正确的是

A. 美观效果较好　　B. 咀嚼效能较高
C. 固位和稳定性能较强　　D. 制作工艺简单
E. 应用范围比较广

3. 附着体可摘义齿的适用范围

A. 固定—可摘义齿联合修复　　B. 覆盖义齿
C. 可摘局部义齿　　D. 牙周夹板
E. 以上均正确

4. 关于附着体辅助部件说法不正确的是

A. 弹簧　　B. 磁体
C. "O" 形圈　　D. 颊侧支撑臂
E. 舌侧支撑臂

5. 下列附着体不属于根面附着体的是

A. 杆卡式附着体　　B. 磁性附着体
C. 按扣式附着体　　D. 冠内附着体
E. 以上均是

6. 关于附着体义齿叙述错误的是
A. 基牙磨除量少　B. 治疗时间较长
C. 费用高　D. 美观、舒适
E. 维修方便

7. 下列关于冠内附着体说法不正确的是
A. 体积小、机械强度大　B. 便于口腔卫生的保持
C. 有利于咬合力的传导　D. 保护基牙
E. 制作工艺复杂，费用较高

8. 附着体义齿戴用一段时间后出现固位力下降的原因
A. 不良咬合习惯　B. 不适当的取戴义齿
C. 正常磨耗　D. 附着体变形
E. 以上说法均正确

9. 关于附着体与卡环固位体的叙述中错误的是
A. 卡环由卡环臂、卡环体及支托构成　B. 卡环固位体有碍美观
C. 附着体体积小较舒适　D. 附着体仅有阴性、阳性部件组成
E. 附着体价格较高

二、思考题

附着体义齿修理过程中增加舌侧支撑臂的方法？

第十一章

套筒冠义齿修复工艺技术

学习目标

1. **掌握** 圆锥型套筒冠义齿的制作。
2. **熟悉** 套筒冠义齿的概念和种类；圆锥型套筒冠义齿的组成和优缺点。
3. **了解** 圆锥型套筒冠义齿的适应证和非适应证及设计。

扫码“看一看”

案例讨论

【案例】

患者，男，53岁，有牙周炎病史。经牙周综合治疗后，要求义齿修复。对𬌗情况为：31、32、41、46牙缺失，45 ～ 47固定桥修复，余牙均有不同程度的牙槽骨吸收。44、34 ～ 37松动 I° ～ II°，13、14、23、24松动 II°，12、21、22、25松动 III°。缺牙区𬌗龈距离正常。

【讨论】

1. 该患者适合哪些修复方式？那种修复方式更加舒适美观？
2. 进行修复前该患者还需要哪些治疗？

扫码“学一学”

第一节　套筒冠义齿修复工艺技术概述

套筒冠义齿（telescope denture）是指以套筒冠为固位体的可摘义齿。套筒冠固位体由内冠与外冠组成，内冠粘固在基牙上，外冠与义齿其他组成部分连接成一个整体，义齿通过内冠、外冠之间的嵌合、摩擦作用产生固位力，使义齿获得良好的固位与稳定，义齿所承受的𬌗力由基牙或基牙与基托下组织共同来承担。

临床应用的各种套筒冠除内冠的形状有差异外，其基本结构相似。各种套筒冠固位体的义齿通常具有以下共同特性：

1. 套筒冠义齿在修复牙列缺损时，将基牙连接成整体，能获得良好的支持与稳定作用。
2. 套筒冠义齿具有牙周夹板作用，咀嚼时多基牙整体受力，𬌗力能得到合理分配。
3. 义齿受到垂直向或侧向外力时，整体基牙承受的𬌗力比单个基牙承受的𬌗力大。
4. 套筒冠义齿对基牙牙周组织的自洁及保护作用较其他可摘义齿好。

临床上根据内冠形态不同，可将套筒冠分为以下四种类型：圆柱型套筒冠、圆锥型套筒冠、缓冲型套筒冠、卵圆型套筒冠（图 11-1）。

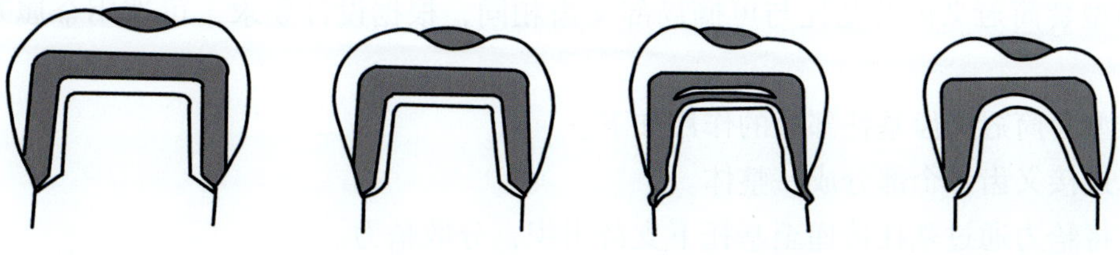

图 11-1 套筒冠固位体的四种常见类型

随着临床的不断实践，Korber（1958 年）提出圆锥型套筒冠被修复学界认可为较理想的固位体，越来越广泛地应用于临床。

一、套筒冠义齿的组成、特点及适应证

（一）套筒冠义齿的组成

套筒冠义齿的组成以圆锥型套筒冠义齿为例，一般由圆锥型套筒冠固位体、人工牙或桥体、基托、连接体等部件组成（图 11-2）。

1. 圆锥型套筒冠固位体

圆锥型套筒冠固位体由内冠和外冠组成。内冠粘固在基牙上，外冠与内冠之间嵌合形成固位力，为义齿提供固位作用。圆锥型套筒冠固位体按内、外冠之间的接触形式分为非缓冲型和缓冲型套筒冠（图 11-3）。非缓冲型圆锥型套筒冠固位体的内冠与外冠之间密切嵌合，用于牙周支持组织条件好的基牙。缓冲型圆锥型套筒冠固位体的内冠与外冠之间存在一定间隙，用于牙周支持组织条件略差的基牙。

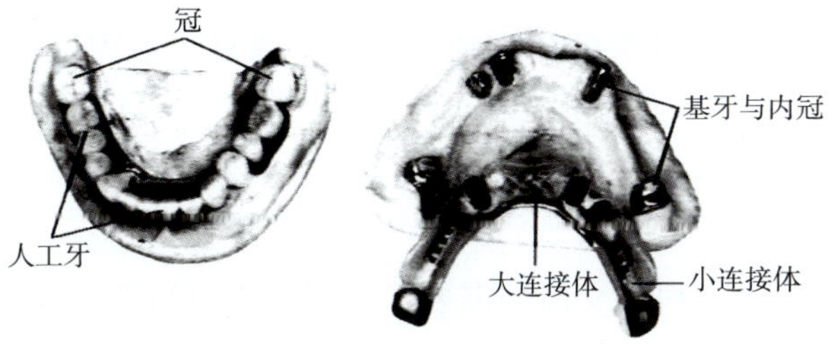

图 11-2 圆锥型套筒冠义齿的组成

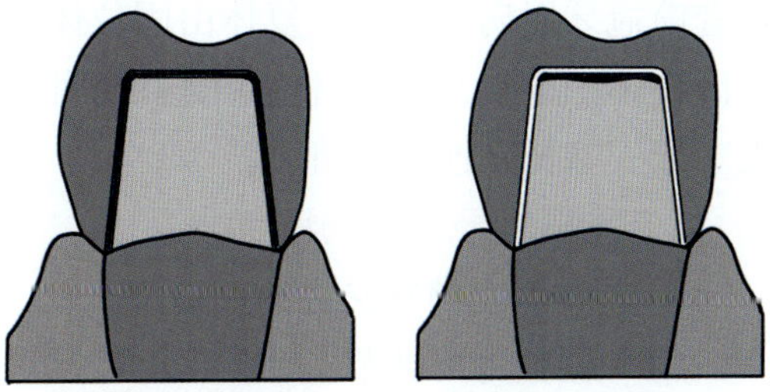

图 11-3 内外冠之间的接触形式

2. 人工牙

人工牙在圆锥型套筒冠义齿中起恢复缺失牙的解剖形态和功能的作用。按制作工艺和材料不同可分为三种类型。

（1）树脂牙（成品牙）：一般采用复色成品树脂牙，其色泽和透明度较好，解剖形态与天然牙相似。临床多用于天然牙缺失较多区域的缺失牙修复。

（2）金属树脂牙：一般设计在缺牙区的金属支架或金属桥体基底上，用与余留牙色泽相同的硬质树脂按缺失牙的形态，根据对颌牙的咬合关系，分层雕塑被修复牙的形态，然后在固化炉中固化形成树脂牙。具有色泽好、与义齿结合强度高的特点。用于咬合过紧的牙列缺损修复或类似固定桥结构的修复。

（3）金属烤瓷牙：用于缺失牙较少的牙列缺损修复，人工牙制作与固定义齿桥体的制作

方法相同。

3. 基托

圆锥型套筒冠义齿的基托与可摘局部义齿相同，根据设计要求，可选用金属基托或树脂基托。

圆锥型套筒冠义齿基托部分的作用如下。

（1）连接义齿各个部分成一整体。

（2）将𬌗力通过基托传递至基托下支持组织，分散𬌗力。

（3）减轻安放固位体的基牙的负荷。

（4）可以提供人工牙的排牙位置。

4. 连接体

圆锥型套筒冠义齿连接体起到分散𬌗力、加强义齿和连接义齿各组成部分的作用，分为大连接体和小连接体。固定桥结构的圆锥型套筒冠义齿连接体与固定桥相同。

（1）大连接体：圆锥型套筒冠义齿的大连接体与普通可摘局部义齿一样，主要有腭板、腭杆、舌板、舌杆等。

（2）小连接体：又称脚部。其连接强度要求较高，通过小连接体将固位体的外冠与义齿的其他组成部分形成牢固连接，小连接体的要求较高，应能防止义齿在此连接体部位折断（图 11–4）。

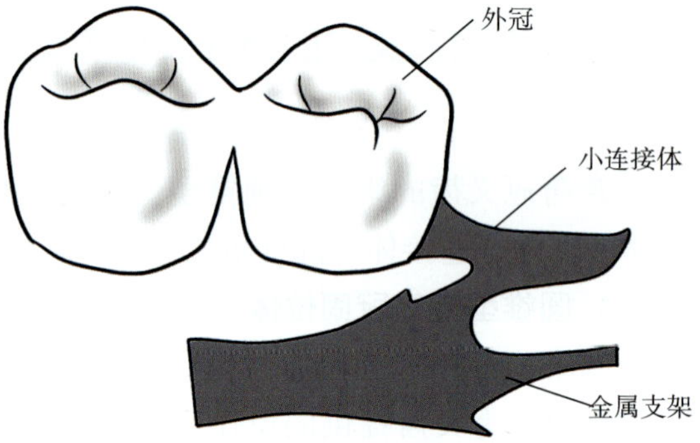

图 11–4　小连接体

根据圆锥型套筒冠义齿的修复体设计，修复体的各组成部分有所不同。如牙列无缺损的套筒冠牙周病夹板，修复体由固位体与连接体组成；少数牙缺失的牙列缺损修复，修复体由固位体、人工牙（桥体）和连接体组成；多数牙缺失的牙列缺损修复，修复体由固位体、人工牙、基托和连接体组成。

（二）套筒冠义齿的特点

1. 圆锥型套筒冠义齿的优点

（1）固位力可调节：圆锥型套筒冠的固位力可根据义齿的需要和基牙条件进行调节。特别在多基牙情况下，可通过改变内冠轴壁的角度而调整固位效果，不会因基牙数多，使修复体摘戴困难。

（2）固位力可保持：可摘局部义齿卡环固位体随义齿摘戴次数增加，固位力会减弱，而圆锥型套筒冠固位体的固位力不会随义齿使用时间与摘戴次数的增加而降低。因为圆锥型内冠与外冠之间的嵌合，在反复摘戴摩擦后，仍不会降低密合度，因此能保持固位体的固位力。

（3）保护基牙：基牙经完善的治疗修复后用内冠覆盖起来，可防止牙体折断或继发龋的发生。

（4）利于牙周组织健康：基牙由高度抛光的金属内冠覆盖，表面容易清洁，菌斑不易附着，使基牙牙周组织保持良好的卫生状态，从而预防基牙牙周组织病变。义齿在功能状态时合理的受力分布也利于基牙牙根的健康。

（5）利于牙槽骨健康：圆锥型套筒冠义齿承受的𬌗力通过固位体和基托分别传递至基牙

和牙槽骨的黏膜，将𬌗力分散，使牙槽骨得到生理性刺激，不会使软硬组织受力过大，引起牙槽嵴的吸收和黏膜的萎缩或增生，有利于保持牙槽骨的高度。

（6）可调整咬合关系：圆锥型套筒冠义齿修复，可将倾斜牙、伸长牙进行调整，恢复符合患者自身的咬合关系。圆锥型套筒冠义齿还可恢复被磨损牙的牙冠高度以及牙尖交错位时的垂直距离，解除颞下颌关节出现的临床症状。

（7）具有牙周夹板的作用：圆锥型套筒冠义齿就位后，外冠和支架将基牙与基牙之间连接成整体，起到了牙周夹板的作用。义齿受力时，使修复前牙齿的单个运动，转变成基牙的整体运动，增加了基牙承受𬌗力的能力，具有保护基牙牙周组织健康的作用。

（8）美观舒适：圆锥型套筒冠义齿固位体的金属暴露少，基牙和人工牙的颜色和形态可以由技师整体协调，相对于卡环固位体义齿能够达到较好的美学效果。圆锥型套筒冠义齿设计一般比较精巧，基托范围小，有些设计与固定义齿相似，因此异物感小，口腔内被覆盖的组织少，对味觉以及发音的影响较小，使患者更加舒适。

2. 圆锥型套筒冠义齿的缺点

（1）牙体预备量大：圆锥型套筒冠固位体的内冠、外冠厚度有一定要求，需要预备出间隙，在基牙制备时，磨除的牙体组织量大。对活髓基牙进行牙体制备时，容易露髓或剩余牙体组织太少，在金属内冠粘固后，遇冷热刺激易引起牙本质过敏或牙髓病变。

（2）内冠金属暴露：清洁圆锥型套筒冠义齿时，需将修复体取出，使固位体金属内冠暴露，影响美观。因此制作修复体之前，需与患者沟通，如果制作全瓷内冠可解决此问题。

（3）暴露颈缘金属线：为了避免反复摘戴造成的固位体瓷层或树脂层的损坏，在固位体的唇颊面颈缘处设计有一条金属保护线，影响义齿的美观，在义齿设计时应与患者沟通（图11–5）。

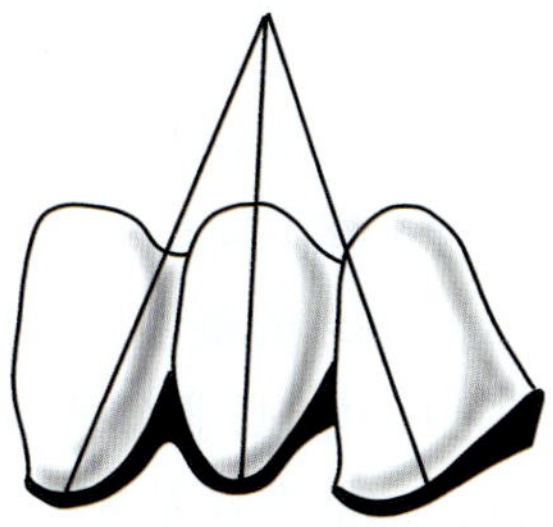

图 11–5　金属保护线

（4）圆锥型套筒冠义齿取出后的影响：有些病例因取出义齿而失去咬合关系，出现垂直距离降低，可能失去部分或全部咀嚼功能，也会影响美观和发音。

（5）制作成本高：圆锥型套筒冠义齿最理想的固位体材料是全瓷内冠与金沉积外冠配合使用，其次为贵金属，例如金－钯合金、铜－金合金等，其他贵金属也可应用。加之，套筒冠的制作工艺复杂，故制作成本较高。

（三）套筒冠义齿的适应证

1. 缺牙数目多的牙列缺损修复　临床上缺牙数目较多的病例，通常将义齿设计成黏膜支持式或混合支持式可摘局部义齿，此类义齿在行使功能时，常因负荷过大而下沉，进而增加基牙和支持组织的负担。如果采用圆锥型套筒冠义齿修复，只需将固定和活动的两部分做整体设计，调改基牙，改善冠根比，制作内冠，然后再制作套筒冠义齿的活动部分，这样不仅能减轻余留牙的负担，同时对牙周组织有生理性刺激，纠正因余留牙倾斜、伸长等引起的咬合关系不协调，而且美观、义齿稳定性好，有利于牙列缺损的远期修复效果。

2. 需咬合重建的患者　牙列𬌗面和切缘严重磨损或牙列缺损长期未修复，引起缺牙区邻牙倾斜移位，对𬌗牙伸长，导致咬合运动受阻碍，需咬合重建的患者。通过对基牙内冠的牙体制备与外冠的形态恢复，以及人工牙的排列，易于重建咬合关系，同时在过渡性治疗期间，圆锥型套筒冠义齿修复咬合重建，可不断调整咬合关系，使颞下颌关节、𬌗、咀嚼肌三者之间达到协调，充分恢复咀嚼效能。

3. 牙周病和牙周病伴牙列缺损的修复 经牙周基础治疗后，为防止牙周组织创伤，需夹板固定的患者。圆锥型套筒冠义齿基牙由高度抛光的金属内冠覆盖，且基牙邻接面之间有较大的间隙，内冠表面容易清洁，可有效控制菌斑的形成，基牙牙周卫生状况好。同时通过外冠的夹板固定作用，使牙弓完整，便于𬌗力传导和分散，可防止基牙牙周组织受到损伤。

4. 先天畸形引起牙列缺损的修复 口腔颌面部常见的先天性发育畸形，如唇腭裂患者，常伴有上颌牙槽突的发育不良、前牙牙列畸形、咬合关系不良等。此类患者经修复手术修复唇腭裂后，牙列畸形仍然存在，影响患者的咀嚼、美观和发音功能，采用圆锥型套筒冠义齿可使牙列畸形得到改善，各方面的功能也可达到比较满意的效果。

5. 颌骨缺损伴牙列缺损的修复 颌骨部分切除术后的缺损部修复可设计以卡环为固位体的赝复体，固位体常安放在余留牙的一侧牙弓或少数余留牙上，由于缺损部修复后没有强有力的支持，固位体容易形成支点，影响余留牙的健康和修复后的咀嚼效能。此类病例可根据余留牙的数目与部位设计圆锥型套筒冠义齿，降低因支点而形成的赝复体翘动和摆动，可有效地提高咀嚼效能。

牙周病未经基础治疗或牙周炎症未控制；伸长、倾斜牙未做根管治疗；牙体易患龋病等患者，不宜选择圆锥型套筒冠义齿修复方式。

二、圆锥型套筒冠的设计原则

（一）基牙的选择

圆锥型套筒冠义齿基牙的选择十分关键，由于该修复方法一般采用多基牙的形式，故选择基牙时应视其自身的健康情况、分布以及彼此之间的位置关系而定，并且根据基牙的条件可选择不同类型的圆锥型套筒冠固位体。

1. 基牙的条件

（1）牙冠：圆锥型套筒冠固位体对基牙的牙冠要求不高，各种牙冠形态通过内冠的牙体预备，都能选作基牙。若龋病或大面积牙冠缺损，经修复后，把牙冠预备成内冠基牙所要求的形状，这类患牙也能选作基牙。若残冠或残根，符合桩核修复仍可作为基牙。

（2）牙髓：一般最后选择牙髓无活力，经完善根管治疗后的牙。如某些多数牙缺损病例需设计该修复方法者，或某些重度牙周病患者，需采用圆锥型套筒冠义齿作夹板修复治疗，都应该将活髓摘除，根管充填后才能作为基牙。老年患者牙髓髓室较小，有活力的牙也可作为基牙，而年轻患者的活髓牙不能选作基牙。

（3）牙根：由于圆锥型套筒冠义齿一般为多基牙，义齿将各基牙连接成整体。因此，不管牙的牙根长短、粗细、形态、牙周膜面积的大小如何，牙列中的所有牙一般都能选作基牙。

（4）牙周组织：牙周组织健康的牙为圆锥型套筒冠义齿的理想基牙。若牙周组织破坏吸收，牙松动，经牙周病综合治疗后能保留的患牙，仍可作为基牙。如牙周病患牙中的个别牙牙周组织破坏吸收不超过 3/5，经过牙周治疗后，仍可保留作为基牙。若根尖周组织有炎症，经治疗炎症消除的牙也可作为基牙。

2. 基牙的类型

圆锥型套筒冠义齿根据牙列缺损类型、基牙的条件和义齿设计的要求，可将基牙分为两类：

（1）固位支持型基牙：此类基牙的牙周组织较健康，牙周膜面积大，为义齿提供固位与支持是其主要作用。

（2）支持型基牙：此类基牙的主要作用是为义齿提供支持，一般多基牙的圆锥型套筒冠义齿除固位支持型基牙外，其余均属于支持型基牙。

（二）固位体的选择

圆锥型套筒冠固位体的内冠粘固在基牙上，外冠随内冠的内聚方向就位，当内外冠密合嵌合时即产生固位力，同时固位体外冠还应恢复该基牙的解剖形态，以达到完全修复的效果。

1. 固位体应具备的条件

（1）内冠轴面要求：内冠按设计要求，轴面必须有合适的殆向内聚度，保持义齿所需的固位力。内冠轴面和殆面应该平整光滑，不能出现轴面的凹陷或凸度，而影响固位体内外冠之间的密切嵌合，使固位力下降或丧失。轴面和殆面交角不能形成直角，应呈钝角（图 11-6）。

（2）外冠形态要求：外冠应恢复该基牙的解剖形态，与邻牙之间形成正确的接触关系，唇（颊）面和舌面突度与邻牙协调，外冠与邻牙之间有合适的外展隙、邻间隙，有良好的食物排溢功能和自洁作用。殆面与对颌牙有正确的咬合接触关系（图 11-7）。

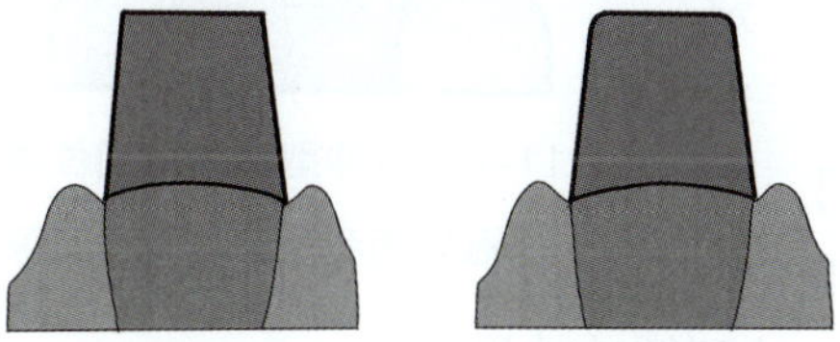

图 11-6　内冠轴面与殆面之间的形态

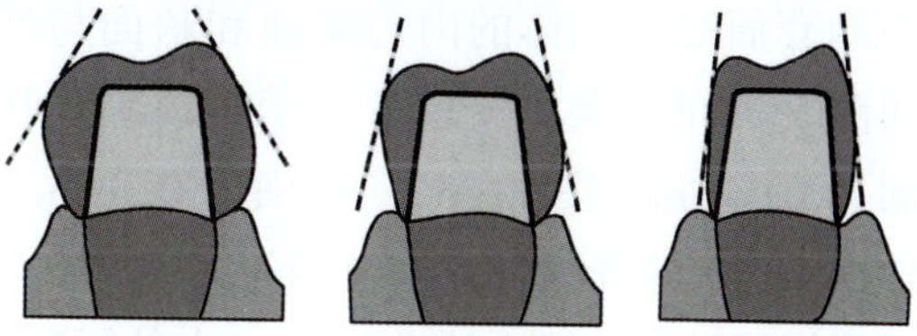

图 11-7　外冠轴面突度的恢复

（3）内、外冠接触要求：内、外冠之间的接触关系取决于设计。非缓冲型圆锥型套筒冠固位体的内、外冠之间应密合，以保证固位体的固位力；缓冲型套筒冠固位体的内、外冠应保持一定的间隙，保证固位体有缓冲作用，减小基牙牙周支持组织的负荷。

（4）内、外冠颈缘要求：圆锥型套筒冠固位体的内、外冠边缘应光滑，边缘位置正确，不宜过长而压迫龈组织，也不宜过短使颈部牙体组织暴露，不能形成悬突，影响自洁作用。

（5）材料性能：固位体内外冠所选用的材料应相同，生物相容性好。若选用贵金属材料制作内、外冠，则更易获得并保持良好的固位力。

2. 圆锥型套筒冠固位体的外冠

圆锥型套筒冠固位体外冠根据所选材料和制作工艺的不同分为以下几类。

（1）金属圆锥型套筒冠固位体：该固位体内、外冠均采用同类型金属材料制作，一般适用于磨牙区，对美观影响不大。

（2）金属烤瓷圆锥型套筒冠固位体：该固位体内冠用金属制作，外冠为烤瓷熔附金属全冠，适用于前牙与前磨牙区。

（3）金属树脂圆锥型套筒冠固位体：该固位体内冠为金属冠，外冠为金属基底冠上用树脂覆盖固化完成，适用于前牙区和前磨牙区。

上述 3 种固位体均为临床常采用的圆锥型套筒冠固位体。由于圆锥型套筒冠义齿患者可自行摘戴，其外冠的选用与固定桥的固位体粘固在基牙上的方式不同，必须考虑固位体外冠的强度。如一侧牙弓上的修复体有多基牙时，在不影响美观的前提下，后牙应选用金属固位体，以加强外冠的强度，而前牙则要考虑美观问题，选用烤瓷熔附金属全冠或金属树脂全冠。

3. 内冠设计时应注意的问题

（1）内冠内聚度：内冠内聚度直接与固位力大小有关，在设计内冠内聚度时，应根据义齿中固位体的作用决定。固位支持型固位体的内冠内聚度为 6°，而支持型固位体的内冠内聚度为 8°。内冠制作时，内聚度必须严格控制，才能达到设计要求。

（2）内冠冠壁厚度：内冠冠壁厚度一般约在 0.3mm。根据基牙牙体预备后的形态，以及内冠内聚度的要求也可作调整，但不宜过厚，因为外冠若采用金属烤瓷或金属树脂制作外冠时，外冠的唇颊面瓷层厚度必须同金属烤瓷冠相同，外冠金属基底至外冠唇颊面的表面应保留 1.5mm 的空间，用于烤瓷瓷层或树脂层外冠形态的塑造。如果内冠内壁过厚，会影响固位体外冠唇颊面的形态。

（3）内、外冠的接触：根据临床设计，非缓冲型圆锥型套筒冠固位体的内、外冠之间，内冠轴面和𬌗面应与外冠组织密合嵌合，不宜形成间隙，以保证固位体的固位力。缓冲型套筒冠固位体的内冠轴面和𬌗面与外冠之间有一定的间隙，其间隙大小按患者牙槽嵴顶黏膜弹性而定，一般轴面为 0.03mm（图 11-8），𬌗面为 0.3mm。受力初期，内冠轴面与外冠有轻度接触，而𬌗面不接触，当𬌗力加大到基托下组织被压缩到一定程度后，内外冠𬌗面才接触，达到缓冲效果。

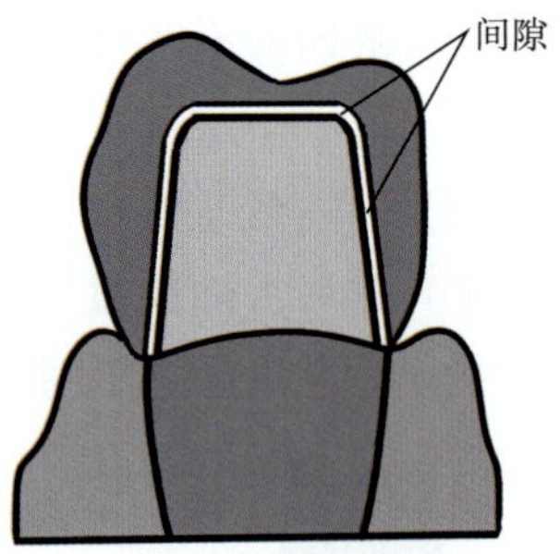

图 11-8　缓冲型套筒冠固位体内、外冠轴面和𬌗面之间的间隙

（4）固位体颈缘：固位体内冠与外冠的颈缘有一定的要求。内冠颈缘与基牙颈部的斜面肩台密合接触，不应有悬突。在牙体预备时，基牙颈部形成斜面形肩台，能保证内冠颈缘有一定厚度，铸造时颈缘完整。内冠黏固后颈缘应无悬突或覆盖不全，与基牙颈部结合处平整光滑。内冠的基牙肩台宽度一般为 0.3mm（图 11-9）。外冠颈缘除金属固位体外，金属烤瓷和金属树脂外冠唇颊侧都需要有金属颈缘保护线，使瓷层或树脂层不因义齿摘戴而引起折裂。金属保护线宽度一般在 0.2 ~ 0.4mm（图 11-10）。

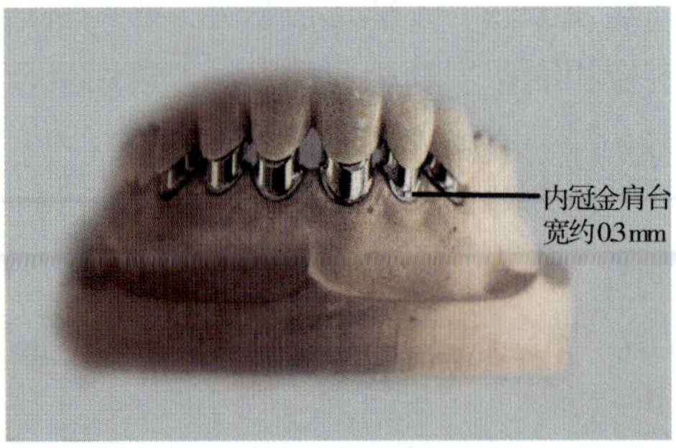

图 11-9　内冠肩台

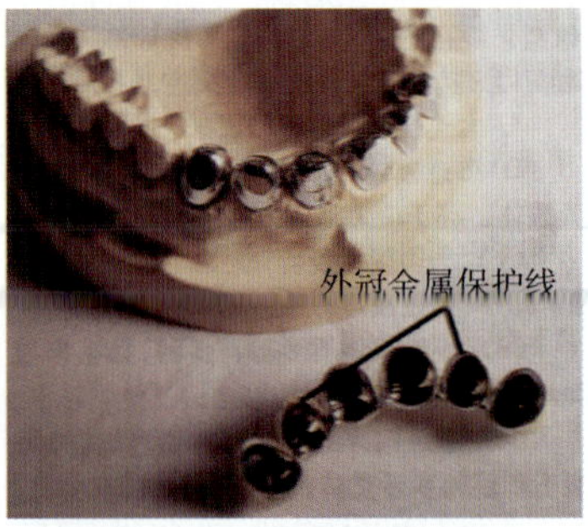

图 11-10　外冠金属保护线

（三）人工牙的设计

圆锥型套筒冠义齿的人工牙设计，根据义齿设计的方案不同而不同。若缺牙数目少，基牙条件尚好，非牙列远中游离端缺损，义齿设计一般选用基牙支持式的圆锥型套筒冠义齿，缺牙区人工牙的设计同固定桥。若缺牙数较多，基牙条件不佳，义齿设计为基牙和黏膜混合支持式圆锥型套筒冠义齿。缺牙区人工牙视缺牙的部位、数目、患者的要求而定，一般有几种选择。

1. 前牙和后牙均有部分缺失

（1）若前牙缺失数少，可采用桥体形式修复缺失牙，而后牙选用树脂人工成品牙。

（2）若前牙缺失数多或前牙全部缺失，义齿所承受𬌗力主要需基托下组织分担，前牙区和后牙区的缺失牙一般选用成品树脂人工牙修复。

（3）若前牙与后牙的缺牙数都少，义齿承受的𬌗力主要由基牙承担，缺牙区可选用桥体形式修复。

2. 前牙区缺失

（1）若前牙部分缺失，人工牙设计一般选用桥体形式。

（2）若前牙区全部缺失，根据义齿设计的支持形式而定：如圆锥型套筒冠义齿以基牙支持为主，可设计桥体形式；黏膜和基牙混合支持式圆锥型套筒冠义齿，一般选用成品树脂人工牙。

3. 后牙缺失

（1）若后牙部分缺失，缺牙数目较少，义齿设计为基牙支持式圆锥型套筒冠义齿，可选用桥体形式。

（2）若后牙缺失数目较多，义齿设计为混合支持式圆锥型套筒冠义齿，一般选用成品树脂人工牙。

缺牙区人工牙的排牙或桥体的制作及要求，与可摘局部义齿和固定义齿相同。

（四）连接体的设计

圆锥型套筒冠义齿的连接体，按义齿设计的支持形式不同而有所区别。混合支持式圆锥型套筒冠义齿的连接体同可摘局部义齿，可分为大连接体和小连接体；基牙支持式圆锥型套筒冠义齿的连接体同固定义齿，桥体与固位体之间形成固定连接体。

1. 大连接体　其作用和要求与可摘局部义齿相似，主要有腭杆、腭板、舌杆、舌板。

2. 小连接体　其作用是把圆锥型套筒冠固位体与义齿的其他部分牢固地连接为整体（图 11-11）。其具体要求为：

（1）小连接体必须有足够的强度，防止受力后连接部折断。

（2）小连接体的连接区域，在外冠近中或远中轴面的中 1/3 处。

（3）小连接体的形态有多种，如工字型、柱型、三角型等。一般厚度在 1.5mm，宽度在 2mm 以上。

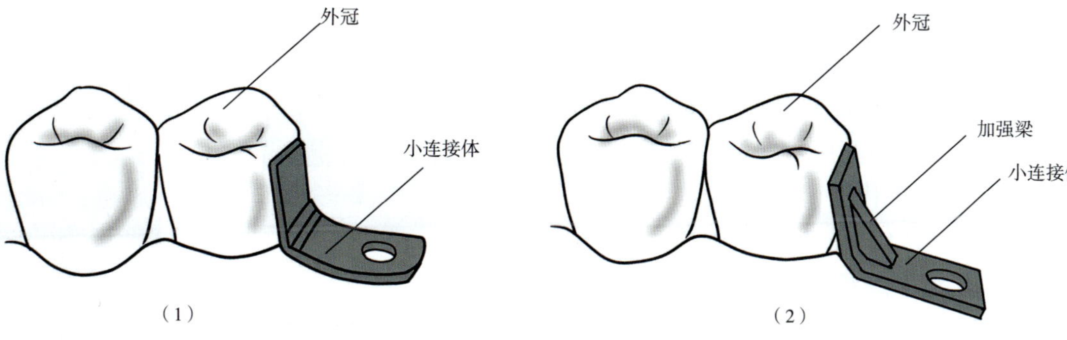

图 11-11　小连接体的形态

小连接体的底部与黏膜之间应有 1.5mm 的间隙，以便基托树脂的充填。

牙列缺损不严重的基牙支持式圆锥型套筒冠义齿，连接体设计和具体要求与固定义齿相同。

（五）基托的设计

混合支持式圆锥型套筒冠义齿的基托分两种，即塑料基托和金属基托。基托的伸展范围、厚度、与黏膜的关系、磨光面的外形与可摘局部义齿的设计要求基本相同。但在牙周病伴牙列缺损病例，缺失牙多，牙周组织破坏吸收较重者，采用缓冲型圆锥型套筒冠义齿设计时，必须考虑扩大基托面积，减少患牙承受的𬌗力。若义齿的基牙多，牙周组织状况较好，基托的面积可小于普通可摘局部义齿。

扫码“学一学”

第二节　套筒冠义齿制作工艺

由于圆锥型套筒冠义齿的修复形式较多，制作工艺又极为精密，故圆锥型套筒冠义齿制作的难易程度，制作方法与步骤亦有多种，如在工作模型上同时制作内冠、外冠和修复体，临床初戴时粘固内冠，再试戴整个修复体；又如在工作模型上先制作内冠，并粘固在基牙上，然后制作外冠和修复体等。本节以第一种制作方法为例，介绍混合支持式圆锥型套筒冠义齿的制作过程。

一、工作模型的处理

工作模型分为两部分，一部分是制作一副可卸式代型的模型，用以制作圆锥型套筒冠基牙的内外冠；另一部分是复制一副磷酸盐耐高温模型，用以铸造黏膜支持式的金属大支架。具体制作步骤如下。

1. 制作可卸式代型

（1）模型修整：将临床所取得的一副模型进行底座和颊舌侧边缘的修整，模型底座的底面应修整至距基牙颈缘 10mm，且底面应与基牙长轴大致垂直。颊侧边缘修整至黏膜转折处，舌侧修整至距基牙颈缘水平距离 2 ~ 3mm 处。

（2）模型种钉：根据所需活动代型的位置及模型其他部位的固定要求，在模型种钉机上对模型底部钻孔，并将固位钉粘固其上。基牙的活动代型必须用双钉固位，以保证活动代型复位的精确性。其余部分的底面可做固位槽。

（3）灌注模型基座：将适量的硬石膏调和后灌注在制作代型专用的橡胶基底座内，将制作好固位钉的模型底面涂上薄薄一层分离剂，然后插入上述橡胶基底座内，轻轻刮去多余石膏，待基座石膏硬固后，将模型整体取出。

（4）分割模型：根据基牙的位置，用模型锯分割基牙代型。注意锯片不要损伤基牙颈缘，分割应至模型基座，保证分割完全。模型分割完成后，将代型部分轻轻取下，然后复位，检查并确认代型复位的精确性。

（5）代型颈缘预备：将代型取下，用铅笔在基牙颈缘线轻轻画上标志，用球钻将基牙颈缘线以下部分石膏做弧形内收磨除（图 11-12）。使基牙颈缘明显突出，颈缘线以下光滑内收，以便于蜡型的制作。

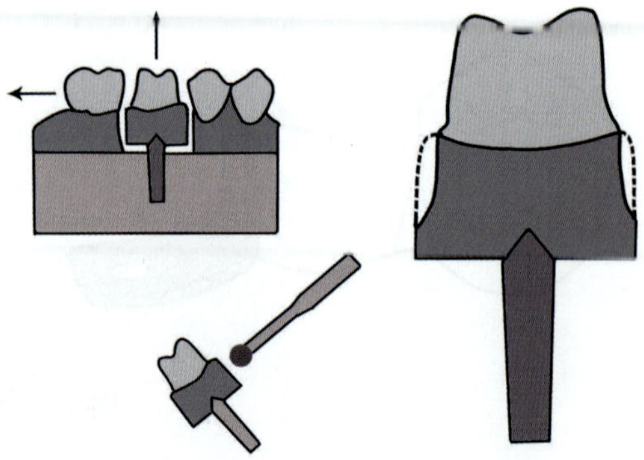

图 11-12　活动代型颈缘形成

（6）上殆架：将临床取得的颌位记录复位于完成代型制作的上下颌模型上，按颌位记录将上下颌模型准确地对位后，将其转移至可分离复位的殆架上备用。

2. 复制磷酸盐耐高温模型

（1）模型准备：用一副临床取得的模型，根据修复设计的要求，在模型上画出铸造支架的位置图形，对支架中连接树脂基托的部分用两层薄蜡片衬垫，预留树脂充填空间。

（2）琼脂复模：将准备好的模型置于复模型盒中，将溶化得琼脂顺一侧缓慢灌入复模型盒中，待琼脂冷却后，取出石膏模型保存备用。在获取的琼脂阴模中灌注磷酸盐模型材料，待磷酸盐材料凝固后，取出磷酸盐耐高温模型备用。

二、内冠制作

圆锥型套筒冠义齿的内冠制作包括：内冠蜡型制作、内冠铸造、内冠研磨及内冠颈缘处理。具体操作步骤如下。

1. 内冠蜡型制作

（1）观测模型：将制作好的可卸式模型从可分离复位架上取下，至于精密研磨仪的观测台上，用分析杆调节各基牙的长轴，使它们尽量与分析杆平行，并检查此时的基牙轴面是否都能取得 6° ~ 8° 的内聚角。

（2）内聚角调节：圆锥型套筒冠义齿一般有多个基牙，有时各基牙有不同的倾斜角度，较难获得共同就位道，经过临床基牙预备，此时基牙应大致获得与设计要求一致的内聚度。制作内冠蜡型时，可根据要求，在内冠蜡型上调整各基牙轴面的内聚度（图 11–13），当固位支持型内冠的内聚度必须保持 6° 时，可以内冠中心的两轴面内聚角之和 12° 为准，来调节基牙两轴面的内聚度，以保持固位力，同时，还必须考虑各基牙内冠蜡型间的内聚角之和亦应保持在 8° ~ 12° ，以保证义齿整体固位力适当。

（3）内冠蜡型成型：各基牙调节适当后，在基牙代型上构筑蜡型，使用蜡型研磨刀研磨内冠轴面，使其轴面形成向殆方的内聚角为 6° （图 11–14），修整颈缘殆面，最终形成表面光洁的内冠蜡型。

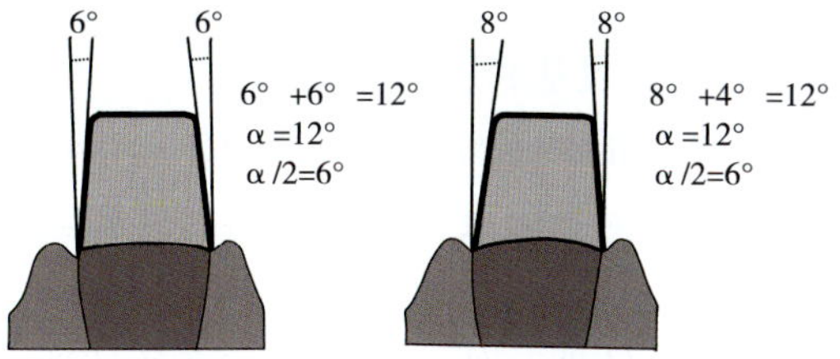

图 11–13 内冠内聚度的角度调节

α 为内冠内聚角度（虚线与实线之间的夹角）

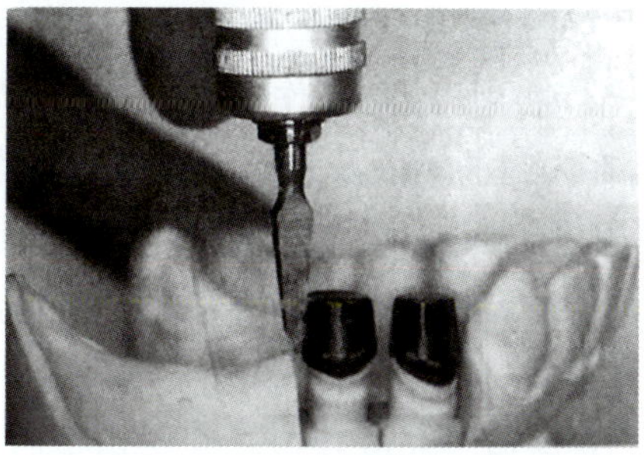

图 11–14 内冠轴面蜡型形成及制作

2. 内冠铸造 按常规在内冠蜡型上安插铸道、清洁蜡型、包埋、铸造。取出铸件后切割铸道、喷砂并初磨后在代型上准确就位。

3. 内冠研磨及颈缘处理

（1）轴面研磨：为精密且正确地修整内冠轴面，应使用转移器正确地转移并固定内冠（图 11–15），然后选择正确角度的金属研磨刀具进行研磨操作。刀具应紧贴内冠的轴面，反复研磨后，金属表面呈镜面状，光照射后反射出直线（图 11–16）。若整个轴面均呈现出这种现象，即可结束研磨，改用硅橡胶车针等做最终研磨，完成轴面。

（2）𬌗面及颈缘研磨：将内冠放回代型上，再将模型复位至𬌗架上，根据颈缘位置及咬合关系，按常规修整内冠的颈缘及𬌗面，使两者与内冠的轴面光滑地移行。

（3）抛光：将内冠的非组织面进行均匀地抛光，并固定于基牙活动代型上备用（图 11–17）。

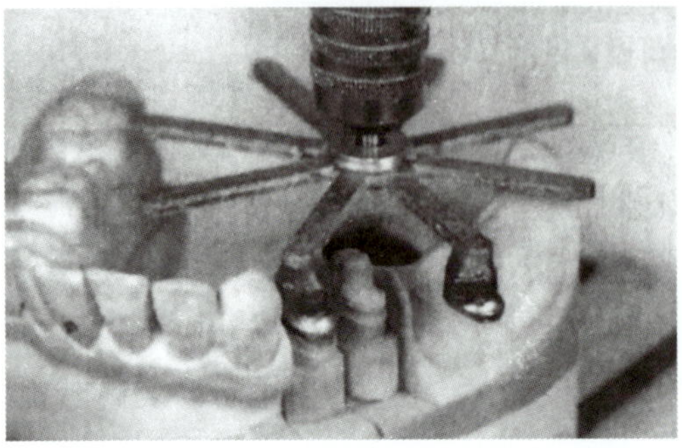

图 11–15　使用转移器转移并固定内冠

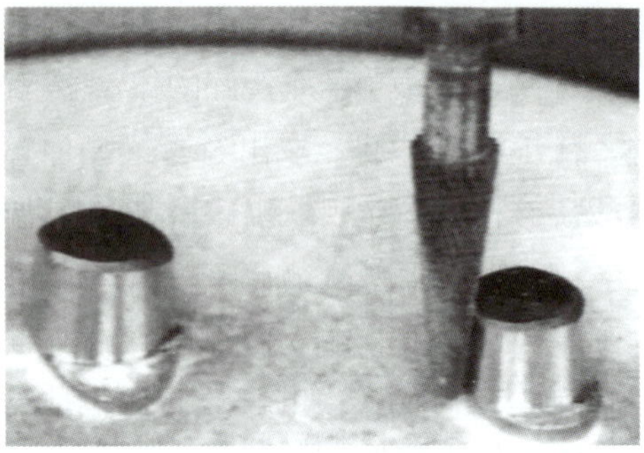

图 11–16　内冠轴面研磨成镜面状

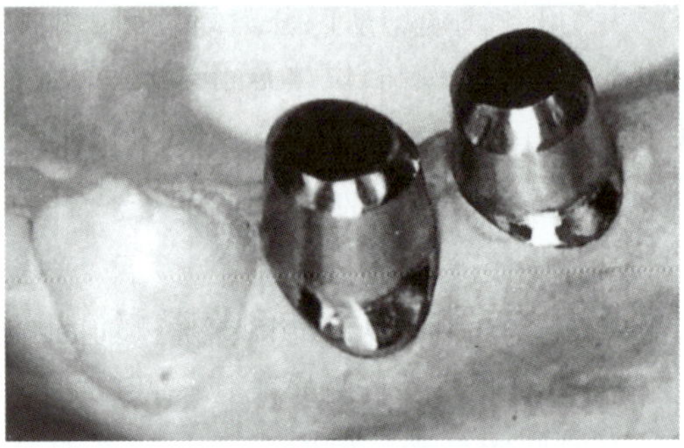

图 11–17　内冠完成后轴面形态

三、外冠制作

将内冠、基牙代型均复位固定于模型上，再复位于𬌗架上，准备外冠的制作。外冠制作包括外冠基底层蜡型制作、铸造及外冠完成。

1. 基底层蜡型制作　可以先用高精密成型树脂等材料在内冠表面作外冠基底层的内衬，然后在内衬的轴面及𬌗面上加蜡，根据修复要求形成外冠基底层的蜡型。

2. 形成金属保护线　一般圆锥型套筒冠义齿外冠的颈缘要制作一条 0.2 ~ 0.4mm 宽的金属颈缘保护线，防止将来外冠上制作的烤瓷或烤塑树脂因取戴时的扭力而使瓷或树脂崩裂、脱落。固在外冠基底层的颈缘应制作金属保护线。

3. 铸造　完成外冠基底层蜡型后，按常规包埋、铸造。外冠应具有较高的铸造精度以正常发挥其嵌合固位作用。

4. 外冠完成　外冠金属部分成型后应根据需要，在不影响支架与外冠焊接的前提下，适时完成外观的烤瓷冠或烤塑冠等的制作。

四、金属支架的制作及连接

1. 制作支架蜡型　取预先复制好的磷酸盐耐高温模型，按预先设计好的形状，常规制作可摘义齿支架蜡型。在支架与外冠将要焊接的连接部分，预留适当的空隙，以便支架与外冠的顺利焊接。

2. 焊接　将制作好的支架准确固定于模型上，同时将内、外冠也固定于模型上。此时若有条件，可用激光焊接机将外冠与金属支架焊接在一起，并在外冠与金属支架的连接处添加加强装置，以保证连接的牢固；或者，对此时的外冠与铸造支架取集合模，并将其转移到模型上后用耐火材料包埋，然后通过高温焊接将两者焊接在一起。

3. 打磨、抛光　焊接完成后，将焊接处进行打磨、抛光，然后复位到𬌗架的模型上，使内外冠对合紧密，金属支架完全贴合于模型，为最后排列人工牙及制作基托作准备。

五、义齿的完成及试戴

1. 义齿的完成　按照修复的设计要求，在上述内外冠及金属支架均完全就位的模型上加蜡，并根据𬌗平面的要求在缺牙区排列人工牙，恢复牙龈形态，完成基托的蜡型。常规方法装盒、去蜡、充填树脂、热处理、打磨抛光，最终完成圆锥型套筒冠义齿的修复体。

2. 试戴　将圆锥形套筒冠义齿戴入口内，检查义齿的固位力和稳定性，基托与黏膜之间的密合度，修复体外冠形态和人工牙是否与脸型协调，牙色泽是否与对𬌗牙或邻牙协调，咬合关系是否正确等。初戴时还需要注意以下问题：

（1）固位情况：圆锥型套筒冠义齿就位较方便，义齿沿基牙内冠方向戴入即可。按设计和制作要求完成的修复体，能达到圆锥型套筒冠义齿固位要求。义齿戴入后检查固位力，如固位力不足，需重新设计和制作修复体。

（2）咬合情况：圆锥型套筒冠义齿戴入后，需仔细检查正中、前伸和侧方咬合情况。如有早接触和𬌗干扰应去除，患者在行使咀嚼功能时可保持义齿的稳定性和发挥良好的咀嚼效能。

第三节　套筒冠义齿戴入后的问题及修理

圆锥型套筒冠义齿初戴一周后应进行复诊，复诊时对咬合关系作进一步调整，同时检查基托下组织有无压痛、压迹、溃疡等，基托组织面调整可用硅橡胶校对材料，找出压力过大区作修改缓冲。初戴 1 个月后应再作复诊，此后每隔 6 个月复诊一次。圆锥型套筒冠义齿戴入后，可能出现以下问题：

扫码“学一学”

一、牙面折裂

固位体外冠和桥体唇颊面的烤瓷或树脂层牙面会出现折裂，其原因有外冠颈缘金属保护线强度不够；外冠金属基底表面有污染；外冠金属基底选用的金属材料与瓷粉不匹配；两材料的膨胀系数不一致；义齿咬合有早接触等。

二、义齿折断

圆锥型套筒冠义齿固位体外冠的小连接体处可能会折断，其原因有外冠邻面小连接体处的强度不够，特别在末端游离缺失的牙列缺损修复，由于游离端受力基托下软组织被压缩，引起义齿翘动，小连接体部位受力过大导致折断。

三、基牙病变

1. 基牙疼痛　其原因有基牙受力过大，使基牙牙周组织创伤；活髓牙牙体制备量较大，内冠粘固后因冷热刺激引起的牙髓炎等。

2. 基牙松动 其原因有牙列清洁不佳，内冠颈缘软垢附着，内冠边缘过长压迫颈缘，基牙受力过大，牙周炎症未控制等引起牙周病复发。

套筒冠义齿初戴后出现的基牙病变，应及时处理。如遇牙髓炎、根尖周炎，可拆除内冠进行治疗，治疗后重新制作内冠粘固于基牙上。如基牙无法保留被拔除，原套筒冠义齿仍可以使用，只需在外冠组织面内充填树脂，修复体不需重新制作，如基牙拔除后影响套筒冠义齿的固位和稳定，基牙和基托下所承受的𬌗力分配不合理，此时需重新制定修复治疗方案。

本章小结

圆锥型套筒冠义齿修复工艺属于可摘义齿修复工艺中选学内容，是常规可摘义齿修复工艺技术以外相关的新知识、新技术，通过对本章内容的学习，可以使学生对该种修复工艺的基本知识、基本理论能有一定的认识，能够了解圆锥型套筒冠义齿的设计要点和制作方法。

（王　莉）

习　题

扫码"练一练"

一、单项选择题

1. 圆锥型套筒冠义齿的优点不包括

A. 固位好　　B. 保护基牙和牙周组织

C. 可调整咬合关系　　D. 咀嚼效率高

E. 异物感、味觉、发音影响小

2. 圆锥型套筒冠固位体内冠厚度一般是

A. 0.15mm　　B. 0.2mm

C. 0.3mm　　D. 0.4mm

E. 0.5mm

3. 圆锥型套筒冠义齿固位支持型固位体的内冠内聚度为

A. 1° ~ 5°　　B. 6°

C. 7°　　D. 8°

E. 8° ~ 10°

4. 圆锥型套筒冠义齿基牙牙周组织破坏吸收不超过根长的

A. 2/3　　B. 1/2

C. 3/5　　D. 2/5

E. 1/3

5. 圆锥型套筒冠义齿的组成不包括

A. 圆锥型套筒冠固位体　　B. 人工牙或桥体

C. 基托　　D. 连接体

E. 预备体

6. 圆锥型套筒冠义齿内冠的基牙肩台厚度一般为

A. 0.02mm　　B. 0.03mm

C. 0.2mm　　D. 0.3mm

E. 0.4mm

7. 缓冲型套筒冠固位体的内、外冠应保持一定间隙的作用是

A. 减小摩擦力　　B. 增大摩擦力

C. 保证固位体有缓冲作用，减小基牙牙周支持组织的负荷

D. 保证固位体的固位力　　E. 预留黏结剂的间隙

8. 缓冲型圆锥型套筒冠固位体内冠殆面与外冠组织面的间隙一般约为

A. 0.02mm　　B. 0.03mm

C. 0.2mm　　D. 0.3mm

E. 0.4mm

9. 圆锥型套筒冠义齿外冠金属颈缘保护线宽度是

A. 0.2 ~ 0.4mm　　B. 0.5 ~ 0.8mm

C. 1.0 ~ 1.5mm　　D. 0.8 ~ 1.0mm

E. 1.5 ~ 2.0mm

10. 圆锥型套筒冠义齿小连接体的厚度和宽度是

A. 厚度在 1.5mm，宽度在 2mm 以下　　B. 厚度在 1.5mm，宽度在 2mm 以上

C. 厚度在 1.5mm，宽度在 3mm 以上　　D. 厚度在 1.0mm，宽度在 2.5mm 以上

E. 厚度在 1.0mm，宽度在 2mm 以上

二、思考题

1. 试述套筒冠义齿的组成及优缺点。

2. 试述套筒冠义齿的制作过程。

第十二章

覆盖义齿修复工艺技术

扫码“看一看”

学习目标

1. **掌握** 覆盖义齿的概念及分类。
2. **熟悉** 覆盖义齿的优缺点；覆盖义齿的制作流程；覆盖义齿制作工艺要点。
3. **了解** 覆盖义齿的适应证和禁忌证；覆盖义齿附着体；覆盖义齿的护理。
4. 能运用基础知识进行残根残冠保留价值的分析。
5. 具有尊重病人权利的素质和保护生理组织的意识。

案例讨论

【案例】

患者，男，60岁，上颌仅留两颗尖牙残根，断端位于龈上3mm，X线片检查结果显示：牙槽骨未见明显吸收，牙周膜健康，根长约17mm，根管内低密度影。现来修复科要求修复。

【讨论】

1. 这种情况下的牙根是否保留？
2. 该患者需要哪些修复前专科处理？
3. 如保留牙根，该患者的修复体可以有哪些设计形式？

第一节　覆盖义齿修复工艺技术概述

扫码“学一学”

覆盖义齿又称上盖义齿、根上义齿，在1975年Brewer和Marrow出版了《覆盖义齿》后，覆盖义齿概念才正式形成。近30年来，人们逐渐认识到牙周支持组织对义齿修复效果的影响巨大。由于覆盖义齿下方有覆盖基牙存在，牙槽嵴吸收明显减缓，并能使义齿得到有效固位、支持、稳定，因此覆盖义齿是一种较为理想的可以保存余留牙、牙根、减缓牙槽嵴吸收的修复方式，扩大了可摘局部义齿基牙的选择范围，并明显增强全口义齿的固位和支持。

一、覆盖义齿的概念及分类

（一）覆盖义齿的概念

覆盖义齿是指义齿的基托覆盖在天然牙、经过完善治疗的牙根或种植体上并由此获得支持作用的一种可摘局部义齿或全口义齿（图 12–1）。被覆盖的牙齿或牙根（种植体）称为覆盖基牙。覆盖基牙在选择时，需要注意其在牙弓中的位置，合理的位置有利于义齿均匀传导𬌗力，理想的基牙位置通常位于𬌗力最大的位置，且牙弓前后、左右都有基牙分布。基牙连线形成平面型，则义齿稳定性佳（图 12–2）。

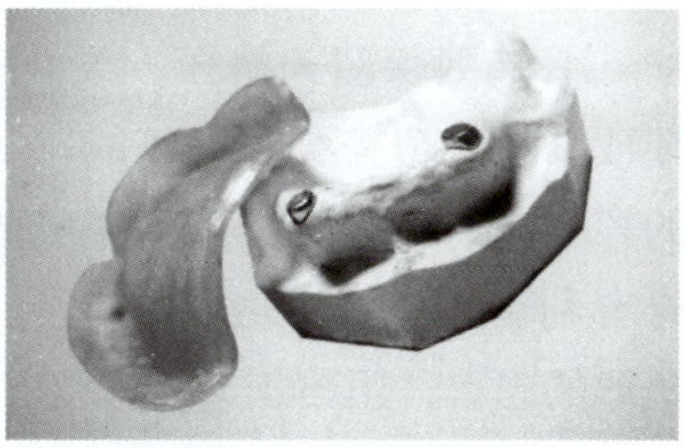

图 12–1　覆盖义齿

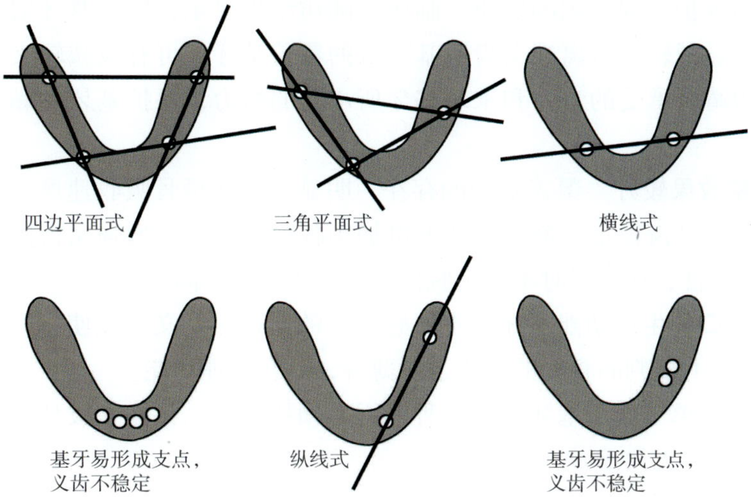

图 12–2　覆盖基牙的分布与义齿的稳定性

（二）覆盖义齿的分类

覆盖义齿的固位支持装置有一部分固定在天然牙或种植体上，一部分包埋在义齿基托中，因此在广义上也可归为一种固定活动联合修复义齿。覆盖义齿的种类较多，依据义齿制作时机不同，可分为即刻覆盖义齿（在治疗、残根残冠拔除前预先制作的义齿）、过渡型覆盖义齿、永久型覆盖义齿三类。依据基托覆盖范围不同可分为全口覆盖义齿和局部覆盖义齿。依据覆盖基牙的性质及覆盖义齿特点分类，可分为：

1. 简单覆盖义齿　即由牙根、牙槽嵴和黏膜组织共同支持的覆盖义齿，覆盖基牙仅提供支持作用，义齿固位方式同可摘局部义齿、全口义齿。

2. 高覆盖义齿　覆盖基牙保留部分牙冠，行截冠处理，义齿覆盖在牙冠上，通过设置在基牙上的固位体获得固位。主要用于先天性口腔组织缺损畸形，如腭裂、牙槽突裂患者的修复。

3. 附着体式覆盖义齿　覆盖基牙与义齿基托上加用特殊附着体，义齿依靠附着体取得固位，其固位作用强于简单覆盖义齿。

4. 种植覆盖义齿　随着种植技术的发展与普及，无牙颌患者或牙槽嵴低平无法取得良好固位和稳定的患者，可在颌弓合适位置植入种植体，种植体上附带固位装置，可取得良好的固位和稳定。

二、覆盖义齿的特点及适应证

（一）覆盖义齿的优点

1. 有效保留天然牙，减少患者痛苦 常规可摘局部义齿或全口义齿修复无法利用的基牙或牙根，覆盖义齿修复能够尽可能保留，减少患者拔牙痛苦及修复等待时间。覆盖基牙的存在，有效减缓了牙槽嵴吸收，增强了义齿的固位、稳定和支持。在保存口腔组织的同时有利于增强义齿功能。腭裂、先天牙缺失、釉质发育不全、重度磨损等先天或后天缺损畸形的患者，用覆盖义齿修复，省时省力、价格便宜，同时能满足功能和美观需求。

2. 保护口腔软、硬组织健康 覆盖基牙牙周膜的保留，使牙周膜本体感受器与咬合力控制反馈系统得以保留，患者可辨别𬌗力大小、方向，可以避免或减少咬合创伤。减小覆盖基牙冠根比，能有效降低基牙所受𬌗力，减小或消除基牙所受侧向力和扭转力，有利于牙周病的治疗和维护牙周组织的健康。临床上随访结果显示，覆盖基牙冠根比缩小后，基牙的松动度可明显减轻。游离端义齿鞍基下方的覆盖基牙，可有效减轻义齿的不均匀下沉现象，减小牙槽嵴所承受的𬌗力和末端基牙所承受的扭力，保护基牙和黏膜在义齿功能状态下不被损伤。

3. 义齿修复效果较好 覆盖基牙的存在，明显减缓牙槽骨吸收速度，且覆盖基牙附近牙槽嵴宽大，利于义齿稳定。覆盖基牙上可加用各种附着体，增强义齿固位。覆盖义齿具有良好的固位稳定性，在咀嚼时不发生脱位，故而咀嚼效率高。

4. 具有部分口腔生理功能 牙周本体感受器的保存，使义齿在使用时，患者可感受出𬌗力大小、方向，并能判断食物的大小、厚薄等，具有生理功能。

5. 调整修理简单 覆盖基牙如因某种原因必须拔除时，只需在拔牙区进行义齿基托衬垫，即可继续使用，无须重做。

（二）覆盖义齿的缺点

1. 覆盖基牙患龋率高 覆盖基牙因有基托覆盖，自洁作用消失，且周围易堆积菌斑，若患者口腔清洁维护不佳，易发生龋齿。

2. 易引起牙龈炎 覆盖基牙周围龈组织缺乏自洁作用，且易受覆盖基牙和牙根上附着物的边缘刺激，若口腔卫生较差，易出现牙龈炎，若不及时处理，可发展成为牙周炎，最终导致覆盖基牙丧失。

3. 义齿制作工艺较可摘局部义齿复杂，制作困难 覆盖基牙唇颊侧常有明显骨突，颌间距离较小，牙槽嵴宽大，均会影响排牙、基托外形和义齿美观。组织倒凹常会导致义齿戴入困难，或是义齿戴入后与黏膜不密合，义齿边缘封闭作用差，易滞留食物残渣。

4. 价格高 覆盖基牙在修复前需要牙髓、牙周的治疗，需用顶盖、冠帽或附着体等，因此价格较可摘局部义齿高，花费时间较长。

（三）覆盖义齿修复的适应证

1. 先天性口腔缺陷患者 如腭裂、部分缺牙、小牙畸形、釉质发育不全等，这类患者多出现牙体过小、牙冠形态异常、牙根短、牙间隙大、咬合异常等临床表现，采用普通义齿修复，义齿的支持、固位和美观等效果差。

2. 后天性口腔缺陷患者

（1）因龋病、严重磨耗、外伤等因素，致使牙冠大部分缺损或变短，或经根管治疗后牙冠脆弱，但牙根情况良好者，不宜选作固定义齿或可摘义齿修复基牙。

（2）余留牙伸长、低位牙、过度倾斜牙、错位牙等，严重影响咬合或影响义齿就位，可选作覆盖基牙。

（3）余留牙的牙周组织健康状况较差，有松动，不宜选作固定义齿或可摘义齿的基牙，但在牙弓中位置适当时，可经过治疗、截冠等方式改变冠根比，可选作覆盖基牙，尽可能保存余留牙。

（4）为减缓牙槽嵴吸收速度，可选择一些颌弓中位置合适，牙周情况较好的少数牙或牙根，治疗后作为覆盖基牙使用，保存牙槽骨，增强义齿固位稳定。

（5）严重的安氏 III 类错𬌗畸形、严重牙列拥挤、低位牙等，不能用外科手术或正畸方法取得满意效果，采用覆盖义齿修复。

3. 远中游离端缺失者　对颌为天然牙者产生𬌗力较大，为对抗过大𬌗力，减轻游离端牙槽嵴负荷，保护近中基牙，则应在游离端设计覆盖基牙，减轻义齿鞍基下沉，保护口腔组织。

4. 覆盖义齿的应用不受年龄限制　在儿童乳牙列，对于乳牙早失、恒牙早萌者，可制作覆盖义齿作为间隙保持器或阻萌器，可有效防止恒牙早萌不能承受𬌗力发生松动脱落或恒牙倾斜移位。但覆盖义齿用于青少年时，仅可做过渡性修复，因处于生长发育期，必须定期复诊观察，以避免义齿对颌面部生长发育产生不良影响。覆盖义齿用于成年人效果最佳。因成人的骨骼、牙齿的萌出和发育已经完成，基牙根管治疗效果好。

5. 特殊性疾病患者　如高血压、心脏病和血液病等不能拔牙的患者，如有修复需要，可采用覆盖义齿。

（四）覆盖义齿的禁忌证

1. 牙列缺损和缺失修复禁忌证同样适用于覆盖义齿。

2. 未经完善治疗的残根残冠，不能作为覆盖基牙。

3. 患者丧失维护口腔卫生能力者，或者有全身性疾病，如严重的糖尿病、癫痫、精神障碍等。

三、覆盖基牙及其上的附着体

覆盖基牙是指被覆于覆盖义齿基托下的天然牙或牙根（种植体），对义齿所承受的𬌗力起到支持和分散的作用，并增强义齿的固位力，其上可安放各类附着体。因此覆盖基牙的选择和位置分布对覆盖义齿设计很重要。

（一）覆盖基牙的选择

1. 牙周情况　在选择覆盖基牙时，牙周情况作为重点考虑内容，要求：①无牙周袋或牙周袋较浅无溢脓，牙龈无活动出血或明显炎症；②牙松动度不超过 I°，若松动度超过 I°，则应结合牙周骨组织情况决定是否选作基牙；③牙槽骨吸收不超过根长 1/2，骨吸收超过根长 1/2 未超过 2/3 时，若无牙周炎症，不松动，也可考虑截冠作为覆盖基牙，但应定期观察；④牙周情况差时应先行牙周治疗，情况好转后可考虑作为覆盖基牙，尤其远中游离端的残根残冠，尽量保留，对游离端义齿具有很好的支持作用。

2. 牙体、牙髓情况　牙体牙髓疾病经过治疗后愈后较好，一般情况下不作为覆盖基牙选择的决定性因素。但在覆盖义齿制作前，所有牙体牙髓疾病应当经过系统治疗。若根管已钙化，根尖周有炎症，无法治愈的牙，应当予以拔除。

3. 覆盖基牙的数目　理想覆盖基牙数目为单颌具备 2 ～ 4 颗。若仅有一颗余留牙，也具有保留价值。先天性小牙畸形、釉质发育不全、磨损等余留牙，也具有保留价值。

4. 覆盖基牙的位置 覆盖基牙在牙弓中的位置对义齿所受力的传导、分散及口腔软、硬组织的健康至关重要。因此，基牙分布应合理。最理想的基牙位置分布是牙弓的前后、左右均有基牙且位于咬合力最大处。一般情况下，覆盖基牙的位置取决于口内余留牙的位置和健康状况。其中全口覆盖义齿的基牙位置尤为重要，通常情况下前后牙均可作为基牙，但前牙优先，特别是尖牙位，应首先考虑作为基牙。主要原因是无牙颌牙槽嵴的前部唇舌径较小，比后部牙槽嵴更容易吸收，当有前牙根存在时，牙槽嵴吸收明显减缓，且前牙的根管治疗等较容易。

（二）覆盖基牙上的附着体

覆盖基牙最简单的处理方式是制作顶盖，此时覆盖基牙仅提供支持作用，当覆盖基牙上加用附着体时，则提供固位、支持和稳定作用。覆盖义齿所用附着体大多采用不太精密的预成 / 半预成固位装置，但是近年来精密研磨杆卡系统应用有增多的趋势。

1. 杆固位系统附着体 杆固位系统是用杆将多个基牙（或种植体）连接在一起，卡安装在义齿基托内，通过卡对杆的卡抱作用产生固位。一般来说，在设计时，杆的位置距离牙槽嵴至少 1.0mm，以保障黏膜健康，同时需保留足够人工牙排列空间。杆的位置不可过于偏舌或偏颊，以妨碍组织功能运动，妨碍排牙。根据患者牙周情况和基牙数量来选择杆的类型，在基牙数量多、牙周条件好的前提下，可选用固位力强、侧壁相互平行的类型，甚至可以选用精密研磨杆；在牙周条件不良，基牙数量少时，可选择截面为圆形或椭圆形带有应力中断设计的类型。杆在与基牙连接时，可以采用杆与基牙冠（或顶盖）一体铸造的方式加工，或者成品杆与基牙冠（顶盖）焊接方式加工。

2. 按扣固位系统附着体 按扣固位系统即球帽固位系统。其阳性部件呈圆球状或圆柱形凸起，大多数情况下阳性部件位于基牙上。阴性部件与阳性部件吻合，外形似帽状，安装在义齿基托内，有弹性与非弹性两种。弹性型的阴阳部件之间具有微小间隙，因而具有一定动度，有利于缓冲外力，非弹性型无缓冲效果。通常阳性部件安装在技工室制作，阴性部件在临床操作时安装。

3. 磁性固位系统附着体 磁性附着体在临床上应用较多，修复效果较好，凡符合基牙条件的保留牙根或牙冠均可设置。要求患者上下颌关系基本正常，人工牙排列能位于牙槽嵴顶，单颌义齿的颌间距离不低于 6mm。目前所使用的磁性固位系统出于生物安全性考虑均采取封闭式磁路设计，衔铁部分固定在基牙上，永磁体包埋入义齿基托。为防止氧化锈蚀造成磁力下降，永磁体均需密封包装成盒装；高温和震动也会造成磁力下降，因此永磁体安装通常在临床上用自凝树脂固定至基托内。永磁体在口腔环境下出现腐蚀会导致磁力减退，约 2 年左右需要更换义齿基托内的磁体。

知识链接

覆盖基牙的截冠处理

通常情况下覆盖基牙都需要截冠处理，截冠的方式有短冠基牙与长冠基牙。短冠基牙是指截断牙根位置平齐龈缘或在龈上 3mm 以内的基牙，截冠后需要将根面修整为圆弧状，利于𬌗力沿牙长轴传导。长冠基牙则在龈上 3 ~ 8mm 左右。为防止侧向力过大对基牙的伤害，原则上冠长不可超过根长 1/2。在基牙上制作的金属顶盖，称帽状顶盖，有单层帽状顶盖和双层帽状顶盖。双层帽状顶盖中外冠固定在覆盖义齿基托内，增强义齿固位。

扫码“学一学”

第二节　覆盖义齿制作工艺

覆盖义齿是由常规义齿基础上发展起来的义齿，因此可摘局部义齿、全冠、全口义齿、附着体的制作方法均可用于覆盖义齿制作，但因其具有覆盖基牙，制作又有特殊之处。覆盖义齿制作工艺流程如下：制定覆盖义齿治疗方案→制备覆盖基牙与顶盖→取印模、灌注模型→颌位关系记录、上殆架→基托设计→排牙→试戴→义齿完成。

一、工作模型的处理

覆盖基牙的短顶盖、根帽等临床戴入粘接后，制取覆盖义齿印模，以人造石灌注石膏模型。得到工作模型后修整殆面、颈部等位置的石膏小瘤。为耐受后期制作过程中的磨损，可在石膏模型表面涂硬化剂。

1. 覆盖基牙间隙保留　基托组织面与覆盖基牙之间需保持 1mm 间隙。灌注模型后，在覆盖基牙的根面均匀涂刷一层厚度约 1mm 左右人造石作为缓冲。也可在覆盖基牙对应的基托组织面衬垫弹性软材料，如弹性塑料、硅橡胶等，使其具有 1mm 间隙。保留间隙的意义在于覆盖义齿在口内戴入后，在殆力作用下，当黏膜组织受压后弹性变形达到终点时，义齿基托正好与覆盖基牙接触，此时黏膜组织将与基牙共同承受殆力（图 12–3）。

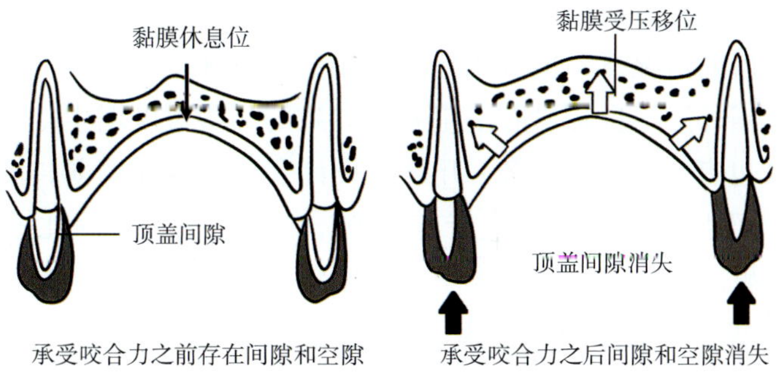

图 12–3　承受咬合力前后顶盖间隙和黏膜组织面与基托间空隙的变化

2. 模型观测　确定就位道，测量倒凹区。

3. 倒凹处理及模型缓冲　倒凹处理、模型缓冲原则同可摘局部义齿及全口义齿。

4. 复制超硬膏模型　复制模型后，原始模型作为准确工作模型留存，复制模型用来试戴覆盖义齿或制作临时修复体等，避免工作模型的磨损。

5. 上殆架　依据临床颌位转移关系上殆架

二、覆盖义齿制作工艺要点

（一）保留间隙

基托不仅与覆盖基牙之间需要保留间隙，基托与短顶盖之间、基托与长冠基牙顶盖之间均需间隙，双重顶盖之间也需间隙。

1. 基托与基牙之间保留间隙的方法　①在工作模型上于覆盖基牙颈部涂布 1mm 厚度人造石；②义齿初戴时，缓冲处理与基牙接触的基托组织面；③在基牙对应的基托组织面衬垫弹性材料，如弹性塑料、硅橡胶等使组织面具有 1mm 缓冲性。

2. 双重顶盖之间，在固定外顶盖之前，内顶盖的顶端放置 1mm 衬垫物，待外顶盖固定后去除衬垫物，则内外顶盖间即留下 1mm 间隙。

3. 工作模型上无须人造石缓冲，在试戴时，用咬合纸或甲紫等指示剂涂布在基牙根面上，义齿就位后在相应基托组织面留下印痕，均匀磨除约 1mm 厚度。

（二）基托设计

覆盖义齿是有牙参与支持的全口义齿或可摘局部义齿，基托下被覆天然牙或牙根，基托的设计形式与覆盖基牙牙周组织健康、义齿功能、美观和使用寿命有密切关系。其基托的设计和制作与全口义齿或可摘局部义齿既有相似之处，也有差异。

1. 基托设计的具体要求

（1）基托应不会引起菌斑聚集。

（2）基托应对边缘龈无机械损伤。

（3）基托有利于保持良好的口腔卫生。

（4）基托不影响唇颊舌的正常生理运动。

（5）基托不影响美观，便于修理。

2. 义齿基托设计与牙周组织健康　实验研究和临床观察均证实，环基牙开放式基托设计有利于牙周组织的健康，这是因为：

（1）避免了基托对牙龈直接的机械损伤。

（2）具备了一定程度的自洁作用，预防因食物嵌塞引起的菌斑聚集。

（3）在不摘下义齿的情况下，也可用牙间隙刷清洁基牙。

（4）可避免因冠帽外形不良和口腔卫生差所导致的牙龈过度增生。

但是开放式设计也有一些不良现象：开放式设计会导致基托变薄，增加基托断裂危险；美观性稍差；易造成食物嵌塞；对某些发音有影响，如“丝”音。因此做开放式设计时，基托尽可能少覆盖边缘龈，邻面间隙的边缘用金属制作；覆盖基牙数量越多，可开放的间隙越大，预后越好。覆盖基牙附近牙槽嵴较丰满，基托无须恢复其牙槽嵴外形，基牙唇颊侧可不设计基托，因此覆盖义齿基托一般不干扰唇颊侧软组织的运动。

（三）增强义齿固位的措施

由于覆盖基牙周围组织倒凹的存在，限制了义齿基托的伸展范围，可能会使义齿难以获得足够的固位面积。解决方法如下：

1. 基牙加用附着体，制作附着体覆盖义齿。例如加用磁性附着体等，但基牙条件较差的则不宜制作附着体。

2. 组织倒凹明显，前庭沟较深时，可考虑弹性带翼式基托，利用钢丝弯制成弹性杆，埋入基托内，使游离基托进入倒凹区。

3. 应用弹性基托材料制作。这种尼龙材料具有较高的韧性和弹性，可发生弹性形变进入倒凹区，并能恢复原状，适用于颌间距离较低，组织倒凹大的患者。

4. 高覆盖义齿的固位增强，主要依靠增加义齿基托与基牙间的摩擦力。在基牙预备时需按照设计的就位道方向，对基牙外形做适当磨改，使义齿基托与牙轴面紧密接触，同时能顺利就位，增强摩擦力从而增强固位。如基牙属于严重倾斜牙齿，磨改量较大，可设计金属帽状顶盖，或者根管桩式帽状顶盖。如具有多基牙均需冠修复，则可设计双层帽状顶盖，增强义齿固位。如基牙牙冠较短，无法与基托之间取得足够摩擦产生固位，可设计基托内卡环，利用卡环与基牙的卡抱力增强义齿固位。

（四）增强义齿强度的措施

覆盖义齿由于覆盖基牙的存在，尤其高覆盖义齿的基牙较长，义齿基托厚度减小，义齿基托𬌗面形成一些薄弱部位，这些部位需要采取加强措施，预防义齿折断或局部磨损。缺牙区𬌗龈距离为 2 ~ 4mm 时，建议设计铸造金属基托，或加用金属加强网；缺牙区𬌗龈距离小于 2mm 时，应设计为金属𬌗面。覆盖义齿咀嚼效率较高，尤其下方有长冠基牙时，咬合力较大，义齿易沿中央部位断裂，因此尽量设计为金属网加强基托，或直接制作金属基托来增加强度。

第三节　覆盖义齿戴入后的问题及处理

覆盖义齿戴入口腔后，由于基牙局部缺乏自洁作用，食物残渣滞留，软垢积存，易导致基牙龋坏、牙龈炎等，因此正确护理义齿，定期复诊检查是保证覆盖义齿有效使用、修复效果和使用寿命的重要措施。

扫码“学一学”

一、覆盖义齿的复诊与护理

1. 定期复诊　覆盖义齿患者每隔 3 ~ 6 个月应复诊，做常规检查，了解义齿的使用情况，检查基牙及牙周组织的健康状况，发现问题及时处理。若患者采用药物预防基牙龋坏和牙周炎症，还可以了解用药情况及是否继续用药。

2. 义齿的护理　正确的义齿护理可清除掉义齿基托上的软垢、细菌及真菌，防止菌斑形成及细菌释放毒性产物，从而保护基牙及其牙周组织的健康，预防义齿性口炎的发生。义齿的护理措施包括：

（1）每日用牙刷及牙膏清洗义齿。避免接触热水，导致义齿变形。

（2）每日将义齿浸泡在 0.2% 氯已定溶液中 10 ~ 15min，氯已定可渗入基托，并可缓慢释放达几小时。

3. 预防牙龈炎、龋病　患者需维护好口腔卫生，避免牙龈炎甚至牙周炎的发生，以免最终丧失覆盖基牙。因此患者需做到：夜间停戴义齿，让口腔黏膜充分休息，恢复自洁作用；每日可含漱 0.2% 氯已定溶液，预防牙龈炎；如发现基托与龈缘之间存在接触，应及时复诊调改，进行缓冲。

二、覆盖义齿修复后可能出现的问题及处理

覆盖义齿戴入可能出现的问题主要包括三个方面：与义齿有关的问题，与基牙有关的问

题，与义齿机械损坏有关的问题。

（一）与覆盖义齿有关的问题

由于覆盖义齿具有可摘局部义齿和全口义齿的结构和特点，因此戴入后会出现疼痛、发音、咀嚼、义齿固位不良等与全口义齿、可摘局部义齿戴牙后类似的现象。调改原则同全口义齿、可摘局部义齿。

（二）与覆盖基牙有关的问题

1. 龋 覆盖义齿戴入后，基牙自洁作用丧失，30% 无根帽基牙和 15% 有根帽基牙可出现龋。在引起龋的因素中最重要的是牙周附着丧失、摄入发酵糖类和口干。因此，戴用覆盖义齿后应采取措施积极预防基牙龋坏：

（1）彻底清洁覆盖基牙四周及牙龈，邻间隙的清洁可用牙间隙刷。

（2）化学法防龋，使用氟凝胶或含氟漱口水。可将氟化物凝胶直接涂在基牙或基牙相对的基托组织面上，发挥防龋作用。也可用 1% 的氟化钠中性溶液漱口，每日 1 次或者每周 2 ~ 3 次。但必须告知患者口内有味觉改变、口腔灼烧感、口腔黏膜破坏及着色时应适当减少用药次数，并禁止吞服氟化物。

在发现龋后，应积极治疗，如更换根帽，更换充填物等；如影响到根管壁，则应评估治疗价值，决定基牙的拔除或是保留。

2. 牙周炎症 戴用义齿后产生牙龈炎的原因多为口腔卫生维护不良、基托压迫龈缘导致，当基托缓冲过多引起食物嵌塞时也会出现龈炎。若不及时治疗可发展为牙周病，导致基牙最终丧失，因此定期复查是发现牙周损害的重要手段。牙周检查要包括患者对基牙和义齿的清洁，牙周袋深度，牙松动度，附着龈宽度，边缘龈炎症程度等内容。

3. 牙槽骨吸收 戴用覆盖义齿后覆盖基牙周围可能会出现快速骨吸收，原因有：

（1）患者自我口腔卫生护理差，口腔卫生状况不良，未进行有效预防措施，致使龈炎发生。

（2）义齿咬合关系不良：特别是在戴义齿后 4 ~ 6 个月内发生的基牙牙槽骨吸收，多由于义齿下沉，基牙负荷过重造成牙槽骨吸收。

（3）义齿有支点：若义齿基托与覆盖基牙之间存在支点，则咬合力传导不均，基牙负荷过重，义齿出现翘动旋转等现象，牙槽骨吸收迅速。

剩余牙槽嵴的吸收可导致颌位关系改变，出现殆干扰，因此需要定期调磨。覆盖义齿的殆关系检查同全口义齿。调磨时必须考虑原因，例如前牙早接触多由义齿后部下沉导致，不应调磨，否则会导致垂直距离下降，应选用重衬的方式恢复垂直距离。义齿基托与黏膜的密合度是衡量牙槽骨吸收量的尺度。覆盖义齿为部分牙支持式，义齿不合适会导致义齿晃动或牙槽嵴压痛，最后造成基牙松动、局部牙槽嵴吸收加速、义齿折断等后果。

（三）覆盖义齿机械损坏

1. 基托折断 附着体附近的塑料基托易发生折断，金属基托折断现象较少。当受异常力时，附着体附近树脂基托可产生裂纹，应及时消除过大应力，重衬或调殆，防止后期损坏加大。

2. 附着体损坏 所有附着体在使用过程中都会出现损坏，常见原因如下。

（1）磨损：磨损导致的附着体损坏通常几年后才影响固位，可通过更换附着体阴型或根帽附着体解决。

（2）与对颌牙有接触：当不戴用义齿时，无保护的阳极暴露在口腔中，会与对颌牙反复接触产生磨损，这种情况通常在短时间内造成严重破坏。因此对颌为天然牙时，建议患者长期佩戴义齿，夜间可不取下义齿。但是有研究表明，夜间戴用义齿，会导致龋坏和牙周损害概率增加。

本章小结

本章主要介绍了覆盖义齿的概念、分类、优缺点、适应证与禁忌证；覆盖基牙附着体类型；覆盖义齿制作工艺要点；覆盖义齿的护理及修复后可能出现的问题与处理。总之，覆盖义齿是一种能够极大限度保存口腔组织的常用修复形式，如果设计合理，保护得当，有很长的使用寿命。随着种植技术的发展，种植覆盖义齿也会得到越来越多患者的接受。

（李　静）

习　题

扫码“练一练”

一、单项选择题

1. 目前已知的预防牙槽骨丧失最有效最可靠的方法是
A. 预防牙的丧失　　B. 戴用全口义齿
C. 戴用可摘局部义齿　　D. 固定桥修复
E. 以上都不对

2. 覆盖义齿的优点不包括
A. 咀嚼效率高
B. 有效防止或减缓牙槽骨吸收
C. 相对常规可摘义齿来说制作简单
D. 保存以前认为需要拔除的患牙，免除了患者拔牙的痛苦
E. 具有口腔生理功能

3. 覆盖基牙的位置取决于口内余留牙的位置和健康状况，最理想的基牙位置是
A. 牙弓后部咬合力最大的位置
B. 牙弓前部咬合力最小的位置
C. 牙弓的前后、左右均有基牙且位于咬合力最大的位置
D. 牙弓的前后、左右均有基牙且位于咬合力最小的位置
E. 以上都不对

4. 覆盖义齿的附着体最重要最基本的功能是
A. 固位作用　　B. 稳定作用
C. 缓冲作用　　D. 支持作用
E. 以上都不对

5. 关于环基牙开放式基托设计的描述，错误的是
A. 其在覆盖基牙的四周避免基托与基牙周围组织接触
B. 不利于义齿清洁
C. 避免了基托对牙龈直接压迫和机械损伤

第十三章

可摘局部义齿 CAD/CAM 技术

扫码“学一学”

扫码“看一看”

学习目标

1. **掌握** CAD/CAM 技术概念；CAD/CAM 系统的组成及原理；CAD/CAM 流程。
2. **熟悉** 常见的 CAD/CAM 口腔修复体的种类。
3. **了解** CAD/CAM 系统发展的历史及发展的趋势。
4. 学会运用 CAD/CAM 系统进行设计和制造可摘局部义齿。
5. 具有尊重和保护病人隐私及关爱病人的意识。

案例讨论

【案例】

患者，男，65 岁，双侧下颌第一、二磨牙缺失 3 年，现来修复科要求修复缺失牙。

【讨论】

1. 可选用何种修复方式？
2. 选用哪种技术制作义齿更高效，更快捷？

第一节　CAD/CAM 技术概述

一、CAD/CAM 技术的概念

CAD/CAM 技术，即计算机辅助设计（computer aided design）与计算机辅助制造（computer aided manufacturing）。其中 CAD 是指借助计算机硬件和软件生成并运用各种数字和图形信息进行产品的设计。CAM 是指由计算机控制的数控加工设备，如数控车床、铣床等对产品进行自动加工成型的制作技术。

考点提示 CAD/CAM 概念。

牙科 CAD/CAM 系统是指计算机辅助设计和计算机辅助制造来进行加工和生产口腔修

复体的一个崭新的口腔修复工艺技术，它融合了数字、光学、电子技术、图像扫描和处理、自动化等多学科的知识与技术，同时还包含了大量的口腔医学知识、临床经验数据等。应用 CAD/CAM 技术进行工业产品的设计与制作，可提高生产效率，降低生产成本，缩短生产周期。

二、CAD/CAM 技术发展史及展望

CAD/CAM 技术最早被应用于工业自动化和航天领域，20 世纪 60 年代美国麻省理工学院率先提出了交互式图形学，即计算机辅助设计（CAD）技术。20 世纪 80 年代，由于 PC 机的应用，计算机辅助设计得以快速发展。在 1984 年召开的国际设计及综合讨论会上，CAD 技术得到了大家认可并认为它不仅仅是种设计手段，而且是一种崭新的设计和思维方法。因此，CAD 技术的内涵必将随着计算机技术的发展而不断扩展。

计算机辅助制造（CAM）是利用计算机来管理控制和操作生产设备进行产品生产的过程，其核心技术是计算机数值控制（简称数控）。1952 年麻省理工学院研制出第一台数控铣床，经过一系列的发展，随后出现了多功能机床和快速成型设备等。

CAD/CAM 集成技术是计算机技术发展的必然结果。CAD/CAM 技术被引入口腔领域始于 1983 年，法国牙医 Francois Duret 研发出了首台牙科 CAD/CAM 系统。1985 年，Duret 利用该系统成功地为患者现场制作了一个 CAD/CAM 瓷全冠。1986 年，德国一家公司制造了世界上首台商业用的牙科 CAD/CAM 系统，即 Cerec Ⅰ，开创了以计算机技术为支撑的口腔数字化医学时代。

口腔 CAD/CAM 技术的优势与未来发展的潜力是毋庸置疑的。有学者比较发现应用数字印模配合 CAD/CAM 技术加工的修复体的边缘适合性表现更佳。应用 CAD/CAM 技术，提高了临床诊疗过程的标准化，避免由于经验、操作水平差异导致的诊疗质量问题，是口腔修复技术发展的必由之路。

第二节　CAD/CAM 系统的组成及基本原理

一、CAD/CAM 系统的组成

通常 CAD/CAM 系统由软件和硬件组成。其中软件部分包括：系统软件、支撑软件以及专业性应用软件。软件系统主要是管理和控制各种硬件设备。硬件部分包括主机以及外围设备组成，主机需具备强大的图形识别、处理以及人机交互能力；外围设备包括扫描设备和自动化数控加工设备。

口腔修复 CAD/CAM 系统通常是由计算机扫描系统、计算机辅助设计系统、计算机辅助制造系统组成，这三部分相当于技师的眼（计算机扫描系统）、脑（计算机辅助设计系统）、手（计算机辅助制造系统），三者协同构成口腔修复 CAD/CAM 系统。

考点提示 CAD/CAM 系统的组成。

二、口腔 CAD/CAM 系统工作原理

1. 计算机扫描系统　包括光学测量传感器或机械接触式测量传感器，其工作原理是借助各种三维技术，将传统的石膏模型、硅橡胶印模或口内牙列形态转换成计算机中的三维可视化的数字模型。这种数字模型，可在专用软件中实现任意角度的三维观察（图 13–1）。

知识拓展

计算机扫描常用方法

计算机扫描系统即利用计算机扫描系统采集数据，相当于传统的印模制取和模型灌注。目前，常用的方式：①从患者口腔内直接扫描提取三维信息；②直接从石膏模型上采集相关信息。

2. 计算机辅助设计系统　是一种专用的软件系统，它基于三维扫描设备采集后建立的口腔数字印模，借助高度自动化、智能化的运算功能，采用人机交互式的操作模式，实现高效率、高精度的修复体数字模型设计（图 13–2）。

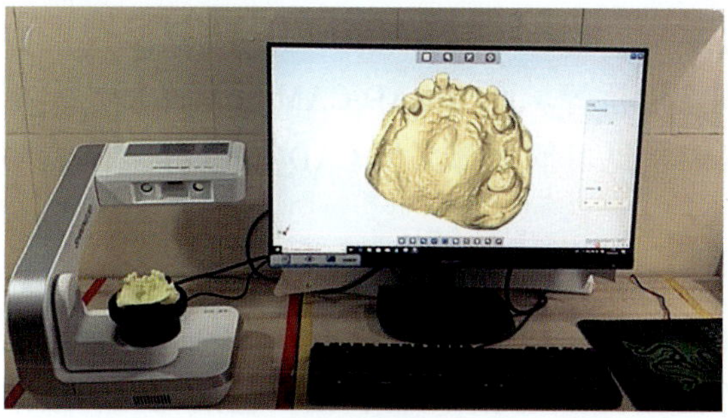

图 13–1　数字化模型的获取（口外法）

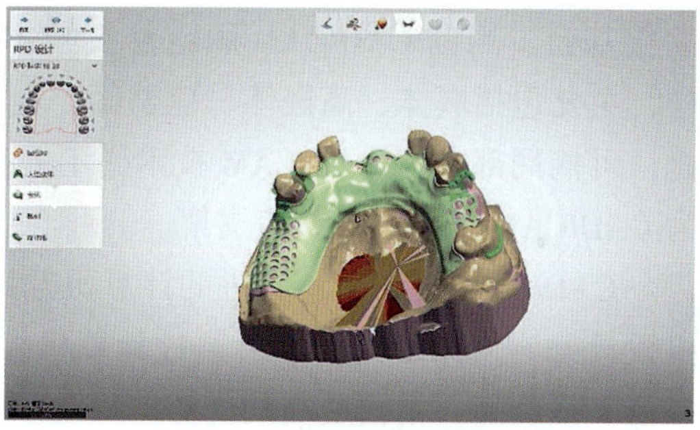

图 13–2　计算机辅助设计（CAD）

3. 计算机辅助制造部分　包括数控铣床、数控软件、刀具。主要功能是将 CAD 软件设计出的修复体数字模型借助数控程序精确控制加工设备的成型过程，以完成修复体的制作。按其技术原理可分为数控加工和快速成型两种方式。

知识链接

CAM 是将数字模型转换成修复体，替代传统包埋、装盒、充填等修复工艺，可通过铣削陶瓷、合金和塑料等，加工出全冠、嵌体、可摘局部义齿支架、个性化种植基台等。

第三节　CAD/CAM 流程

随着越来越多口腔加工设备和加工软件的出现，使得 CAD/CAM 流程得到不断优化。采用传统印模，扫描模型，获得数字化模型；或者是通过口内数字化取像设备，将信息传输到加工厂，通过加工厂 CAD/CAM 设计，最终制作出修复体。还有一种是不需要通过加工厂制作，直接在临床上就能制作出修复体，即椅旁 CAD/CAM，它是通过口内数字化取像设备扫描，获得数字化模型，利用 CAD 设计修复体数字模型，并在临床上直接利用 CAM 设备进行制作，该流程极大地节省了患者、医生的时间并直观展示了医生用 CAD/CAM 制作义齿的全过程，极大地促进了医患交流。

具体流程为：扫描影像（数据获取）→修复体形态设计→数控加工制作修复体。

第四节　常见 CAD/CAM 修复体

目前常见的口腔 CAD/CAM 修复体主要为固定修复体、可摘局部义齿支架以及种植个性化基台。当前 CAD/CAM 固定修复技术比较成熟，常见的 CAD/CAM 固定修复体种类多样，主要包括嵌体、高嵌体、瓷贴面、全冠、固定冠桥等。而与 CAD/CAM 固定修复技术相比，可摘局部义齿 CAD/CAM 技术尚不完善，目前常见可摘局部义齿 CAD/CAM 修复体主要为 CAD/CAM 可摘局部义齿支架。

CAD/CAM 支架采用先进的计算机辅助设计与制造工艺，采用整铸的金属材料通过计算机设计确定支架形态，然后通过计算机控制下的车床切削，相对传统铸造工艺，具有出泡率低、强度高、精密度高的优势。目前用于制作 CAD/CAM 支架的材料主要包括纯钛和钴铬合金材料。

纯钛支架与钴铬合金支架相比，具有强度高、质量轻、生物相容性好等优点，故钛金属材料在口腔医学领域具有更大的优势而被广泛地应用于临床是所有口腔科医生乐于使用的新型义齿材料。

CAD/CAM 切削出来的纯钛支架，外观精美，轮廓清晰，比传统方式铸造出来的产品贴合度更高，异物感低，患者满意度高。在 X 光下，产品均匀无瑕疵，患者使用更放心。

本章小结

本章主要介绍了可摘局部义齿的 CAD/CAM 系统的组成、工作原理及操作流程。通过本章节的学习，我们掌握了口腔修复 CAD/CAM 系统包括计算机扫描系统、计算机辅助设计和计算机辅助制作；我们还掌握了 CAD/CAM 的基本工作原理和利用 CAD/CAM 制作可摘局部义齿的基本流程。目前 CAD / CAM 系统主要用于完成固定修复，在局部可摘义齿和全口义齿的制作方面由于技术的限制在临床使用尚不成熟，这就要求更多的修复科医生和研究人员来完善可摘局部义齿 CAD/CAM 系统，使之更好地为广大患者服务。

（马　杰）

习　题

扫码"练一练"

一、单项选择题

1. 目前 CAD / CAM 最适宜制作的修复体是

A. 全口义齿　　B. 嵌体、单个人造冠

C. 3 个单位以上的桥　　D. 可摘局部义齿

E. 个性化基台

2.CAD / CAM 系统将传统口腔修复体的制作步骤简化成几个主要工序，以下选项正确的是

A. 数据获取 – 修复体的计算机设计 – 数控加工

B. 模型获取 – 人工设计 – 计算机加工

C. 修复体设计 – 人工加工 – 计算机成品处理

D. 人工设计 – 计算机辅助设计 – 计算机辅助加工

E. 计算机辅助加工 – 模型获取 – 人工设计

3. 计算机辅助制造进行的内容是

A. 进行过程控制及数控加工　　B. CAD

C. 工程分析　　D. 机床调整

E. 软件分析

4.CAD/CAM 系统中，CAM 是指

A. 计算机辅助设计　　B. 计算机辅助制造

C. 计算机辅助工程　　D. 计算机辅助工艺设计

E. 计算机网络

5.CAD/CAM 系统中，CAD 是指

A. 计算机辅助工程　　B. 计算机辅助工艺设计

C. 计算机辅助制造　　D. 计算机辅助设计

E. 计算机网络管理

6. 下列说法中错误的是

A.CAD/CAM 系统实际上就是软件　　B. CAD 是指计算机辅助设计

C.CAM 指的是计算机辅助制造　　D. 数据结构分为物理结构和逻辑结构

E.CAD/CAM 系统包括软件系统和硬件

7.CAD/CAM 系统中软件分为几大类，他们是

A. 系统软件、功能软件、应用软件

B. 系统软件、支撑软件、应用软件

C. 系统软件、功能软件、支撑软件

D.CAD/CAM 软件、WINDOWS 软件、企业自行开发软件

E. 以上都不是

8. 目前 CAD/CAM 修复技术不包含的技术是
A. 数控机械加工技术
B. 真空铸造技术
C. 光电技术
D. 数字和图像信息生成处理技术
E. 数据获取技术

9. 口腔修复 CAD/CAM 系统组成中那一项不正确
A. 计算机扫描系统
B. 计算机辅助设计系统
C. 计算机辅助制造系统
D. 计算机辅助工程
E. 数控加工

10. 下列哪项是最方便快捷的义齿制作方式
A. CAD/CAM
B. 真空铸造
C. 传统装盒、包埋及煮盒
D. 手工制作
D. 以上都不是

二、思考题

口腔修复 CAD/CAM 系统由哪几部分组成?

第十四章

可摘局部义齿 3D 打印技术

扫码“学一学”

学习目标

1. **掌握** 3D 打印的操作流程。
2. **熟悉** 3D 打印的基本原理。
3. **了解** 可摘局部义齿 3D 打印的进展。
4. 会扫描石膏模型，运用三维重建软件进行数据处理，设计可摘修复体。
5. 遵守职业道德，具有沟通合作的能力。

案例讨论

【案例】

患者，男，61 岁，11、21、15、16、25、26、27 牙缺失，工作模型已经具备。

【讨论】

1. 如何进行模型的扫描、利用设计软件进行支架的设计？
2. 如何进行 3D 打印？

扫码“看一看”

第一节 3D 打印技术概述

逐层增加材料来生成 3D 实体，是制造领域的一次重大突破。过去常用在工业设计、模具制造等领域被用来制造模型，现如今不仅适用于传统制造领域，而且还被成功地运用于医学与生物工程当中。随着技术的快速发展和研究的不断深入，3D 打印在建筑、工程、汽车、航空航天、教育、地理信息系统、土木工程、枪支以及其他领域均有所应用。

1984 年，Charles Hull 研发了将数字资源打印成三维立体模型的新技术。1986 年，Charles Hull 发明了立体光刻工艺，利用紫外线照射将树脂凝固成形，以此来制造物体，并获得了专利。1988 年，3D Systems 开始生产第一台 3D 打印机 SLA-250。1993 年，麻省理工学院教授 Emanua Sachs 创造三维打印技术（3DP），将金属、陶瓷的粉末通过粘接结剂粘在一起成形。3D 打印技术在医学领域的首次应用在 1990 年，研究者通过 CT 获取的颅骨解剖数据成功复制出颅骨解剖模型。1995 年，麻省理工大学毕业生 Jim Bredt 和 Tim Anderson 修改了喷墨打印机方案，而不是将把墨水挤压在纸张上的方案变为把约束溶剂挤压到粉末床，随后创立了现代的三维打印企业Z Corporation。1996年，3D Systems、Stratasys、Z Corporation分别推出了型号为Actua 2100、Genisys、Z402的三款3D打印机产品，第一次使用了“3D打印机”的称谓。2005年，Z Corporation推出了世界上第一台高精度彩色3D打印机——Speum 2510。2012年3月，维也纳大学的研究人员宣布利用二维光子平板印刷技术突破了3D打印的最小极限，展示了一辆长度不到0.3mm的赛车模型。

经过三十多年的发展，随着3D打印技术的不断成熟，这项技术在各个领域已经发挥着非常重要的作用。

知识拓展

3D打印进展

随着科学的进步，3D打印技术在活体细胞培养和组织器官再生方面的技术突破，使其广泛应用于骨关节外科、血管外科、烧伤科和器官移植等医学领域当中。另外，3D打印能制造精准的医学模型，提高了各学科术前诊断及手术定位的准确率，有益于疾病的治疗。目前，3D打印技术在口腔医学领域也有重要的应用，如在口腔颌面外科中，3D打印预成型的钛网提高了眼眶爆裂骨折的整复效果。

第二节　3D打印系统的组成及基本原理

以激光3D打印技术为例，它主要由两部分组成：材料喷出装置和激光发生器。在一平台上，由材料喷枪堆砌修复体的外形，同时激光发生器发射的激光材料聚合成形。其原理是采用高能量密度激光器作为热源，通过激光照射实现单层球形金属粉末熔化后快速凝固，再用金属粉末覆盖已成形区域，如此反复最终形成修复体。

一、3D打印的原理

3D打印以3D建模为前提，综合了数字建模机电控制信息技术、材料科学与化学等诸多方面的技术，通过CAD等矢量建模软件将建立的3D模型进行分割，即将模型分割成一层一层的薄片，薄片的厚度一般为几十微米到几百微米不等。软件完成分割工序后，3D打印机即可进行打印，喷头喷出的材料不是墨水，而是黏结剂、光敏树脂或熔化的热塑性材料、蜡等。在一层胶水一层粉末的交替下，实体模型将会被粘接起来，打印完成后，需要对打印的模型进行固化、剥离、打磨、钻孔、电镀等模型修整的后处理程序，最终得到表面光滑的“高分辨率”的模型。

二、3D打印的类型

目前根据3D打印工艺不同主要有以下三类。

（一）光固化成型工艺

光固化成型工艺即光敏固化的液体聚合物在特定范围内紫外线的照射下逐层固化成型。例如：DLP（Digital Light Procession），即为数字光处理，光机发射的紫外光固化液态的光敏树脂材料，使其变成固体。

DLP 3D 打印机的工作原理是将打印平台浸入盛有液态光敏树脂材料的料槽中，槽底与构建平台之间形成一个一层高度。光机发射的紫外线固化液态光敏树脂，使其形成一层固体。当一层完成后，打印平台往上移动一定距离，使打印平台与了槽底部之间又有一层空间。然后开始第二次固化，重复这个过程，直到这个模型完成。设备原理见图 14–1。

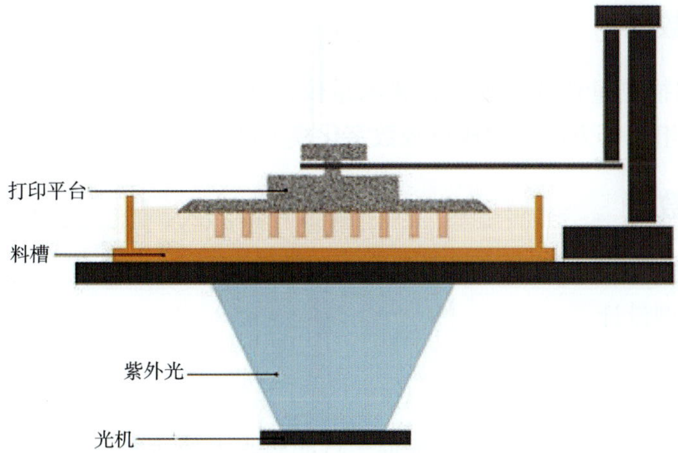

图 14–1 DLP 3D 打印原理

SLA 技术，全称为立体光固化成型法（Stereo lithography Appearance），用特定波长与强度的激光聚焦到光固化材料表面，使之由点到线，由线到面顺序凝固，完成一个层面再固化另一个层面，这样层层叠加构成一个三维实体。

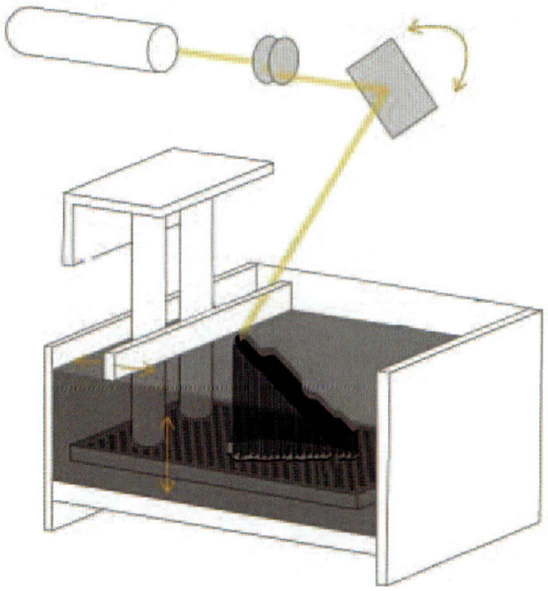

图 14–2 SLA 打印原理

SLA 技术工作的原理是 CAD 设计出三维实体模型，利用离散程序将模型进行切片处理，设计扫描路径，数据将精确控制激光扫描器和升降台的运动；其次，激光光束通过数控装置控制的扫描器，按设计的扫描路径照射到液态光敏树脂表面，使表面特定区域内的一层树脂固化，当一层加工完毕后，就生成零件的一个截面；然后，升降台下降一定距离，固化层上覆盖另一层液态树脂，这样层层叠加而成三维工件原型，最终，将原型从树脂中取出后，进行最终固化，原理见图 14–2。

（二）激光成型工艺

即特定范围的激光烧结或融化粉末状的材料颗粒，逐层固化，层与层之间互相粘结成型。例如：SLM 选择性激光熔化（selected laser melting）是利用金属粉末在激光束的热作用下完全熔化，经冷却凝固而成型的一种技术。

（三）直接沉积工艺

直接沉积（direct deposition）技术又叫喷墨（jetting）技术，例如：材料喷墨（material jetting，MJ），又叫 DOD（drop on demand），用于加工蜡样物质。

第三节　3D 打印流程

一、采集数据

使用光学扫描测量仪或接触式扫描测量仪，通过扫描石膏模型、口内制取的印模、直接扫描口内软硬组织等方法，完成口腔数字化模型的采集。

二、处理数据

将获得的数据导入三维重建软件，使用计算机辅助设计软件，完成可摘局部义齿金属基底或支架的构型设计。

三、三维打印

通过 3D 打印机的配套软件排版数据，打印树脂支架或者直接打印金属支架，获得实体模型。

知识拓展

可摘局部义齿 3D 打印进展

企业和口腔医院合作对钴铬合金可摘局部义齿的 3D 打印进行研究，给这一简单牙齿支架的未来发展带来新的生机。

第四节　常用 3D 打印修复体

目前常用 3D 打印的修复体主要有赝复体支架、光固化树脂制作暂时修复体、金属制作金属支架或金属基底冠。见图 14-3~ 图 14-5。

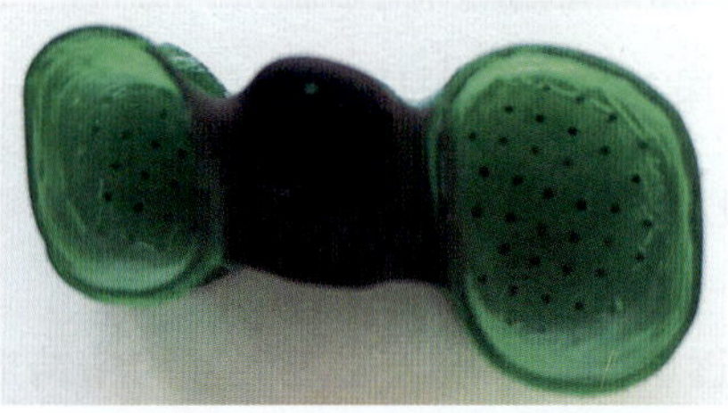

图 14-3　3D 打印的蜡型冠桥

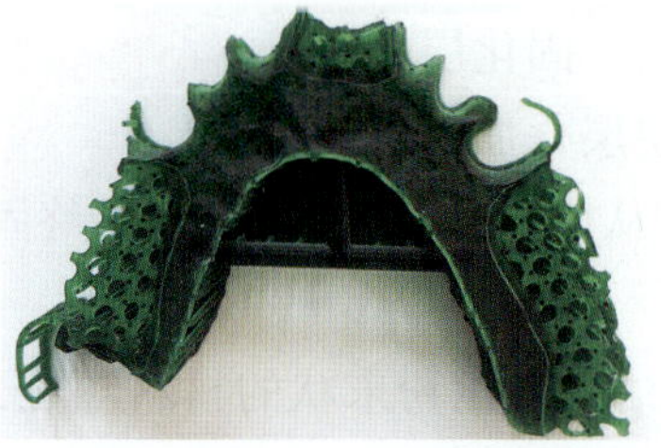

图 14-4　3D 打印的蜡型支架

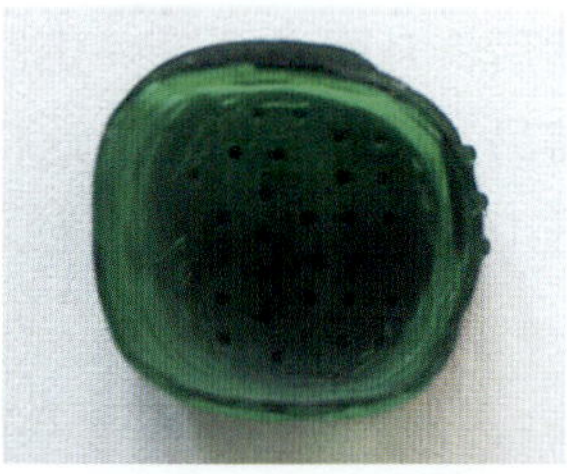

图 14-5　3D 打印的蜡型单冠

本章小结

本章介绍了可摘局部义齿3D打印技术。3D打印技术在经济效益和时间上都具较大的优势。在通过本章的学习，我们掌握了3D打印的操作流程。要求大家在工作中学会正确使用3D打印技术；会运用所学知识，进行可摘局部义齿的三维设计。

（王美艳）

习　题

一、单项选择题

1. SLA技术使用的原材料是

A. 光敏树脂　　B. 粉末材料

C. 高分子材料　　D. 金属材料

E. 以上内容都包括

2. 3D打印技术包括

A. 3D打印前处理　　B. 3D打印过程

C. 3D打印后处理　　D. A+B

E. A+B+C

5. 3D打印技术目前主要的热源有

A. 激光束　　B. 电子束

C. 等离子束　　D. A+B

E. A+B+C

二、思考题

简要阐述3D打印技术对口腔修复领域的促进作用。

扫码“练一练”

第五篇

特殊可摘局部义齿修复工艺技术

考点提示 种植义齿概念。

相关文献资料显示，早在5000年前的埃及、4000年前的中国就已有用不同材料制成的人工牙植入颌骨修复缺失牙的记载。800年前我国宋代楼钥所著《攻媿集》中，已记载有牙种植方法。英国的牙科杂志在1909年首次以文献的形式报道了种植牙。现代人工牙种植技术始于20世纪30年代。1936年，Venable和Stuck证明了钴铬钼合金的耐腐蚀性。1939年，Srock使用钴铬钼合金制成牙根形螺钉状种植体。1943年，德国的Dahl发明了纽扣状的牙种植体，也称黏膜下种植体，将种植体先埋入义齿的组织面，然后嵌入患者牙槽嵴黏膜上手术形成的种植体窝中，患者戴入义齿后不能摘下，否则种植体窝愈合后，义齿无法戴入或形成黏膜溃疡，应用范围受到极大限制。1946年，Goldberg和Gershkoff开始推广骨膜下种植体，即使种植体植入骨膜下，可为全口义齿提供固位，但该法种植术创伤大，易引起骨吸收，下唇麻木等。1948年，Formiggini将钽材料制成的种植体植入颌骨内，实施了固定义齿修复。1953年，Sollier和Chercheve报道了穿下颌骨种植体用于义齿修复。

考点提示 骨结合理论。

20世纪50年代中期，瑞典哥德堡大学的Branemark和Albrektsson教授发现了纯钛制作的种植体与机体生物相容性很好，在动物实验中发现，其与动物骨产生了异常牢固的结合。1966年Branemark教授提出骨结合（osseointegration）理论：即在光镜下观察，种植体和周围骨组织紧密接触，没有任何纤维组织等非骨组织介入种植体和骨组织之间。迄今为止，骨结合界面仍被作为评价人工牙种植是否成功的标志，骨结合理论被视为现代口腔种植学的重要理论。

知识拓展

种植体特征

在骨结合理论的指导下，种植体经过了几十年的发展，出现了多种材料、多种形态、多种表面处理方式的系统。目前种植体的主要特征是：现已基本确定纯钛是制作种植体的材料，以圆柱、圆锥体、表面有螺纹为主要形态，两段式结构。

我国曾是世界上最早应用种植牙技术的国家之一，但是近代口腔种植义齿起步较晚，20世纪70年代末80年代初开始，国内一些学者开始研究口腔种植义齿。1991年陈安玉教授编著了我国第一本《口腔种植学》。1995年2月在珠海举行了全国种植义齿学术工作研讨会，会议中讨论了种植义齿治疗的适应证与禁忌证，成功标准及临床治疗规范等，成立了口腔种植协作组，为我国口腔种植学科的发展奠定了良好的基础。同年6月成立了颅颌面种植学组，1997年成立了全国种植义齿协作组，2002年成立了中华口腔医学会口腔种植专业委员会，进一步推动了我国口腔种植学的发展。

二、种植义齿组成及结构

种植义齿的结构主要分为三部分：种植体、基台及上部结构。这三部分共同承担固位、支持、𬌗力传导及恢复咀嚼功能。现已证实口腔种植修复使常规修复方法不能解决的临床难题迎刃而解，而且以其美观、舒适、咀嚼效率高，无须磨削邻牙，无须基托和带环等优点而越来越受到患者的欢迎。

扫码“看一看”

考点提示 种植义齿的主要组成结构。

目前，常规应用于临床的种植体为大部分为骨内根形种植体。随着牙种植系统设计的不断改进，种植体逐渐分化出许多辅助构件，其构件有：基台、覆盖螺丝、愈合帽、转移杆、卫生帽、替代体等（图 15-1）。

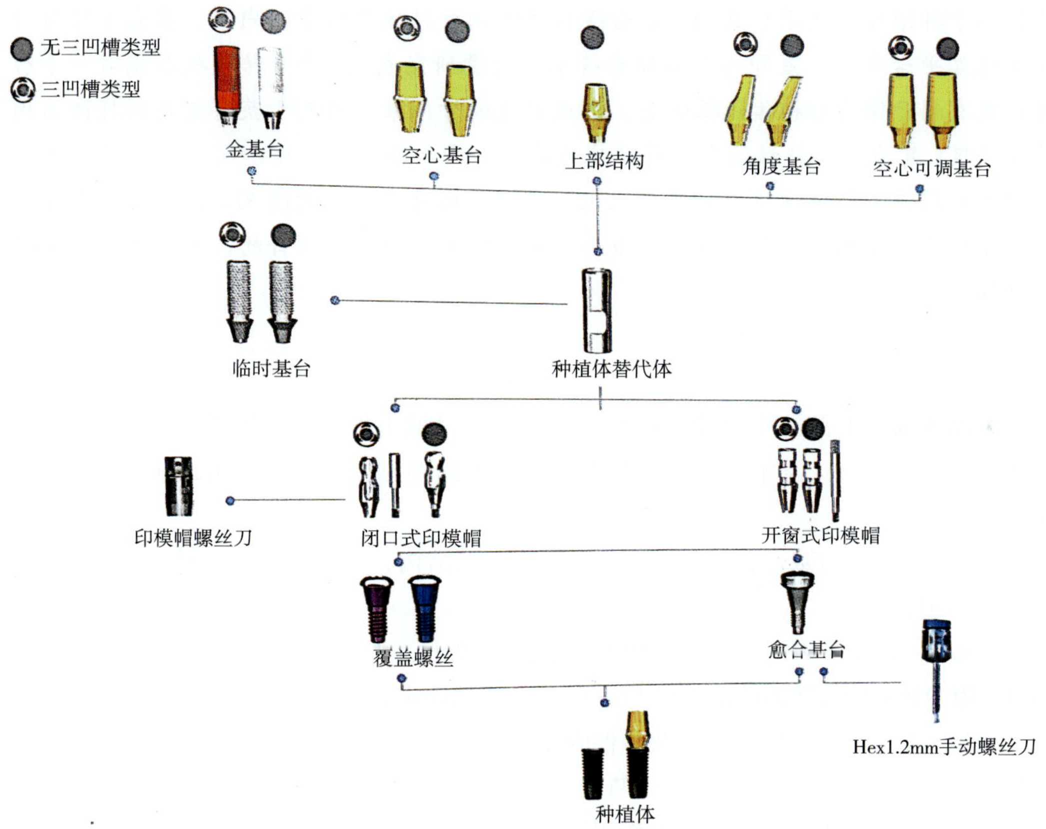

图 15-1　种植体辅助部件

1. 种植体　种植体是种植义齿植入骨组织内替代天然牙根的部分，可与周围骨组织发生骨结合，具有固位、支持和传导分散𬌗力的作用。主要以具有良好的生物相容性的钛金属材料为主，如钛合金、纯钛；在结构上，根形种植体的基本组成有颈部、体部和根部。据相关资料显示，目前在 FDA 注册的种植系统达数百种，无论是种植体外形结构还是表面生物活性都有了很大的改进，种植义齿修复治疗效果及成功率均大大提高（图 15-2）。

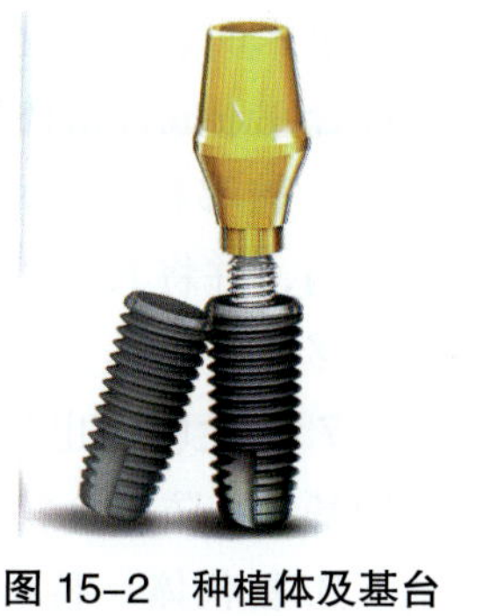

图 15-2　种植体及基台

2. 基台 基台是安装在种植体上并穿过牙龈暴露于口腔中的连接上部修复体的结构，也称之为穿黏膜基台。基台通过其下端的内连接或外连接抗旋转结构与种植体上端通过中央螺丝固定连接，以获得固位、抗旋转和定位的能力，是可摘或固定种植义齿修复体的附着结构。基台的材质结构、被动适合性及连接结构的抗旋转力学性对种植义齿稳定性及功能效果十分重要。按照基台与上部结构的连接方式，基台可分为螺丝固位基台、粘接固位基台和附着体基台等（图 15-2）。

知识拓展

种植基台的平台转移技术

种植基台的平台转移技术是指种植体系统设计为种植体在牙槽嵴顶部，使得基台直径小于种植体修复平台直径，基台连接位置向种植体平台中心内移，基台半径与种植体修复平台半径之差即为平台转移技术。大量研究表明：平台转移技术相对于平台对接更有利于保存种植体边缘骨量，形成更浅的牙周袋，有利于获得更好的种植体周健康状况；其次平台转移使牙槽嵴顶应力减小，平台转移宽度增加所伴随的种植体直径增加能够使牙槽嵴顶应力分布更优化。种植区域骨量足够的情况下，可采用大直径的种植体达到增加平台转移宽度、减小牙槽嵴顶的应力峰值的目的，进而减小边缘性骨吸收。

3. 上部结构 上部结构的种类较多，一般分为可摘上部结构和固定上部结构。本章节仅介绍可摘上部结构，因牙缺失数量及修复设计等的差别，上部结构组成包括以下一种或几种构件：

（1）金属支架：与基台和 / 或天然牙相连的金属结构，起到增加上部结构强度、固位及分散咬合力的作用。

（2）基托：种植义齿的基托边缘伸展少、范围较小。

（3）附着体：种植义齿的附着体与半固定或活动固定联合桥相类似，可分为杆卡式、栓道式、套筒冠式、球帽状附着体以及磁性附着体等。

4. 覆盖螺丝 也称封闭螺丝，是暂时封闭种植体平台的结构，具有在种植体愈合过程中防止骨和软组织进入基台连接区的作用，待二次手术时取出。

5. 愈合帽 又称愈合基台、愈合螺丝、牙龈成形器，在非潜入式种植，或潜入式种植二期手术时旋入种植体内，临时占据基台的位置，引导种植体周围软组织的愈合，待软组织愈合并形成种植体周围软组织封闭后，将其取出，即可旋入基台进行上部结构的修复。

6. 转移杆 又称为取模柱、印模帽、转移帽，替代口腔中种植体和 / 或基台位置、方向结构，并将其转移到工作模型上。为种植体或基台替代体定位，分为种植体转移杆和基台转移杆。

7. 卫生帽 也称为基台保护帽，在粘接固位基台就位后、戴上最终修复体期间，用于保护基台、防止食物残渣等附着在基台上，并维持种植体周围软组织的形态。

8. 替代体 替代体是在石膏模型中替代种植体或基台的部件，可以复制种植体平台或基台的位置和方向，并在其上制作修复体，分为种植体替代体和基台替代体。

三、种植义齿的分类

由于种植义齿与传统义齿修复的固位支持结构不同，常根据固位方式分为固定式种植义齿和可摘式种植义齿。

（一）固定式种植义齿

种植义齿上部结构与基台间采用固位螺钉连接或粘接剂粘固固定的修复方式，患者不能自行取戴，外形似天然牙，佩戴舒适，固位及支持力强，咀嚼功能恢复佳，常用于牙列缺损或牙列缺失的修复。可分为单冠、联冠或固定桥三种修复方式。固定种植义齿可单独由种植体或者种植体与天然牙共同支持。

（二）可摘式种植义齿

对于牙列缺损患者，这类修复设计也偶有使用，多见于种植体植入数目不够、位置、排列不适合做固定义齿，或种植体无法提供足够的支持力和固位力时，可将该种植体作为支持结构进行可摘义齿修复，用于改善游离端义齿下沉。种植可摘义齿在种植体基台上可设计杆卡、鞍扣、磁性附着体、套筒冠等固位体连接种植体与上部结构。

1. 杆卡式连接　杆卡式连接是由金属杆将两个或两个以上的种植体基台连接在一起作为附着体的阳性结构，可与位于覆盖义齿基托组织面内的卡式阴性结构相配合使用，通过杆卡之间的摩擦力和机械力为覆盖义齿提供固位和稳定。根据杆的横截面形态可以分为圆杆、卵圆形杆和矩形杆。杆卡使连接有良好的固位、支持、稳定作用，生物相容性较好，是临床应用最为广泛的一种形式。

2. 鞍扣式连接　鞍扣式连接适用于：①种植体基桩间的距离大，用杆式附着体会影响舌的活动；②颌弓上的种植体呈斜线安置，杆附着体平面不能与下颌铰链轴平行者；③牙槽嵴的前段呈尖形，不宜使用杆式附着体者；④老年患者或保持口腔卫生困难者；⑤不能承担其他类型附着体费用者。目前临床常见种类如下。

（1）Locator 连接：Locator 基台是最近几年新出现的弹性半精密种植覆盖义齿附着体，类似于天然牙覆盖义齿中的太极扣，由覆盖义齿基托内的高密度尼龙阴性部件和种植体上部阳性部件组成、体积小巧，易于更换。附着体的阴阳两部分之间为弹性接触，在咀嚼运动中允许固定部分与附着体部分之间有一定水平方向和垂直方向的运动，适用于种植体和黏膜共同支持或以黏膜支持为主的覆盖种植义齿。

（2）球形连接：球形连接是由固定在种植体上球形固位体、安装在义齿组织面的金属帽和帽内的固位环三部分组成。义齿就位时，球固位体穿过具有弹性的固位环，通过球与固位环的卡抱作用而获得机械固位。

3. 磁性连接　利用软磁合金制成的衔铁嵌入种植体的基台内或粘接在基台的顶端，在相应的基托组织面内埋入永磁体，利用磁力增加覆盖义齿的固位。磁性附着体是一个非刚性的固位装置，可以有一定水平方向的移动。当义齿受到侧向力作用时，可以缓解施加于种植体上的侧向力。一般根据固位的需要在同一颌弓内设计 2 ~ 3 个种植磁性附着体。磁性附着体具有结构简单、操作便捷、价格经济、固位力长久的优点。常用于黏膜较厚、牙槽嵴低平或不方便取戴的下颌无牙颌患者。

4. 套筒冠式连接　套筒冠附着体由内、外两层冠组成，基本结构是内层冠粘固在种植基台上，外层冠固定在种植覆盖义齿基托相应组织面内，义齿就位时，外层冠套叠在内冠上，内外冠紧密贴合，通过摩擦力固位。主要适用于：种植体数目少，骨支持力不足、基台有轻微倾斜或基台间距小的病例。优点：与杆卡式相比，容易自洁；体积小，有利于舌的运动；无下颌功能运动时的弹性形变；金属支架小，基托有足够的空间，以保证基托强度，有利于人工牙的排列。

四、种植义齿的适应证与禁忌证

随着口腔修复学、口腔材料学、加工工艺技术等的快速发展，种植义齿现已应用于各种类型的牙列缺损、牙列缺失患者，大大拓展了传统牙缺失后的修复手段。

（一）适应证

1. 上下颌部分或个别缺牙，邻牙不宜作基牙或避免邻牙受损者。
2. 磨牙缺失或游离端缺牙的修复。
3. 全口缺牙，尤其是下颌骨牙槽严重萎缩者，由于牙槽突形态的改变，传统义齿修复固位不良者。
4. 活动义齿固位差、无功能、黏膜不能耐受者。
5. 对义齿的修复要求较高，而常规义齿无无法满足者。
6. 种植区应有足够高度及宽度（唇颊、舌腭）的健康骨质。
7. 口腔黏膜健康，种植区有足够厚度的附着龈。
8. 肿瘤或外伤所致单侧或双侧颌骨缺损，需功能性修复者。
9. 耳－鼻－眶内容及颅面缺损的颌面赝复体固位。

（二）禁忌证

1. 全身情况差或严重系统疾病不能承受手术者。
2. 严重糖尿病，血糖过高或已有明显并发症者，因术后易造成感染，故应在糖尿病得到控制时方可手术。
3. 口腔内有急、慢性炎症者，如牙龈、黏膜、上颌窦炎症等，应在治愈后手术。
4. 口腔或颌骨内有良、恶性肿瘤者。
5. 某些骨疾病，如骨质疏松症、骨软化症及骨硬化症等。
6. 严重习惯性磨牙症。
7. 口腔卫生不良者。
8. 精神病患者。

扫码“学一学”

第二节　可摘种植义齿的制作工艺技术

一、种植义齿的修复原则

种植义齿是在修复理论指导下的牙种植技术，因而，种植体的植入设计应该根据种植义齿的修复要求进行设计，技师在制作种植义齿的过程中也应该遵循以下原则。

（一）正确恢复牙的形态和功能

1. 种植义齿的制作应该遵循常规义齿的原则，恢复牙齿正确的外形，分散种植体所受到的𬌗力并尽量消除侧向力。

2. 在建立稳定协调的咬合关系的情况下，种植体的植入位置加载的𬌗力方向应尽量接近种植体的长轴。

3. 对𬌗牙为局部固定义齿、天然牙时，或者 Kennedy 第三类、第四类牙列缺损缺失修复时，设计为组牙功能𬌗或者尖牙保护𬌗。当对𬌗牙为全口义齿时，设计为平衡𬌗。全𬌗覆盖式种植义齿应该按照单颌全口义齿的咬合设计原则。

（二）良好的支持、固位和稳定

1. 足够的支持力　种植体的位置、数目以及与骨组织的结合度直接影响种植义齿的支持力，应根据缺牙间隙大小、骨组织条件、不同修复体类型、𬌗力大小等因素设计种植体。

2. 良好的固位力　可摘种植义齿的固位力的获得主要靠连接义齿和种植体的附着体。在修复体设计时应根据具体情况选用不同类型的附着体，以获得足够的固位力。

3. 良好的稳定性　修复设计时应使种植体尽量分散并选择合适的固位方式，避免种植体在承受𬌗力时产生较大的杠杆作用。

知识链接

牙种植体的稳定性

牙种植体的稳定性包括种植体植入后的初级稳定性和与骨结合后的次级稳定性，两个稳定性分别表示不同的意义：初级稳定性主要是由级差植入形成的机械紧嵌产生，度量机械嵌合力的大小，初级稳定性是种植体形成骨结合的必要条件；次级稳定性则由种植体结合后形成的，度量生物结合力的大小，次级稳定性在一定程度上可以预测种植体是否形成骨结合，决定加载时机，它决定着种植体的成功与否。种植体骨结合稳定性与植入部位、外科植入技术（如手术创伤大小、是否挤压就位等）、种植体的表面结构、种植体的材料、种植体的咬合设计等因素相关。

（三）不损伤口腔软、硬组织健康

修复体的设计应以不损伤口腔余留牙及口腔软、硬组织为前提，正确恢复缺失牙的形态及功能，重建口颌系统功能。修复缺失牙的功能尖应尽量位于或者靠近种植体，利于𬌗力沿种植体中心传导，以减少非轴向力的影响。

（四）美观耐用

良好的功能与自然逼真的外形是种植义齿修复的目标，应根据患者的要求及牙、软硬组织的缺损情况综合分析，制订完善的治疗计划，并预测治疗效果。种植义齿应选择有较高机械强度的修复材料，以保证种植义齿能够长期在口腔内行使功能。

二、局部种植义齿上部结构的设计和制作

可摘种植义齿上部结构的制作遵循义齿制作的一般原则，除了制取印模及模型准备、连接上部结构与种植体的形式等较为特殊外，其他步骤与传统义齿类似。

（一）印模及模型准备

如何把种植体的位置、形态、方向从口内准确地转移到工作模型上，是上部结构制作的关键，包括两个步骤。

1. 制取印模

（1）制作个别托盘：使用藻酸盐类印模材料制取初印模，灌注石膏模型。在完成的石膏模型上制作个别托盘，可使用自凝树脂或光固化树脂。注意需要在个别托盘上与种植体相对应的部位开窗，以利于制取印模时采取转移杆（图 15–3）。

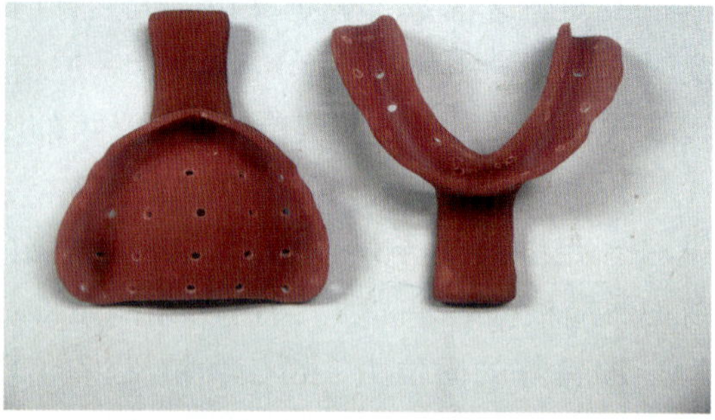

图 15–3　个别托盘

（2）安装转移杆：转移杆是为了将种植体的位置从口内精确的转移到模型上。首先应螺除愈合基台，再将转移杆准确安装于种植体上。可拍 X 线片用以确定转移杆是否准确、完全就位。当口内存在有多个种植体时，为保证种植基台位置准确，可用树脂将多个转移杆中间部分连接在一起，形成一个整体，采用开放式印模。

（3）试戴个别托盘：将已完成的个别托盘至于患者口内，确保转移杆可以从托盘开窗处穿出和取下，取出托盘备用。使用红蜡片覆盖开窗处相对应转移杆的固定螺丝。

（4）制取印模：先在转移杆及固定夹板附近注射流动性好的硅橡胶，然后再将盛满硅橡胶的个别托盘至于口内，稳定托盘后进行肌肉功能整塑。待印模材料凝固后，去除覆盖开窗处的红蜡片，旋出转移杆的固定螺丝，从口内取出带有转移杆的印模。

2. 工作模型制备　灌制模型前，应仔细检查印模，保证在模型灌制的过程中转移柱位置、方向不改变。

（1）安放植体替代体：将种植体替代体与模型内的转移柱对位连接，连接时注意旋入固定螺丝的紧固度一定与转移杆固定于种植体的紧固度一致，并且确保两者对位准确。

（2）形成人工硅胶牙龈：在植体替代体周围涂布硅橡胶分离剂，待其干固后，使用人工牙龈硅橡胶在替代体颈缘附近注射人工硅胶牙龈。

（3）灌注石膏模型：使用超硬石膏灌注工作模型，待模型硬固后，旋出固定螺丝，取出转移杆，取下托盘，此时种植体替代体埋入石膏模型中。

为了保证在制取印模和模型的过程中种植体位置、方向不改变，应确保：①取模柱的连接结构形态应该与口内基台完全一致；②口外种植体替代体和取模柱的吻合度与口内种植体和取模柱相同，紧固过程不能导致任何偏移；③选用的硅橡胶印模材料应该有足够的强度，不会因为从口内取出印模、松懈或紧固固定螺丝引起取模柱位置的轻微变化；④取模柱的端口不得出现任何印模材料，否则说明种植体替代体和取模柱之间未达到紧密吻合，印模转移将出现误差。

（二）种植义齿工作模型上𬌗架

按照设计要求修整种植义齿工作模型，并上𬌗架。由于种植体与牙槽骨形成骨结合以及其与可摘义齿之间的结合方式的特殊性，需要严格控制种植修复体所承载的负荷，其咬合关系应予以精心设计。可摘种植义齿修复应做面弓转移，采用半可调式𬌗架或者全可调式𬌗架。

（三）杆卡式连接体的可摘种植义齿的制作

杆卡式连接体的杆和卡有两种：预成杆卡和个性化制作的研磨杆和卡。目前临床上广泛应用预成杆、卡。杆的横截面有圆形、卵圆形和方圆形三种形状，前两种固位效果满意，并且义齿戴入后可有一定的动度，最后一种稳定性强，但在负荷状态下会产生不利的侧向扭矩。在临床上使用的杆多为卵圆形。铸造的个性化杆卡可以调整其横截面形态，提高固位力，通常需要在水平研磨仪上进行切削，以获得共同就位道。与杆相匹配的卡有金属、树脂、尼龙等多种材质。

1. 连接杆的制作

（1）制作方法：① 选用成品连接杆：根据患者口腔内种植体的数目、位置、距离选择合适长度及类型相宜的杆附着体。也可以根据需要截短杆的长度，将杆和金属圈焊接在工作模型上，形成种植体顶部的杆式附着体，采用固定螺丝将附着体支架固定于种植基台上方。此法便捷、易操作。②采用失蜡铸造法制作连接杆：在工作模型上先将成品接圈或塑料接圈固定在种植基台上，然后用蜡将铸造蜡线或塑料棒连接在基台间的接圈上，形成连接杆的熔模。通过包埋、铸造后形成杆附着体，磨光后将其固定在口腔内的种植基台上。铸造法制作连接杆具有个性化、成本低的优点，但是制作工艺要求精度高，工序复杂。

（2）注意事项：① 连接杆的长度适宜，在种植基牙之间；② 连接杆放置应沿牙槽嵴顶方向，保证义齿在唇颊侧和舌侧均有一定的厚度；③连接杆与牙槽嵴应平行，且保留 2mm 的间隙；④ 连接杆设计不能影响人工牙排列以及种植体的均匀受载；⑤连接杆设计应便于患者维护口腔卫生。

2. 制取带连接杆的印模和模型　将杆附着体固定后，在金属杆的下方用软蜡填塞空隙，消除倒凹，用二次印模法完成全颌印模，灌制工作模型。模型修整后，将咬合关系转移至𬌗架。

3. 完成杆附着体阴性部分及上部结构　附着体阴性部分一般为夹卡形式，夹卡被动就位于连接杆上，然后制作基托、𬌗堤，保证夹卡龈方固位形埋于基托内，然后常规完成可摘义齿的上部结构。这种方法可以一次性完成附着体阴性部件并将其固定在组织面内，但制作过程中存在夹卡移位的风险，制作较为复杂。还可以采用“两步走”的方法完成附着体阴性部件及上部结构，具体方法如下：先按常规方法制作完成可摘义齿，然后在组织面内安放附着体的阴性部分。首先在基托组织面相应部分磨出足以容纳附着体阴性部件的位置，或者也可以采用在义齿制作过程中在基托组织面填塞石膏以留出阴性部件的空间。然后将附着体的阴性部件套合在阳极连接杆上，调拌自凝塑料置于备好或预留好的基托组织面凹陷内，将义齿放入口腔内就位。为了防止自凝塑料进入阳性部件的倒凹内，可在阴性部分包裹一层蜡或橡皮障的橡皮，待自凝塑料凝固后，取下义齿。此时附着体的阴性部件就固位在与附着体阳性相对应的义齿组织面内。

4. 初戴上部结构　戴牙时，先将连接杆固定于种植体上，其固定方式主要有螺丝固位和粘接固位。义齿就位后应无支点，无翘动，义齿组织面与基托下黏膜轻接触，附着体的杆卡之间存在 0.3 ~ 1.0mm 的间隙。当义齿行使功能时，连接杆与固位夹、基托与黏膜紧密接触，共同承担𬌗力。基托起到软、硬组织缓冲的作用。当咬合力消除后，上部结构又恢复到刚戴入时的位置；自洁、被动清洁效果良好。

（四）鞍扣式连接体的可摘种植义齿的制作

鞍扣式连接体为机械固位，球形固位体与基台穿龈部分相连，材质一般为金属，也可以是高强度塑料，不同的球附着体系统所设计的固位力也不尽相同。与球形结构配套的帽状结构粘固于义齿内，两者相互嵌合产生固位力。鞍扣式连接适用于颌间距离较小者，不适合杆卡式连接的尖圆形牙弓患者。目前主要包括：Locator连接和球形连接。鞍扣式连接附着体对种植体的共同就位道要求不太严格，Locator连接可以调节两个种植体之间高达40°的偏差，球形连接可以允许有15°之内的倾斜。球形连接如果倾斜角度过大，将产生应力集中，则球形结构的颈部会折断，起到应力中断作用，保护种植体。Locator连接各种植体系统配有与植体匹配的阴阳极成品附件。下述为传统球形连接的制作工艺：

1. 阳性结构蜡型的制作 在基桩代型上制作球形结构，用基准板校正球形结构的位置，并用蜡包覆球形结构的基底，常规包埋、铸造；或者将球形结构用蜡固定在金属基桩上，然后焊接在一起。若存在两个以上种植体基桩同时安放球帽附着体时，应彼此平行，保证各球帽阳极结构具有共同就位道。严禁对球形结构进行喷砂和打磨处理，只对表面进行抛光处理。

2. 安装球帽 在患者口内试戴带有球形结构的基桩后，再将球帽戴入球形结构上，同时将塑料圈戴入到球帽上，然后取印模，翻制工作模型，制作可摘义齿。将带有球形结构的基桩固定在种植体上后，首先试戴义齿，义齿调试完成后，在义齿组织面上的球帽处打直径约2～4mm的小孔，直至磨光面。放置间隙纸后，将球帽连同塑料圈戴入到球形结构上，在义齿的组织面上的球帽处填塞自凝塑料，并将义齿戴入就位，待自凝塑料凝固后，取出义齿，并从其组织面取出塑料圈，再戴入义齿。

3. 调节固位力 在一些情况下，必须对鞍扣型附着体的固位力加以调节。初戴鞍扣型附着体义齿时，有必要将固位力调小，待患者逐步适应义齿后，再将固位力调大。患者使用一段时间后，由于磨损或其他原因需要增大固位力时，需使用专用工具进行调整。

（五）套筒冠式种植可摘义齿的制作

当患者颌间距离较大者，将套筒冠的内冠粘接于种植体基台上，外冠固定于基托组织面；而患者颌间距离太小时，也可将种植体基台直接作为内冠。制作套筒冠的内外冠尽量选择同种材料，以减少微电流的产生。套筒冠的固位力大小与内冠的聚合度有关，聚合度越小固位力越大，因而聚合度8°以下称为固位支持型固位体，聚合度8°以上时则称为支持型固位体。

套筒冠式可摘种植义齿的制作基本步骤与传统套筒冠义齿相似，基本步骤如下：

1. 在工作模型上连接套筒用基桩，在平行研磨仪的工作头上安装刻度器，按照固位力的需求调整内聚角度（通常为2°～6°），对基桩牙龈以上部分进行研磨，制作内层冠。

2. 用失蜡铸造法或者金沉积技术制作外层冠。

3. 将调整合适的外层冠套叠到套筒式基桩上，按金属树脂牙冠的操作步骤和要求，分层塑形固位体外冠的形态，其桥体也可完成人工牙的外形堆塑。如按烤瓷外冠的操作步骤，应先完成烤瓷外冠及其桥体的制作。若缺牙区以成品树脂人工牙修复，则根据咬合关系排列人工牙、完成人工牙外形及基托蜡型的塑造。

4. 义齿戴入时，将外层冠套叠在套筒式基桩上，将基桩固定在种植体上，依靠内外层冠之间的摩擦力固位。

（六）磁性附着体式种植可摘义齿的制作

磁性附着体的固位能力通常不及机械固位和摩擦固位，但是磁性附着体可以更好地保护种植体，当过大𬌗力作用于义齿时，磁体和衔铁的接触面在侧向力的作用下可以发生少量移动，减小了施加于种植体的不利应力。常用于种植体数目较少或者骨质条件较差的病例。

1. 带衔铁的基桩　目前，各个种植体公司的种植系统均有配套的成品嵌有衔铁的基桩，不需要再加工制作。如果个别特殊病例需要专门制作带衔铁的基桩。其制作步骤如下：在工作模型上连接基桩，将成品顶盖衔铁用蜡固定在基桩顶端，常规包埋。采用金合金或钴铬合金铸造后，即形成一个顶端嵌有软磁合金衔铁的基桩。

2. 制作义齿　将闭路磁体和缓冲垫片吸附于顶盖衔铁上，常规制取模型，上𬌗架，完成义齿制作。注意适当加厚放置磁性固位体的舌侧基托，必要时可设计制作铸造金属基托或支架，目的是防止基托在此处发生折裂。

3. 戴牙及粘固磁体　义齿试戴合适后，于基托中预留的磁体窝舌侧基托上开直径为 2 ~ 3mm 小孔，将闭路磁体与缓冲垫片准确吸附在衔铁上，调少许自凝塑料置于义齿基托的磁体窝中，戴入义齿，嘱患者做正中咬合，待自凝塑料凝固后，清除由小孔中溢出的多余的自凝塑料并修整。

本章小结

种植义齿是由牙种植体及其支持的上部结构组成的修复体，它是用金属等人工材料制成人工牙根，以手术方式植入缺牙区颌骨内，经过一段时间，人工牙根就会与周围骨组织发生骨性结合；然后利用该人工牙根作为支持，在其上通过一些特殊的连接装置与义齿连接，使义齿获得固位和支持。种植义齿的结构主要分为三部分：种植体、基台及上部结构。可摘种植义齿上部结构主要通过杆卡式、鞍扣式、磁性固位、套筒冠等连接形式与种植体相连。可摘种植义齿上部结构的制作遵循义齿制作的一般原则，除制取印模和模型、上部结构与种植体的连接结构等较为特殊外，其他步骤与传统义齿类似。

（郭艳玲）

习　题

扫码"练一练"

一、单项选择题

1. 以下不属于种植义齿的组成部分的是

A. 种植体　　B. 基台

C. 人造冠、桥、支架　　D. 愈合基台

E. 个别托盘

2. 以下构成种植义齿的主要组成部分的是

A. 种植体　　B. 基台

C. 人造冠、桥、支架　　D. 以上均是

E. 以上均不是

3. 关于种植义齿下列说法不正确的是

A. 种植义齿适用于所有类型的牙列缺损或牙列缺失

B. 种植义齿是由牙种植体及其支持的上部的结构组成的修复体

C. 种植义齿的理论基础为骨结合理论

D. 种植义齿修复较传统义齿修复具有独特的优势

E. 种植义齿可分为固定式种植义齿和可摘式种植义齿

4. 下列不属于可摘式种植义齿上部结构的为

A. 杆卡式连接

B. 鞍扣式连接

C. 桥式连接

D. 磁性连接

E. 套筒冠式连接

5. 下列关于可摘式种植义齿上部结构说法不正确的是

A. 可摘种植义齿上部结构的制作遵循义齿制作的一般原则

B. 可摘种植义齿上部结构的制作不遵循义齿制作的一般原则

C. 可摘种植义齿上部结构的制作取模不同于传统义齿修复

D. 可摘种植义齿上部结构的制作中上部结构与种植体的连接结构等较为特殊

E. 可摘种植义齿上部结构的制作对制作工艺要求较高

6. 以下关于种植义齿适应证说法正确的是

A. 全口缺牙，尤其是下颌骨牙槽严重萎缩者，由于牙槽突形态的改变，传统义齿修复固位不良者

B. 种植区应有足够高度及宽度（唇颊、舌腭）的健康骨质

C. 活动义齿固位差、无功能、黏膜不能耐受者

D. 以上均正确

E. 以上均不正确

7. 以下关于种植义齿禁忌证说法不正确的是

A. 全身情况差或严重系统疾病不能承受手术者

B. 严重糖尿病，血糖过高或已有明显并发症者，因术后易造成感染，故应在糖尿病得到控制时方可手术

C. 某些骨疾病，如骨质疏松症、骨软化症及骨硬化症等

D. 牙周病患者不经治疗

E. 严重习惯性磨牙症

8. 关于种植义齿修复原则正确的是

A. 正确恢复牙的形态和功能

B. 良好的支持、固位和稳定

C. 不损伤口腔软、硬组织健康

D. 美观耐用

E. 以上均正确

二、思考题

1. 种植义齿的基本组成结构有哪些?

2. 简述可摘种植义齿上部结构的类型及优缺点。

第十六章

赝复体修复工艺技术

学习目标

1. **熟悉** 颌骨缺损赝复体的设计原则；颌骨缺损的修复原则、修复特点。
2. **了解** 颌面缺损的病因及影响；颜面部缺损的修复。
3. 学会运用所学知识，进行颌面缺损修复方案选择。
4. 遵守职业道德，具有尊重和保护病人权利的素质以及关爱患者的意识。

案例讨论

【案例】

患者，女，45 岁，因左上牙龈癌行左侧上颌骨次全切除术，手术前后未接受放、化疗。术后未进行早期修复，3 个月后要求修复颌骨及牙列缺损。检查左颊部面部塌陷，开口度约 1 指半，左颊侧黏膜瘢痕挛缩。左上颌牙列缺失，相应区域牙槽突和颌骨缺失，口鼻腔相通。口内仅剩余下前牙、右上前牙及右上 7。

【讨论】

1. 该患者修复时应注意解决那些方面的问题？
2. 请给出可能的修复设计方案并说明理由。

第一节 赝复体修复工艺技术概述

扫码“学一学”

扫码“看一看”

颌面赝复学（maxillofacial prosthetics）是口腔修复学的一个重要组成部分，是应用口腔修复学的原理和方法，采用人工材料修复难以用自体组织、颌面外科及整形等外科方法重建患者颌面部的缺损和畸形，从而恢复患者的颌面外形、结构和功能的一门学科。

一、颌面缺损的病因

（一）先天性因素

唇裂和腭裂是最常见的颌面部畸形，据统计，在我国唇腭裂的发生率约为 1.5 : 1000；其次尚有先天性耳缺损、鼻缺损及面裂等。先天性唇裂和唇腭裂、鼻缺损等一般以手术治疗为宜，效果较好。而先天性耳缺损目前多采用义耳修复。

（二）后天性因素

1. 外伤 以交通伤、工伤、烧伤、爆炸伤所造成的颌骨、耳、鼻、眼缺损。由外伤引起的颌面部缺损往往面积较大，缺损边缘不齐，情况复杂，修复较为困难。

2. 疾病 常因颌面部肿瘤手术切除后形成的颌骨缺损，其中尤以上颌骨的缺损最为多见。另外发生在颌骨的炎症也可以引起颌骨缺损，如颌骨骨髓炎、走马疳等，发生率较低。

二、颌面缺损的影响

1. 咀嚼功能 咀嚼功能的完成不仅仅依靠牙齿，还需要唇、颊、舌等软组织配合协同才能完成。当颊部有组织缺损或穿孔时，不仅不能很好地咀嚼，还会把咀嚼好的食物流出口外；而舌部缺损、舌运动受限或张口受限，也会严重影响咀嚼效率。颌骨缺损时，一般均伴有牙列缺损，因而对咀嚼功能的影响更为显著。特别是当下颌骨缺损时，由于口底瘢痕组织的牵拉，下颌骨运动向缺损侧偏斜，常使上下牙列丧失正常咬合关系。因而，尽管有时候仅部分下颌骨及牙列缺损，但却使咀嚼功能严重丧失。咀嚼还是消化过程中的一个重要环节，颌面缺损特别是颌骨缺损对整个消化系统的营养吸收和全身健康状况都有巨大的影响。

2. 语言功能 颌面部发生缺损后，口腔器官的完整性遭到破坏，共鸣腔被破坏，使发音发生改变，故可以使原本清晰可辨别的语言，变得模糊不清，甚至无法听懂。当上颌骨或腭部缺损后，口鼻腔相通，破坏了原有的封闭性，故使发出的元音都带有浓厚的鼻音。下颌骨缺损后，由于缺损部位组织内陷，健侧下颌偏向患侧，极大地缩小了口腔的范围，影响了舌的运动，继而影响语言功能；此外，舌部组织缺损也会对发音造成很大影响。

3. 吞咽功能 当颌面缺损造成口鼻腔相通或口内外贯通时，食团难以正常形成，同时也会影响食团的吞咽途径，使患者难以下咽或只能咽下部分食物。特别是饮时，影响更为明显。

4. 吸吮功能 当上颌骨、腭部、唇部或面颊部发生缺损后，口腔不能形成一个完整的封闭环境，当吸气时，无法形成负压，继而影响到吮吸功能。

5. 面部外形 颌面部正常外形和结构是维持容貌的基本因素。当颌面部发生缺损时，使面部的对称性遭到破坏，当有骨组织缺损时，还可以发生软组织的缺损塌陷，严重影响患者面部美观。

6. 精神心理 由于颌面部缺损对机体功能及美观的严重影响，极大地影响了患者的生活、学习及工作，易使患者产生各种心理问题。

7. 呼吸功能 在正常呼吸时，尤其是吸气时，外界空气经过鼻腔，通过鼻黏膜的过滤、湿润和加温后，再进入咽喉而到达肺部。上颌骨缺损后，口鼻腔已成为一体，鼻黏膜也相对缺损。吸气时，外界浑浊的冷空气得不到过滤、湿润和加温，而直接通过咽喉进入肺部，使患者容易得气管炎、肺炎等疾病。

因先天因素或后天创伤、疾病导致的口腔颌面部缺损，一部分可以通过口腔颌面外科及整形外科方法如植皮、植骨或皮瓣转移等进行修复，恢复或部分恢复患者的容貌及丧失的功能。但由于头面部器官的特殊性，如眼球缺损、眶缺损、颌骨缺损等，均难以采用外科方法及自体组织进行修复；另外，当患者身体状况不能耐受多次手术时，许多口腔颌面部缺损仍需要采用赝复体进行修复。颌面缺损修复根据其缺损部位的不同，可分为颌骨缺损修复和颜面部缺损修复两大部分，对颌骨缺损而言重在修复功能，而颜面部缺损则重在恢复其外貌，或同时兼顾功能及外貌。

三、颌骨缺损赝复体的组成及分类

（一）颌骨缺损赝复体的组成

根据患者颌骨缺损情况及制作方法的不同，其组成有一定的差别。颌骨缺损赝复体一般与传统可摘局部义齿的组成大致相同，主要由固位装置的卡环、基托或义颌（阻塞器）、人工牙及其他装置等组成。

1. 固位装置 缺损范围较小者，有可利用的余留牙者，可在其上设计卡环；若缺损范围较大，可设计义颌（中空基托）利用组织倒凹固位；若患者上颌骨全部切除或次全切除者，可以设计鼻孔插管固位；有些病例也可设计磁性附着体、种植体固位等。

2. 连接装置 与传统可摘局部义齿相似，主要由基托构成，如腭护板（阻塞器）等。体积较大的连接装置常常设计成中空式基托或义颌。

3. 人工牙 与传统可摘局部义齿的要求一致。

4. 其他装置 如下颌骨缺损常用的翼颌导板的颊侧部分，即基托的延伸部分；弹性翼腭托颌导板的弹性翼装置等。

（二）颌骨缺损赝复体的分类

颌骨缺损赝复体主要根据颌骨缺损的部位、制作方法及修复特点进行分类。临床常见的颌骨缺损赝复体有以下几种 。

1. 腭护板 包括各类阻塞器。

2. 中空式上颌赝复体 ①暂时义颌；②正式义颌。

3. 硅橡胶阻塞器与上颌义齿分段式修复体。

4. 下颌导板 ①翼状导板；②弹性翼腭托颌导板。

四、优缺点和适应证

（一）优缺点

颌骨缺损赝复体的修复方式与颌面外科及整形外科手术修复相比较，存在以下优缺点：

1. 颌骨缺损赝复体修复方法治疗及时、简单有效，且费用较低。而颌面外科及整形外科手术修复，不仅治疗过程复杂、手术痛苦，而且医疗费用也更昂贵。

2. 颌骨缺损赝复体修复避免了患者接受过多的颌面外科及整形外科手术，对患者的身体影响较小。颌骨缺损的患者一部分可以通过如植皮、植骨或皮瓣转移等方法进行修复，但这些方法不是所有患者都能承受的，因而许多患者仍需要选用采用赝复体进行修复。

3. 因恶性肿瘤存在复发的可能，所以选择用赝复体修复，可以暴露手术区域，便于观察恶性肿瘤术后变化，比用生物组织重建永久关闭缺损要好。

4. 颌骨缺损赝复体具有预防局部感染的作用。如腭护板可利用其上的基托，在基托上面放置外科敷料，并保持在适当的位置，达到保护伤口的目的，以此防止伤口受污染和损伤，降低局部感染的发生率，并能够保证移植皮片能与创面紧密贴合，有利于移植皮片的存活。

5. 颌骨缺损赝复体可以早期恢复患者的基本生理功能。如赝复体可以使口腔和鼻腔分隔开，有利于患者进食和吞咽，同时亦可重新形成正常的腭轮廓，明显改善患者语音。

6. 颌骨缺损赝复体可以支撑缺损区的软组织，达到减轻创伤或手术愈合后的瘢痕挛缩的作用。使患者在术后较短时间内适应赝复体，逐步恢复功能，减轻颌面缺损对患者的心理影响。

但是，由于颌骨缺损赝复体是由非人体自身组织制作而成的修复体，异物感大，舒适性差，患者常需要较长时间适应；另外，赝复体不能完全恢复患者的生理功能，其维护使用也比较麻烦等。

（二）适应证

颌骨缺损赝复体修复的适应证非常广泛，几乎所有的颌骨缺损患者都可以选择赝复体修复，包括颌面外科及整形外科无法治疗的患者，仍然可以选择颌骨缺损赝复体的修复。目前临床常用的赝复体主要有：

1. **腭护板** 如先天性腭裂患者可采用腭护板修复或辅助手术治疗。

2. **义颌** 大多数颌骨缺损的患者都可以选择义颌修复，尤其是上颌骨缺损的病例。临床常用的义颌有硅橡胶阻塞器、中空式上颌赝复体与上颌义齿分段式修复体等。根据使用时间的不同又可以分为正式义颌和暂时义颌。

3. **下颌导板** 临床常用翼状导板、弹性翼腭托颌导板等下颌导板治疗方法修复。

知识拓展

数字化医疗与颌面赝复学

近年来，随着数字化医疗技术的进步，为颌面赝复学的发展提供了新的思路与途径。利用数字化技术进行赝复体的三维设计和制作，可以避免传统印模制取过程的不便，降低医生工作的强度、提高制作效率，显著改善赝复体的美观效果，因此具有良好的应用及推广前景。

第二节 颌骨缺损赝复体修复工艺技术

扫码“学一学”

颌骨是构成人体颌面部骨性支架的重要组成部分，也是构成面部外形的主要部分。一旦发生缺损将严重影响患者的外貌特征，同时影响患者的咀嚼、语言、吞咽、吮吸及呼吸等重要生理功能，甚至引起呼吸、消化系统等其他脏器的病变；严重影响患者的日常生活、工作和学习，造成精神心理伤害。目前临床常用外科手术、颌骨缺损赝复体、修复体与外科手术相结合等进行修复。

一、修复原则

颌骨缺损造成颌面骨性支持组织的缺失，且常常伴有邻近缺损区软组织的损伤，形成了特殊的解剖结构和组织特点，因而赝复体固位困难，修复体体积大，使得颌骨缺损修复的设计与制作的要求高，其制作难度远大于常规可摘局部义齿和全口义齿。在修复时应遵循以下原则。

1. 早期修复　颌骨缺损不仅会造成患者颌面部的畸形，其生理心理也受到一定的影响，因而应尽早进行修复治疗。

2. 尽可能恢复生理功能　颌骨缺损的修复尽可能恢复咀嚼、吞咽、语言、吮吸等生理功能，其中咀嚼功能的重建难度最大也最重要。

3. 保护余留组织　颌骨缺损后，余留的口腔组织多可被用于修复体的固位、稳定和支持，因此，应尽量保护余留组织。

4. 良好的固位稳定　修复体的固位和稳定在很大程度上决定了颌骨缺损修复的效果。由于赝复体较大而重，且支持组织较少，修复体的翘动和摆动明显，因而在设计时应尽量利用现有组织以获得足够的固位力。

5. 修复体应坚固轻巧　在保证修复体固位、稳定和强度的条件下，修复体尽量小巧，摘戴方便，提高患者舒适感。

二、修复特点

颌骨缺损作为一种特殊的缺损形式，其修复方法也与常规可摘局部义齿修复有一些差异，主要体现在有以下方面：

（一）固位技术

颌骨缺损后所形成的特殊解剖结构和组织特点，常规的义齿固位方式不能满足赝复体的固位要求，需采用特殊的固位技术。

1. 磁附着固位技术　利用磁性材料之间的磁引力获得固位力的技术，通常是由一只闭合磁路的永磁体和一只由耐蚀软磁合金制作的衔铁组成。具有固位可靠、操作简单、不传递侧向力、可自动复位、无须调节修理、应用范围广等优点，目前已成为改善颌面赝复体固位的重要手段。

2. 种植体技术　随着口腔种植学的蓬勃发展，在缺损区或邻近骨上植入种植体作为颌骨缺损修复中重要的固位和支持结构，可基本解决修复体的支持和固位要求。目前除用于牙列缺损及颌骨缺损修复外，种植体还被广泛应用在颜面部缺损的修复，解决义眶、义耳和义鼻等颜面赝复体固位问题。

3. 组织倒凹固位　利用组织倒凹是修复体获得固位的常用的方法，在颌骨及颜面部缺损修复中，利用组织倒凹固位的方式主要有以下两种。

（1）阻塞器：当部分上颌骨缺损后，其缺损侧、鼻腔侧常有一个较大的倒凹区，可以用硅橡胶等弹性材料制成富有弹性的阻塞器，使其发生弹性变形后进入倒凹区，然后阻塞器再依靠弹性恢复原来的形状，稳定于缺损腔内，以期获得良好的固位。在此基础上还可利用磁性附着体连接和固定其他部分修复体。

（2）弹性基板：利用弹性基托材料使修复体的部件伸入组织倒凹中，使修复体获得固位力。弹性基板通常用于一侧上颌骨或大部分上颌骨切除术后，余留牙槽嵴唇颊侧或上颌结节有明显骨性倒凹的病例。

4. 卡环固位　是口腔缺损修复中最常用的方式，当有余留牙存在时，各种类型的卡环都可作为颌骨赝复体的固位装置。临床常用单臂卡、联合卡、间隙卡和 RPI 卡环组等等。一般而言颌骨赝复体所应用的卡环数量，比常规可摘局部义齿多。当基牙少、基牙条件差的情况下可选用锻造卡环；当基牙多、基牙条件好的情况下，应首选铸造卡环，利用其刚性强、稳定性好、传力性能好的特点，有助于恢复缺损区的咀嚼功能。在可能的情况下，一副颌骨赝复体不能少于2对铸造卡环。

除上述主要固位方法外，还可采用鼻孔插管、软衬垫固位等特殊的固位方式。

（二）咬合设计

颌骨缺损患者通常会伴有咬合关系紊乱，尤以外伤及先天性唇腭裂、颌骨裂的患者严重，因此在人工牙排列及咬合设计上都有其特点。

1. 人工牙排列 颌骨缺损患者的人工牙排列应着重考虑以下三个方面：恢复咬合关系；重建咀嚼功能；恢复患者颜面部外形。赝复体在口外模型上排牙难以达到此目的，因而，多采用口内直接排牙法。颌位关系记录后，在恒基托上直接排前牙，使前牙有适宜的覆𬌗覆盖关系，又使唇颊部丰满度适当，面形自然。还要注意对发音的影响，必要时还可排成对刃𬌗，甚至有些情况下可以排成反𬌗。排后牙可在口内进行，也可在𬌗架上进行，但也应充分考虑咬合、面形和固位三方面的问题。

2. 咬合设计 在颌骨缺损修复中，需要尽可能恢复患者的咬合关系，使患者能较好地恢复咀嚼功能，通常可以采用下述方法重建咬合关系。

（1）选磨：对个别牙牙尖高出𬌗平面而造成的早接触，可以通过磨改牙尖，使所有牙都有均匀接触。对明显伸长的牙，应在牙髓治疗后，行部分截冠术。

（2）人造冠：个别牙完全无咬合关系时，可采用人造冠修复咬合关系，如瓷全冠、树脂冠或金属冠等，还可采用高嵌体。如果多个相邻牙无咬合时，也可选用联冠修复。

（3）𬌗垫：上、下颌牙列间，只有个别牙有接触，多数牙无咬合接触，可采用铸造𬌗垫来恢复咬合关系。

（4）双重牙列：由于外伤引起的颌骨骨折，当错位愈合后，常造成牙弓缩窄，上颌骨或下颌骨后退，使上、下牙列间接触不良或接触面少；腭裂患者，由于上颌骨发育不良，前牙呈严重反𬌗或重度咬合错乱。对于上述患者，可在天然牙列的唇侧、颊侧或舌侧排人工牙列，并与修复体相连，称为双重牙列。对于双重牙列的设计，应以不妨碍舌运动为原则，并尽可能使力能有效地传递到余留基牙上，以取得较好的支持作用。如下牙弓缩窄者，后牙的双重牙列最好设计在上颌的腭侧，其支持作用比设计在下颌颊侧者为强；前牙区者，则设计在下颌的唇侧为好。上颌牙弓缩窄时，后牙区者，可设计在上颌的颊侧；前牙区者，可设计在上颌唇侧。

三、上颌骨缺损赝复体修复工艺技术

上颌骨缺损患者的赝复体修复治疗一般可分为三个阶段。

第一阶段——即刻外科阻塞器修复阶段，亦即腭护板修复阶段。是常在上颌骨手术前预制，在外科手术切除术后即刻戴入的修复体，这类修复体需要经常对其进行调改，以适应缺损区组织愈合时的快速变化。腭护板主要作用是在术后适当恢复和保持口腔生理功能。

第二阶段——暂时义颌修复阶段。常在术后2～6周时进行，此阶段是提供一个较为稳定并具有一定功能的修复体，到组织完全愈合。暂时义颌的阶段是可变的，如果患者的缺损腔小，而第一阶段腭护板比较合适，也可不做暂时义颌，可在腭护板的基础上添加、修改后戴用。

第三阶段——正式义颌修复阶段。常在手术后3～6个月进行，此时缺损部分组织愈合良好，范围稳定，可制作正式义颌进行修复。正式义颌修复阶段可采用的修复方式较多，可选种植体固位义颌、中空式义颌、颧颊翼义颌、颊翼开顶式义颌等。

（一）腭护板

腭护板是在上颌骨手术前取印模并预先制成，在手术后能立即戴上的一种暂时性修复体，又称为即刻外科阻塞器。若因故手术前未能预制腭护板，也可在外科手术后 6 ~ 10 天再制作，又称为延迟外科阻塞器。

1. 腭护板的设计原则

（1）术前颌面外科医师与修复医师应设计手术方案和腭护板制作方案，将需要手术切除的范围画在模型上，腭护板要覆盖并稍越过手术后的整个缺损范围。

（2）腭护板不应进入缺损腔，当不需要外科敷料后，可选用软衬材料增加进入缺损腔的部分。

（3）腭护板应该设计简单，制作轻巧，应形成正常的腭轮廓，便于改善语音和吞咽。

（4）对有牙颌患者，可以选用不锈钢丝制作间隙卡环获得固位力。对无牙颌患者，需做腭托，在腭托的适当部位钻孔，在手术完成时把阻塞器用细不锈钢丝结扎到剩余牙槽嵴、鼻棘、颧骨上或固定到剩余硬腭上。一般术后 7 ~ 10 天后摘下腭护板，可将患者原有的上颌全口义齿修改成暂时义颌。

（5）伤口愈合前缺损侧后牙不应建立咬合关系。

2. 腭护板的制作方法　腭护板的制作方法及要求与常规可摘局部义齿的制作方法和要求基本相同。下面简单介绍几种有代表性的腭护板的制作方法：

（1）腭部手术护板的制作。

1）牙体预备：首先在上颌两侧后牙中选择四个基牙，常选择第一前磨牙和第一磨牙，并尽量利用自然间隙，预备间隙卡环沟。方法同可摘局部义齿的间隙卡制备要求。

2）取模灌模：常规制取印模、灌注模型。在模型上用石膏将腭盖部填浅，使护板离开腭盖约 5 ~ 8mm，用以留出手术后放置外科敷料的位置。如系腭裂手术者，除腭缺损区应填补外，同样也须将腭盖部填浅。

3）制作卡环：常规弯制间隙卡环，用软化的基底蜡片均匀地铺放在模型的腭侧，并固定好卡环的位置。

4）完成护板：制作完成蜡基托蜡型，蜡型边缘应与牙冠腭面贴合，后缘应到达软腭。装盒、填塞、磨光完成。手术前尚需进行口内试戴，修改合适后，浸入消毒液内备用。

（2）上颌骨部分切除腭护板的制作。

1）牙体预备：根据手术切除的范围在健侧选择 3 ~ 4 颗基牙。按常规可摘局部义齿的基牙制备要求进行牙体预备。

2）取模灌模：常规制取印模、灌注模型。在模型上，按手术范围将须切除的牙槽嵴连同牙齿一起刮除，降低高度，减小宽度，特别是上颌前部的区域，以减轻对皮肤和唇的张力。

3）制作卡环：同常规可摘局部义齿的制作方法。

4）完成护板：按照可摘局部义齿的制作方法形成护板蜡型。护板蜡型应包括整个腭部，在手术区尚需延伸至软腭，唇、颊侧边缘，护板边缘应厚而圆钝，防止损伤黏膜。装盒、冲蜡、填胶、热处理、磨光，修改合适后，消毒备用。

腭护板的制作也可采用二次印模法。即第一次印模后，在模型上，先制作健侧的卡环和基托，其腭侧基托边缘只要求达到手术区边缘。戴入口内待卡环调节合适后，再取第二次印模，制作最终树脂护板。二次印模法的优点是手术后即可能顺利戴入，不需调磨。如果能在护板上按照正中咬合关系排列人工牙，即成为带牙护板，对恢复面部外形和发音效果更好。手术后2个月左右，腭护板经重衬后，可制成带中空阻塞器的永久性修复体。

（3）上颌骨全切除用护板的制作。

1）取模灌模：按颌骨缺损的印模要求制取上、下颌印模，灌注工作模型，按正中关系上𬌗架。

2）制作蜡型：蜡型制作前，将上颌模型涉及范围用石膏切刀修去牙槽嵴。若设计为用细不锈钢丝结扎到颧骨、鼻棘、剩余牙槽嵴或固定到剩余硬腭上的获得固位的腭托，则按前述腭护板要求完成蜡型制作。若设计为拱形护板，则制作拱形护板的蜡型，拱形部分与患者腭部的高度和形态相似，前牙区不作蜡𬌗堤，以便于患者进食，两侧后牙区制作蜡𬌗堤护板。

3）完成护板：按照可摘局部义齿的制作方法形成护板。常规装盒、烫蜡、填胶、热处理、磨光，修改合适后，消毒备用。

4）戴用护板：腭托的戴用需在手术过程中用细不锈钢丝结扎到颧骨、鼻棘、剩余牙槽嵴上，或固定到剩余硬腭上。术后戴用的拱形护板，因其只能依靠下颌牙列固位，故手术后尚需用绷带将下颌骨固定于头部，利用下颌骨固定拱形护板。

腭护板戴用后需在手术后6 ~ 8天摘下腭护板，去除填塞的外科敷料，清洗伤口及腭护板，并对腭护板进行局部修整。因为患者术后愈合早期，伤口收缩变化较大，因而夜间也需佩戴腭护板。为保持缺损腔的清洁卫生，应教会患者及家属阻塞器的护理方法。嘱2周后复诊。

（二）中空式上颌赝复体

中空式上颌赝复体是上颌骨缺损后正式义颌修复阶段应用最多的修复方式之一，由中空式阻塞器及整体制作而成的义齿构成。

1. 中空式上颌赝复体的设计 当上颌骨缺损范围较大时，可以选择中空式上颌赝复体。若赝复体设计不当，就无法获得足够的固位与稳定，保证口鼻腔封闭以及面形恢复，继而无法恢复患者的生理功能。

（1）根据患者的实际口腔缺损情况，充分利用缺损区域的组织倒凹，若有余留牙存在应合理设计卡环的位置及数目。

（2）中空式赝复体应表面光滑，各壁应尽可能薄，以减轻重量，使之结构轻巧，提高舒适性。

（3）赝复体应尽可能恢复患者的面部外形。人工牙应尽量排列得与健侧对称协调，与对颌牙形成正常的咬合关系，以恢复其咀嚼功能。

（4）阻塞器应与缺损腔壁密贴为宜，体积不可过大或过小，以免赝复体戴用后影响鼻腔大小，继而影响患者的发音及语言。

（5）根据患者的经济情况，可以选择整体铸造的金属 – 树脂结合的基托或树脂恒基托。

2. 中空式上颌赝复体的制作

（1）基牙制备：按照设计要求进行基牙的制备。以单侧上颌骨缺损的患者为例，通常在健侧中切牙、侧切牙的联冠舌面制备支托凹，在尖牙上制备环形支托凹，按设计制备卡环间隙，制备后的基牙牙面均应抛光。支托凹的位置除中切牙腭侧是必需的外，其他根据基牙情况决定，但一般不应少于3个铸造支托和2个铸造卡环，以保证𬌗力的传递和修复体的稳定。健侧若以金属高基托为对抗臂，应将基牙腭侧的倒凹消除，使基牙与基托密贴；而若对抗臂选用塑料高基托，则不必完全去除舌侧基牙倒凹，可利用塑料基托的弹性进入倒凹区，以增加固位和对基牙的支抗。

（2）制取印模：一侧上颌骨缺损的患者制取印模时，一般可采用分层印模法或个别托盘法制取印模。制取印模前，应用浸水的棉球或纱布条填塞不准备利用的倒凹区，同时缺损腔顶部的软腭上方、鼻前庭和上鼻道等处也应进行填塞，避免取模时印模料流入上述区域，影响印模取出。

1）分层印模：如果缺损范围较大且深，多采用分层印模法制取印模。方法如下：将两层红蜡片加热后压在一起，按照缺损区范围剪成相应形状，再将其加热软化后轻压于患者缺损区成形，待蜡片冷却后形成与缺损区形状基本相适应的个别托盘。个别托盘边缘应伸展并覆盖余留硬腭组织 5mm 左右，在托盘的表面烫出多个小孔作为印模材料的排溢及固位孔。取适量调拌好的藻酸盐印模材料放于个别托盘中，旋转进入，置于缺损腔中，稍加压力后使其稳定保持于缺损腔中；再选择一只大小适当的成品托盘，制取二层印模终印模。待印模材料凝固后，先取下成品托盘部分，再取出个别托盘部分，将两次印模对位合适，使用大头针加以固定，使两层印模连成一个整体。

2）个别托盘法：若缺损区范围不大且较浅，可按上述方法制作个别托盘，然后使用个别托盘一次取出印模。

（3）灌注、修整模型：由于上颌骨缺损制取的印模一般体积比较高大，故不同于普通的模型灌注方法。通常在印模完成后，以硬纸板卷成直径 8 ~ 9cm、高出印模总高度约 1cm 的圆筒，注意托盘外周需留出 5mm 的空隙，圆筒下方，剪去一缺口用以制作托盘手柄，接口处用回形针固定牢固。然后将圆筒连同印模一起置于振荡器上，用真空搅拌机调拌人造石，进行灌注模型。待模型凝固后将其浸泡于清水中约 5 ~ 10min，去除外层硬纸圈并脱模。根据设计要求修整模型并填补倒凹，完成工作模型准备。若设计的为单侧上颌骨缺损的中空修复体，则应保留颊侧瘢痕组织上方的倒凹区，其余部位倒凹均应填除。鼻中隔部应予以缓冲，这是因为此处黏膜脆弱，容易被修复体压伤。除此之外，为防止赝复体受力后压迫鼻甲等较脆弱的鼻腔内结构、留出气道并改善发音，还应在缺损腔顶部均匀填 4 ~ 5mm。值得注意的是在缺损腔的外、后上部，即蝶骨大翼的部分无需缓冲处理，应加以利用，使修复体与这些部位有较大的接触面，以增加修复体的稳定性，同时承担并分散部分䂪力。

（4）制作恒基托：恒基托一方面可以用来转移和记录颌位关系，另一方面也是最终修复体的基础和重要组成部分，因而其设计制作应与修复体要求一致。由于颌骨缺损后缺损区缺乏骨支持，如采用常规蜡基托确定并转移颌位关系，则会因软组织受力后发生移位，引起蜡基托变形，从而导致颌位关系记录的误差或失败。因此恒基托的制作是上颌骨缺损修复中较为特殊的一步，目前最常见的有树脂恒基托、整体铸造的金属 – 树脂结合的恒基托两种。

1）树脂恒基托：按设计要求在模型上铺基托蜡形成恒基托蜡型，厚度为 1.5 ~ 2mm 左右，缺损腔内的蜡型（即阻塞部分）可略厚，供以后磨改和调整。基托的后缘必须覆盖缺损区域边缘 5mm 以上，以便形成良好的口鼻腔封闭，并防止进食时食物从修复体与缺损区边缘的缝隙处进入缺损腔。同时，按照设计要求在模型上画出铸造支托、卡环的外形，然后按常规制作上述部件，并将其用蜡复位固定于模型上。蜡型经喷光、装盒、烫蜡、填胶、热处理、打磨后，即可形成树脂恒基托。

2）金属 – 树脂恒基托：按设计要求采用精密铸造方法将口腔部分的恒基托包括支托、

卡环等部件整体铸造完成，但阻塞器部分仍为树脂，两部分借铸造基托上的连接结构相连接形成一个整体。铸造恒基托体积小、刚性好，患者易于接受，但制作工艺比较复杂、费用较高。

（5）试戴恒基托：恒基托完成后，按就位方向将其戴入口内，就位后应仔细检查是否与黏膜组织密贴。如与黏膜组织间不密贴或基托伸展不足，可用以蜡填充至合适为止。整个恒基托应无左右摆动或前后翘动，具有足够的固位力。若固位力不足，可适当调节卡环臂的固位力或考虑采用其他增强固位力的方法。如利用颊侧倒凹区、鼻底区及软腭区等处加蜡，使能获得足够的固位，之后再常规处理将蜡置换成树脂。

（6）记录正中𬌗位：试戴恒基托合适后，在恒基托上制作蜡堤放置在相应的缺牙区的部位，将蜡𬌗堤烫软，连同恒基托迅速戴入患者口内，嘱患者作正中咬合。经核对正中𬌗关系无误后，则可按此关系在患者口内直接排列人工牙。也可选择合适的托盘，用弹性印模材料再次制取包括余留牙、口内蜡堤、恒基托在内的上颌印模，将恒基托取下，复位于印模；常规制取下颌印模，灌制上下颌模型后，按已记录的𬌗关系转移到𬌗架上。

（7）排列人工牙：颌骨缺损的患者最好在口内直接排牙。即在确定正中𬌗关系后，在口内按照此关系进行人工牙排列，同时参照患者唇颊部软组织的外形，以期达到最佳修复效果。

首先排列前牙。在正中𬌗位，依据健侧前牙的牙弓形态及位置排列前牙，先桃中切牙，注意与健侧中切牙邻面密切接触，参考健侧完成患侧前牙排列，检查两侧面形是否对称，调整牙位直至患者满意。后牙通常只排列到上颌第一磨牙；前磨牙有密切的咬合接触关系，而第一磨牙无需排成密切接触，有𬌗接触关系即可。必要时，甚至可将第二前磨牙和第一磨牙排成反𬌗关系，以利于修复体的稳定。依据患者颊部丰满度调整后牙区基托蜡型，直至两侧基本对称。

（8）蜡型试戴：人工牙排列完成后，应将恒基托、人工牙及蜡型从患者口内取出，在模型上用蜡恢复上腭形态及修整修复体唇颊侧外形，喷光后，再次口内试戴，检查人工牙的位置、咬合状况及修复体对患者面形和发音的改善情况。

试戴时应检查人工牙的排列是否合适，牙弓与健侧是否对称协调匹配。面部外形因手术后软组织收缩而有塌陷者，应尽量恢复面部丰满度。唇颊侧蜡型不够丰满者，可添加适当的蜡，但不可要求必须完全正常。中切牙应与健侧对称，侧切牙与尖牙则应适当上升，以便改善外形。患者缺损侧上唇一般较短，前牙外露较多，故唇侧基托不能过于丰满。在正中𬌗时，应注意后牙𬌗关系是否正确，咬合不可过紧，使之有一定接触关系即可。咬合无𬌗干扰、早接触。咬合时恒基托不应有上下移动现象，对有早接触的牙尖，应适当加以调整。此外，还应检查患者的发音情况，可与患者对话或嘱其朗读一段文字。若发音时鼻音过重，则说明阻塞器过小或过低，相对扩大了鼻腔的空间，使气流过于畅通，此时应增加阻塞器的内侧壁厚度及其高度。若发音沉闷不清，大多是由于阻塞器过大，占据了部分鼻腔空间，造成发音时气流受阻，此时宜减小阻塞器的内侧壁及其高度。试戴合适后即可进行装盒，常规方法将蜡置换为树脂。

（9）制作中空式阻塞器：若上颌骨缺损范围较大时，为了减轻修复体的重量，可将修复体的阻塞器部分设计为中空形式，常见方法有：

1）石英砂充填法：又称一次成形法，即在蜡型试戴完成后，先从蜡型上取下第一磨牙或第二前磨牙，然后将修复体蜡型装盒。装盒时将阻塞器及大部分修复体装入下半型盒，人工牙部分装入上半型盒。加热烫蜡后，按石英砂：石膏为 4 ：1 的比例调拌，将其灌入阻塞器的中空部分，在石英砂的表面，即腭部形态面的部位留出 1.5mm 左右，人工牙上方的部位留出 2mm 厚的充填树脂空隙，用烤软的红蜡片压入型盒再取出以检查空隙的大小。石英砂的边缘应圆钝，不能有尖锐突起和菲薄的边缘，以防在填胶时受压发生折裂。石英砂完全硬固后，在其表面涂布分离剂，待分离剂结固后，即可充填树脂。应于面团期早期进行树脂充填以免树脂变硬，加压时压裂石英砂而影响修复体质量。若在装盒前未从蜡型上取下第一磨牙或第二前磨牙，应注意在第一磨牙或第二前磨牙人工牙盖嵴部涂布分离剂，以利于修复体开盒磨光后取下第一磨牙或第二前磨牙。使用裂钻在第一磨牙或第二前磨牙盖嵴部对应的树脂上钻直径 3mm 左右的小孔，并使裂钻插入石英砂块中搅动，使其变得疏松，从小孔中可以倒出，以水汽枪伸入小孔中冲洗，清除全部的石英砂，获得一个完整的中空式修复体。最后调拌少许自凝树脂将第一磨牙或第二前磨牙粘回，封闭小孔，中空式修复体即可制作完成。采用这种方法制作的中空式修复体为一完整的整体，不会变色，也不会出现渗漏，相对是一种比较理想的制作方法。

2）填石膏法：又称二段拼接法。先将制作好的修复体蜡型装盒，牙列部分装在上层型盒，阻塞器装在下层型盒。在恒基托阻塞器腔中涂布分离剂，灌制一个石膏块，在石膏块向着腭部基托的一面留出充填树脂间隙。开盒烫蜡后，分别充填上下型盒，在下层型盒表面覆盖一张湿润的玻璃纸，便于上下型盒分开。试压后修去多余的树脂，注意仍将玻璃纸隔于上下型盒之间。将型盒加压热处理后，由于上下型盒间放置有玻璃纸，上下型盒可分开。此时只取出玻璃纸和石膏块，修复体不从型盒中分离出来，用打磨机将空腔周壁从修复体里面均匀磨薄至 1.5mm 的厚度，以进一步减轻重量。在上下型盒修复体结合部再加少许热凝树脂，关闭上下型盒，加压，修整，再次热处理后即获得完整的中空式修复体。

（10）初戴修复体：初戴前修复体的表面及边缘应打磨光滑，使之无粗糙面或尖锐边缘。缺损区的黏膜组织比较脆弱，易受到损伤，初戴时必须小心谨慎。由于恒基托及蜡型均已经过试戴，故初戴一般较顺利。修复体就位后，应检查黏膜组织与恒基托是否密贴，有无压痛；固位情况，有无摆动或翘动；有无早接触𬌗干扰等。如有不合适之处，应给予修改、调整，直至符合要求。最后再检查发音情况，由于患者初戴修复体，且修复体体积大，故发音可能不清晰，患者适应后，发音会得到改善。初戴合适后，嘱患者逐渐适应，注意缺损侧暂不宜咀嚼食物，以免损伤局部黏膜组织。

（11）复查及修改：中空式上颌修复体戴用 3 ~ 5 天后，患者应按时复诊，根据具体情况对修复体进行修改。但因此类修复体的特殊性，修改过程中应注意以下几个方面的问题：

1）基牙疼痛：多为卡环臂固位力过大或基托挤压基牙过紧所致。可适当调整卡环臂或调改基托。

2）黏膜压痛：多由黏膜薄弱或有明显的骨尖、骨嵴隆起、基托压迫过紧、咬合力过大等导致。可缓冲基托和调整咬合。如果压痛面积较大，可用软衬材料进行局部衬垫。

3）翘动或摆动：多为固位力不足或稳定不良引起。可通过调整卡环臂来加大固位力，如若固位力仍不足，应考虑用其他方法来增加固位力。如利用组织倒凹、增加卡环等，必要时可用软衬材料衬垫。

4）鼻腔积水：当阻塞器完全封闭口腔和鼻腔，就会使鼻腔前部产生积水现象，当患者头部低下时，可有水从鼻孔流出。可在前牙区基托处做一沟槽，使鼻腔前部的液体排入口内，避免鼻腔积水现象。

5）鼻腔渗漏：当缺损区黏膜组织与基托密合不好时，当患者喝水时，水经空隙流入鼻腔所致。应仔细检查基托边缘的封闭情况，在渗漏处可用自凝树脂衬垫封闭。

（三）硅橡胶阻塞器与上颌义齿分段式赝复体

硅橡胶阻塞器与上颌义齿分段式赝复体主要用于无牙颌患者的上颌骨缺损，或上颌骨大部分缺损、余留牙少的情况，也是上颌骨缺损修复中较常用的修复体之一。其设计与制作方法不同于其他修复体，采用有较高抗撕裂强度和抗老化性能的硅橡胶材料和磁性附着体等完成。

1. 硅橡胶阻塞器与上颌义齿分段式赝复体的设计 与上颌中空式赝复体的设计基本相似，但因患者多为无牙颌，或上颌骨大部分缺损、余留牙少，故要同时考虑全口义齿的特点及要求。

2. 硅橡胶阻塞器与上颌义齿分段式赝复体的制作

（1）制取印模：印模要求能够完整准确地复制缺损腔的形态和结构。若缺损倒凹区大则应采用分区、分层印模法。首先用红蜡片分别制作三个主要倒凹区的小托盘：缺损腔的软腭上方、颊侧瘢痕组织上方和上唇上方；然后用分区小托盘加印模料分别依次制取软腭上方、颊侧瘢痕组织上方和上唇上方三个倒凹区的印模，并将各分区印模保持在缺损腔内待其凝固；之后再选择合适的成品托盘制取全上颌印模。最后按取模的相反顺序取出三个倒凹区的印模，将其准确复位在全上颌印模上，用大头针固定后，灌注石膏模型，以获得完整的上颌及缺损腔模型。若患者缺损区域倒凹小则可采用分层印模法制取印模。

（2）修整工作模型：工作模型脱模后做一定的修整，可使制作出的修复体能顺利就位、试戴合适。用记号笔描绘出阻塞器的边缘设计线和缓冲区。一般硅橡胶阻塞器的高度在 2cm 左右，按照设计去除模型缺损腔的顶端，确保余留的工作模型高出边缘线约 2mm，此时模型即呈一上下交通的环状模型腔。调拌少量人造石填补过深的倒凹区，使上唇上方倒凹大约 5mm，软腭上方倒凹保持在 6mm，颊侧瘢痕组织上方的倒凹一般不需要填补。

（3）制作连接扣：连接扣是安装磁性固位装置使阻塞器与义齿成为一体的重要的中间载体，多用基托树脂制作。连接扣的形状与缺损腔口腔侧形状相似，截面形状为“工”字形，厚度 2 ~ 3mm，大小与缺损区边缘有 5mm 左右的距离。依据固位需要，将 1 ~ 2 只磁性附着体的衔铁嵌入连接扣的口腔侧，使嵌入的磁性衔铁在前后向应尽可能分开，而近远中向应尽可能接近中线，以便利于发挥固位作用。连接扣的鼻腔面应打多个小孔。

（4）制作阻塞器蜡型：用软蜡封闭缺损腔的口腔侧开口，参照健侧的牙槽嵴形态，用基托蜡恢复缺损侧的腭部外形，牙槽嵴不宜过高。阻塞器的近中侧和后缘应伸展到缺损区边缘 3 ~ 5mm 外的余留组织，形成羽状边缘，使其与健侧腭黏膜自然衔接。将连接扣嵌在阻塞器蜡型的腭面，使连接扣的位置位于缺损区的中心，可略偏向近中，务必使连接扣上带孔，背面完全被蜡覆盖，只留出装有衔铁的部分。腭面完成后，用软蜡从模型的上端充填缺损腔中的倒凹部分，再沿阻塞器的边缘，以 2 ~ 3mm 厚的软蜡片均匀贴附于缺损腔壁上，加热固定后，即可形成阻塞器的腔壁。应注意形成的阻塞器蜡型腔中不能有大的倒凹，以便于开盒去蜡时上层型盒的石膏可以顺利从缺损腔中取出。阻塞器腔壁蜡型最薄处不能少于 2mm，厚度可以不均匀，腭面蜡型的厚度一般以 5mm 为宜，不宜过厚。最后将阻塞器蜡型的腭面及缺损腔面喷光以备装盒。

（5）阻塞器的装盒：修整模型多余部分，在下层型盒底放一层调拌好的石膏，用石膏调拌刀仔细将石膏铺于蜡型的腭面上，在振荡器上轻轻震动，防止气泡产生，而后再将模型腭面向下、压在下层型盒中，常规装上、下层型盒。注意阻塞器的口腔面应垂直向上，不可发生倾斜，避免开盒时阻碍上层型盒内石膏的脱出。充填树脂前用偶联剂处理连接扣表面，并在模型腔中涂分离剂。

（6）阻塞器的充胶：调拌热硫化型硅橡胶到达面团状，使其具有可塑性并有一定的弹性，但热硫化型硅橡胶充填较普通热凝树脂困难。充填时应先以手指加压充填阻塞器的倒凹部位，再将适量硅橡胶填入型盒中，隔以玻璃纸进行试压。试压后修去多余的硅橡胶，取出玻璃纸，盖上上层型盒，在压榨器上逐渐加压，挤出多余的硅橡胶，修整后，将型盒用螺丝固定。

（7）热处理：将已完成充胶型盒置于水浴锅中，100℃保持 1.5h，使热硫化型硅橡胶完全聚合。待其自然冷却后，开盒取出阻塞器，打磨修整去除菲边及小瘤子，阻塞器制作完成。打磨抛光后浸泡于清水中 24h，硅氧烷气体消失后即可试戴。

（8）试戴阻塞器：试戴时，医师可先用示指和拇指轻施压力使阻塞器左右径变短，先将阻塞器后部突起插入软腭上方的后鼻道中，再向上推阻塞器，使其后部进入缺损腔中；而后在阻塞器前部加压，并同时向前牵拉上唇，再使阻塞器前部突起进入鼻前庭，最后轻轻上推阻塞器，即可使阻塞器完全就位。然后检查阻塞器的固位力是否足够，局部有无压痛。如局部有压痛，可磨改局部；如需去除的部分较多，则可用手术刀片削去适量硅橡胶后，再用磨头进行磨改，直至压痛消失。阻塞器应严密封闭口鼻腔交通，检查其封闭程度：嘱患者饮水时是否有水从鼻腔流出、能否做鼓气动作，都可作为口鼻腔封闭程度的指标。检查发音情况：如戴阻塞器后患者发音沉闷不清，则是由于阻塞器过大过高，可将阻塞器上端边缘稍剪去一圈，戴入缺损腔，反复检查，直至发音接近正常，注意不可一次剪除过多，否则无法修补；如戴阻塞器后鼻音过重，则是由于阻塞器过小或过低。由于硅橡胶材料一经聚合后期无法增补，故在试戴过程中，若发现阻塞器与组织不密合、阻塞器过低、倒凹区伸展不够、固位力不足的情况，则只能返工重做。

（9）制作上颌义齿：阻塞器试戴检查合适后，可将闭合磁路的磁性固位体吸附在阻塞器的衔铁上。常规方法制取上下颌印模，取模后将闭路磁体从阻塞器上取下备用。在上颌模型上制作恒基托，利用恒基托作颌位记录，在口内排列前牙。前牙排列完毕，将恒基托与下颌模型对合在一起加蜡固定后上𬌗架，完成后牙排列。完成蜡型后，常规装盒、去蜡、充胶、热处理、磨光。

（10）试戴阻塞器和义齿：义齿完成后，将阻塞器和义齿依次戴入患者口内，检查外形及义齿边缘、咬合情况等，确认义齿合适后，调整义齿基托预留的放置闭路磁体的间隙，并在基托相对应位置开一个 2mm 的小孔，调少许自凝树脂置于预留间隙中，将磁性附着体准确吸附于阻塞器的衔铁上，戴入义齿，使其就位，嘱患者做正中咬合，使多余的自凝树脂从基板上的小孔处挤出。待自凝树脂凝固后，闭路磁体则牢固地嵌于义齿基托上，磨去溢出的自凝树脂并抛光，修复完成。嘱患者按时复诊。

综上所述，赝复体临床修复流程图见图 16-1；上颌赝复体支架设计制造流程图见图 16-2；赝复体的义齿、基托和阻塞器的制造流程见图 16-3。

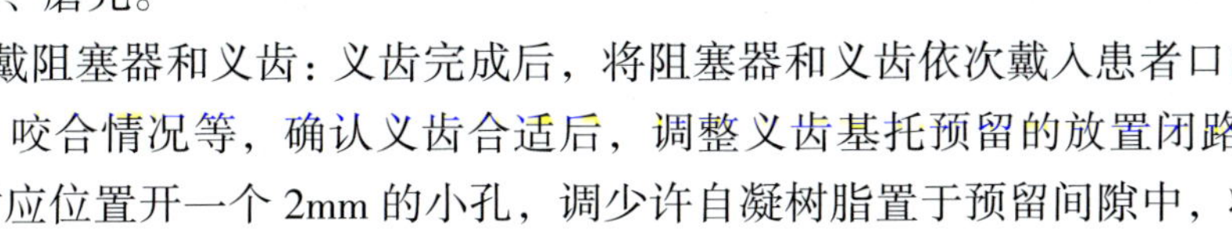

图 16-1　赝复体临床修复流程图

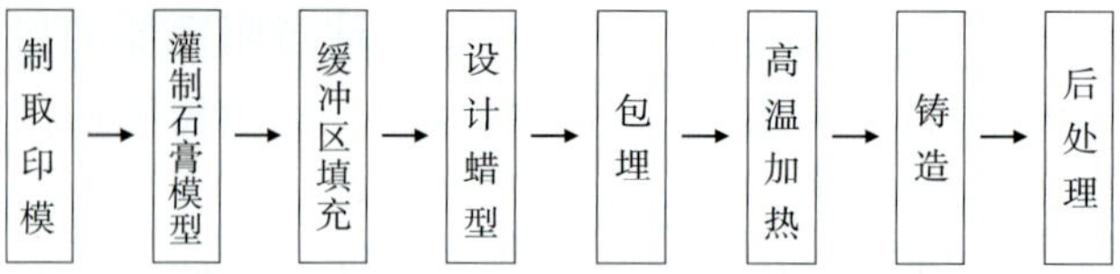

图 16-2　上颌赝复体支架设计制造流程图

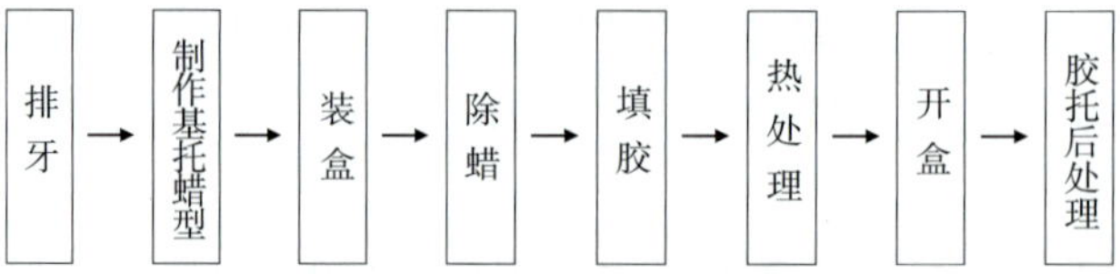

图 16-3　赝复体的义齿、基托和阻塞器的制造流程图

四、下颌骨缺损赝复体修复工艺技术

不同于上颌骨缺损修复，下颌骨缺损的修复常需应用一些特殊技术和方法。除外科手术修复方式外，基本上是运用可摘义齿、固定义齿和种植义齿、下颌导板治疗等技术方法。其中翼状导板是最常见的，带翼导板可以控制下颌骨余留段，使其保持在原来位置上，阻挡余留骨段发生偏移，为后期治疗及修复创造条件。

翼状导板通常设置在上颌或下颌，利用上颌牙获得固位和支持，也可以利用不锈钢丝的弹力来控制下颌余留骨段的位移。根据导板是单侧还是双侧带翼，可将其分为双侧翼状导板和单侧翼状导板；根据导板能否移位，又可分为可调式翼状导板和不可调式翼状导板。不可调翼状导板是上颌伸向下颌区的翼板为固定结构，不能调整其位置，较为常用。

（一）翼状导板修复的设计

选择上颌牙周组织健康的双侧尖牙、前磨牙和磨牙中各 3 ～ 4 颗牙作为导板的固位基牙，在其上设计间隙卡环，基牙的位置宜分散。导板的卡环不需承受压力和传递𬌗力，一般可设计为锻丝卡环。整体铸造的导板可减小导板体积并增加其强度，此时其卡环则可以整体铸造完成。在上颌的中后部分基牙的腭侧将基托向下延伸 8 ～ 10mm 制作腭部基托，一般不超过下颌牙冠的高度；延伸部分翼的外形应与上下颌牙列广泛接触，同时上下牙位置和牙弓形态相一致，翼的下缘及舌侧面要磨光。翼板就位后，闭口时导板的翼部正好卡在下颌余留牙的舌侧面，防止下颌骨向舌侧偏移，可使下颌骨余留段保持在正常位置上。设计时应注意：上颌翼状导板不宜过度向下延伸，否则会导致牙龈黏膜压伤；戴用上颌翼状导板的基牙应较健康稳固，否则，基牙可因所受到下颌骨的侧向肌拉力的作用，引起松动甚至脱落。

（二）翼状导板的制作

1. 基牙预备　在选择上颌牙周组织健康的基牙上，尽量利用天然牙间隙，制备出卡环间隙沟。按制作设计进行隙卡沟制备：锻造卡环预备深度约 1mm，整体铸造的导板及铸造卡环则按铸造卡环的要求进行预备，深度及宽度可适当扩大。

2. 取模灌模　采用分段印模法或个别托盘法制取余留下颌骨的印模，对于已严重偏斜移位的下颌骨，可采用分段印模法取全余留骨段的印模，用成品托盘或个别托盘法制取上颌印模，用人造石灌注模型。

3. 𬌗位记录　将灌制好的上下颌模型按照正中咬合关系对合在一起，加蜡固定后，转移固定到𬌗架上。

4. 制作导板　打开𬌗架，按照设计用铅笔在上颌模型选择的基牙上描绘卡环位置及基托范围，适度填除上颌后牙腭侧倒凹及下颌余留牙舌侧倒凹，注意倒凹区不能充填过多，否则会导致导板与牙体形成间隙，降低导板抗力。锻造法弯制卡环，并将所弯制的间隙卡或圆环形卡用蜡固定于模型上，用红色基托蜡片制作腭部基托。翼板侧的基托边缘应与𬌗面平齐，用 3mm 厚的软蜡片贴附在下颌骨段余留牙的舌侧，并压出相应的形态，高度较牙冠高度长约 2mm，以覆盖全部余留后牙及尖牙，非翼板侧的基托边缘止于上颌牙腭侧导线𬌗向 1mm 处，关闭𬌗架，使上下颌牙列保持广泛密切的接触关系，将上颌的腭部基托与下颌牙舌侧的翼状导板用蜡固定连接成一整体。最后将蜡型喷光，形成完整的翼状导板蜡型。将蜡型装盒、烫蜡、充胶、热处理、打磨抛光后即完成翼状导板制作。

5. 试戴翼状导板　将制作完成的翼状导板戴入上颌，检查基托边缘长短、固位情况。在张口位将余留的下颌骨段向外牵拉，越过翼板后再闭口，此时下颌骨余留段便沿着翼板滑向正中𬌗位，并保持在正中𬌗位上。当患者张口时，下颌牙即沿着导板滑至开口位。

以上方法可用于双侧或单侧翼状导板的制作，可调节式导板制作方法则同可摘局部义齿。

（三）双侧翼状导板的优缺点

双侧翼状导板的优点是固位可靠，能有效地控制下颌骨的位置，使下颌骨余留段保持在原位上，为后期植骨创造条件。但是缺点是翼状导板的基托面积较大，占据了一部分固有口腔，使口腔功能活动受到一些影响，另外，由于体积大，进食时患者需取下导板。

第三节　颜面部缺损赝复体修复工艺技术

扫码“学一学”

一、概述

颜面部被称为人体的风景区，又是视觉、听觉、嗅觉、咀嚼及呼吸等多个重要器官所在部位，承担着人体摄食、呼吸、感觉和情感等重要功能，一旦发生缺损，则会对患者的生理及心理造成严重的创伤。随着颌面外科学、整形外科学的发展，许多面部缺损已能用自体组织移植的方法进行修复，但仍有很多缺损类型，使用自体组织移植仍不能达到满意的修复效果，尤其是眶、眼球、鼻或耳等缺损，仍需采用赝复体的形式进行修复。近年来随着再生医学的蓬勃发展，体外重建人体器官已成为可能，相信在不久的未来可能会实现真正的颌面缺损全真修复，这成为未来颜面缺损修复的发展方向。本节将简要介绍颜面部缺损的修复技术。

二、眼缺损的修复

眼部疾病或外伤常导致眼缺损，包括眼球摘除和眼球萎缩两种情况。临床采用义眼进行修复，有成品义眼和个别义眼。

眼球摘除的患者，应采用实胎义眼进行修复；而眼球萎缩未被摘除的病例，则应选用薄壳状义眼进行修复；对眼窝深浅度适中、上下穹隆有足够深度、固位形好、眼球颜色及眼球大小无特殊要求的患者可采用成品义眼修复；相反，对眼窝深度及固位不良等特殊病例，则应采用个别法制作特殊义眼进行修复。目前，临床上多采用成品义眼修改加蜡的方式来制作义眼。

三、眶缺损的修复

眶缺损是指眼球及眼眶内容物以及眼睑等完整性均被切除。眶缺损后缺损区常呈一底小口大的锥形空腔，甚至有时还伴有眶底或眶内侧壁的泪管与鼻腔交通。眶缺损修复的目的在于恢复颜面部容貌的完整性。其修复设计有两种：

（一）种植式设计

在缺损区的眶上缘、眶下缘外1/2部及眶外侧缘下1/2部，分别植入3枚颅面部种植体。在种植体的顶端设置磁性附着体衔铁或铸造杆式支架，或在杆式支架上再设置磁性附着体衔铁，在眶修复体的相应部位设置闭路磁体，利用磁性材料的磁力使眶赝复体固位。此种设计固位可靠，取戴方便，便于清洁，适用于放疗术后1年以上、肿瘤无复发迹象、眶周骨组织健康、骨量适宜的患者。

（二）粘贴式设计

将硅橡胶眶赝复体的边缘做成菲薄的与周围组织移行自然的边缘，使其伸展至邻近的皮肤组织上约5 ~ 8mm，使用粘贴剂将眶赝复体粘贴在缺损区的皮肤上。这种设计固位相对比较可靠，但摘戴困难，不易清洁，甚至粘贴剂还可能引起皮肤过敏，不适用于过敏体质及恶性肿瘤术后的患者。

四、耳缺损的修复

耳缺损分为部分耳缺损和全耳缺失两种。部分耳缺损缺损范围小，首选外科手术整复效果好；全耳缺失因现有整形手术限制，尚不能达到仿真效果，故目前多采用义耳修复。

耳缺损或缺失通常无可利用的倒凹区，故临床上主要采用种植式固位或粘贴式固位，也有少数患者采用发夹固位。

（一）种植式设计

以缺损侧外耳道为中心，在距外耳道1.5 cm的12点、2点、4点（左侧），或12点、10点、8点（右侧）的位置上植入3枚颅面部种植体。在种植体顶端设置杆卡式附着体的杆式支架，在义耳的相应部位设置弹性卡，义耳就位后，杆卡间的弹性卡抱力可使义耳获得固位。杆式附着体具有固位可靠、摘戴方便的特点，又有较强抗侧向力能力，因而作为种植体上部结构的首选。种植磁性附着体也为义耳提供固位，但因其抗侧向力较弱，应用时需增加抗侧向力的辅助部件。

（二）粘贴式设计

用硅橡胶赝复体制作义耳做成菲薄的与周围组织移行自然的边缘，使其边缘向缺损区邻近组织扩展5 ~ 8mm，以粘贴剂将义耳粘贴在缺损区。此设计更适于部分耳缺损修复，但不适用于过敏体质。

五、鼻缺损的修复

鼻缺损也是一种较常见的面部缺损，分为部分鼻缺损和全鼻缺损两类。鼻缺损的特点是缺损区较大，周围组织的移动性大，缺损区的上方、侧方均无足量的骨组织。此外，鼻赝复体的外形凸点高，所受侧向力大，固位难度较大。鼻缺损修复的目的不仅是恢复面部容貌，而且要改善鼻的通气条件，防止鼻及呼吸道黏膜直接暴露在外部空气中，保护呼吸道黏膜。在鼻缺损修复中，常用的设计有种植式设计、粘贴式设计、阻塞器加磁性附着体设计。

（一）种植式设计

在鼻底部即上颌骨的前牙区上方，植入 2 枚种植体（如有上前牙，则可植入颅面部种植体，如无上前牙，则可植入颌骨种植体）。在种植体上设置杆卡式支架，或是在杆式支架上连接磁性附着体的衔铁，在义鼻相应位置上设置杆卡或闭路磁铁，利用磁性材料间磁力获得固位力。这两种上部结构都适用于鼻缺损的修复。

（二）粘贴式设计

部分鼻缺损的患者可将硅橡胶鼻赝复体的边缘做成菲薄的与周围组织移行自然的边缘，并向四周扩展 5mm，以粘贴剂将义鼻粘贴在皮肤上。

（三）阻塞器加磁附着体式设计

鼻腔缺损倒凹大的病例，可以利用缺损区鼻腔侧的组织倒凹制作硅橡胶阻塞器，在阻塞器上再设置磁性附着体与义鼻部分相连接，使义鼻获得足够固位。

六、颜面赝复体的制作

颜面赝复体的制作通常需经印模制取，印模修整，制作塑料支架，雕塑蜡型，试戴蜡型，蜡型精修完成，蜡型装盒、冲蜡，硅橡胶配色、充填、固化，赝复体出盒，边缘及表面修整，表面外着色，表面硅胶封闭以及表面去光泽等十余个步骤方可完成，与颌骨赝复体或常规义齿的制作有很大差异。此外，由于颜面赝复体的仿真性，因而对技师的美学素养要求极高，要求赝复体制作者不仅要有足够的医学知识和经验，还要有高超的美术、雕塑技能。

随着数字化医学的高速发展，赵铱民等将计算机模拟技术引入赝复体的设计及制作中，创造了颌面赝复体的智能化仿真设计和快速制作技术，可以快速地设计、制作出逼真的颜面修复体并已成功地用于临床，完美高效地修复患者的颜面部缺损，恢复患者面容，为赝复体修复技术带来了根本性变革，其必将取代传统赝复技术成为颜面赝复的主导技术，造福患者。

本章小结

颌面赝复学是口腔修复学的一个重要组成部分，它是应用口腔修复学的原理和方法，采用人工材料修复难以用自体组织和外科手术方法重建患者颌面部的缺损和畸形，从而恢复患者的颌面外形、结构和功能的一门学科。颌面部缺损常由先天因素、外伤及疾病造成，因其所处位置的特殊性，对患者的各项生理功能及心理健康形成了巨大的影响，严重影响了患者的工作、学习和日常生活。为尽快恢复美观，简化治疗过程，降低手术费用，赝复体修复就成了首要选择。本章主要介绍颌骨缺损赝复体的设计原则、制作方法，重点介绍了腭护板、中空式上颌赝复体、硅橡胶阻塞器与上颌义齿分段式赝复体及下颌翼状导板的制作方法，通过本章节的学习，学生能了解如何设计制作出符合殆学及美学的舒适赝复体，从而提高患者的生活质量。

（郭艳玲　唐艳萍）

扫码“练一练”

习　题

一、单项选择题

1. 以下关于颌面缺损说法错误的是
A. 颌面缺损只能采用固定式赝复体修复
B. 颌面缺损可见于部分先天因素
C. 颌面缺损可发生于肿瘤术后
D. 颌面缺损可发生于颌面部外伤患者
E. 颌面缺损对患者身心影响巨大

2. 以下关于颌面缺损对患者影响说法正确的是
A. 影响患者咀嚼功能　　B. 影响患者发音功能
C. 影响患者消化功能　　D. 影响患者外形美观
E. 以上均正确

3. 颌骨缺损修复的固位方式有
A. 磁附着固位技术　　B. 种植体技术
C. 组织倒凹固位　　D. 卡环固位
E. 以上均正确

4. 颌骨缺损的修复原则有哪些
A. 早期修复，尽可能恢复生理功能　　B. 保护余留组织
C. 要有良好的固位稳定　　D. 以上均正确
E. 以上均不正确

5. 常见的颌面赝复体修复包括
A. 眼缺损的修复　　B. 眶缺损的修复
C. 鼻眼缺损的修复
D. 耳缺损的修复　　E. 以上均正确

6. 中空式上颌赝复体的制作基托可以是
A. 树脂恒基托　　B. 整体铸造的金属 – 树脂结合
C. 蜡基托　　D. A+B
E. 以上均不正确

7. 上颌骨缺损患者的赝复体修复治疗设计可有以下
A. 腭护板　　B. 中空式上颌赝复体
C. 硅橡胶阻塞器　　D. 上颌义齿分段式赝复体
E. 以上均正确

8. 颌骨缺损赝复体的分类有
A. 腭护板，包括各类阻塞器　　B. 中空式上颌赝复体
C. 硅橡胶阻塞器与上颌义齿分段式修复体　　D. 下颌导板
E. 以上均正确

二、思考题

1. 颌面缺损的病因和影响有哪些？
2. 颌骨缺损修复的固位方式有哪些？
3. 颌骨缺损的修复原则有哪些？

实训指导

实训一　可摘局部义齿印模与模型技术

【实训目的】

1. 掌握：灌注模型和修整模型的方法、步骤和注意事项。
2. 熟悉：托盘的选择、制取印模的方法和步骤。
3. 了解：取印模前的口腔检查。

【实训内容】

1. 在仿头模上完成牙列缺损的可摘局部义齿修复的口腔准备。
2. 在仿头模上制取上、下颌印模、灌注石膏模型和模型修整。

【实训学时】

4 学时。

【实训器材】

口腔综合实验台、口腔治疗盘、成品托盘、技工钳、酒精灯、量勺、量杯、橡皮碗、石膏调刀、石膏切刀、蜡刀、模型修整机、石膏振荡器、牙列缺损模型（已预备好的 11、46 缺失的牙列缺损模型）一副、藻酸盐弹性印模材料、普通熟石膏、红蜡片、打火机、刃状石、轮状石等。

【方法和步骤】

1. 操作前准备

（1）相关器材准备。

（2）将 11、46 缺失的牙列缺损模型固定在仿头模上。

（3）调整仿头模的位置。

2. 制取印模

（1）托盘的选择：

取印模前要按患者牙弓大小、形状和印模材料的不同选择合适的托盘。如无合适的成品托盘，则需为患者专门制作个别托盘。

成品托盘根据大小、形状和深浅分各种型号。选择时要尽量选择与牙弓协调一致，并能全面覆盖所需印模的部位，托盘与牙弓内外侧应有 3 ~ 4 mm 的间隙，以容纳足够的印模材料，此间隙在各印模区以均等为佳。托盘翼缘不能过长或超过黏膜皱襞，不能妨碍唇（颊）、舌的活动，在其唇颊系带部位亦应有相应的切迹。上颌托盘后缘应盖过上颌结节和颤动线，下颌托盘后缘应盖过磨牙后垫区。

如果成品托盘某个部位与口腔情况不合适，可以用技工钳调改，或用蜡、印模膏等材料将托盘适当加长或加高。如果条件许可，制作工作模型时，应使用个别托盘。

（2）取印模

①调节体位：调整仿头模体位和头位，张口印模时最好保持上下颌牙弓平面与地面平行，头部高度与医师手操作高度相适应，保证医师用手固定托盘时也能保持舒适姿势。取上颌印模时特别是用流动性较大的印模材料，患者头部不应过分后仰，否则印模材料向软腭流动，易引起恶心，造成患者紧张。

②取上颌印模：按藻酸盐印模材料的调和比取适量的水和粉剂放入橡皮碗内快速调拌均匀，装入上颌托盘内，用左手持口镜或用左手示指牵拉左侧口角，右手持托盘，从右侧口角旋转将托盘引入口内，对准牙列，并使托盘柄对准面部中线，由前向后轻轻均匀加压于托盘底部，使托盘就位。在印模材料未凝固时，右手固定托盘，左手将上唇及两侧组织向前，向下牵拉，做肌功能修整。然后再用右手的中指和示指在相当于两侧前磨牙区将托盘固定，保持稳定不动，待印模材料凝固后，印模由口内取出。一般先取后部，再沿前牙长轴方向取下印模。

③取下颌印模：同样方法调拌印模材料放入下颌托盘，右手持托盘，用左手持口镜或用左手示指牵拉右侧口角，将托盘从口角旋转引入口内，迅速使托盘就位，让舌尖微抬，并向前伸和左右摆动，以确保舌侧、口底部印模边缘的准确。然后用左手固定托盘，右手做左侧肌功能修整，再换右手固定托盘，左手做右侧肌功能修整。最后用右手在前磨牙区将托盘固定，待印模材料凝固后取出。

④检查印模：印模取至口外后，要对照口腔情况进行检查。检查印模是否完整、清晰；修复体覆盖区域是否取全，边缘伸展是否适度；与修复体有关的基牙是否清楚，边缘是否清晰等。如果有气泡，且气泡在义齿覆盖的关键部位，如支托凹内、冠边缘区，则应重新预备印模；如果气泡发生在非关键区，如义齿基托边缘，则可用印模材料修补。对较薄弱的印模边缘，可用印模材料加厚加固，以免灌注模型时造成变形。若发现印模有缺陷影响模型质量者，应重新取印模。

3. 灌注模型

（1）灌注模型前的准备：检查印模上的气泡或小的缺损或较薄的边缘，可调拌少许印模材料予以填补和加固，以免印模变形。

（2）灌注模型的方法：调拌时先在橡皮碗内注入所需要的水，然后按规定的比例放入石膏，待石膏均沉入水中，表面已无多余的水分时，随即用石膏调拌刀迅速而均匀的调拌50 ~ 60 s。调拌过程中，橡皮碗内壁常黏附较干的石膏，可用调拌刀紧贴橡皮碗内壁环刮1周，将较干的石膏刮到橡皮碗中间，使之调拌均匀。调拌时不应中途加水，以防影响石膏的凝固和抗压强度。灌注模型时应使模型材料从印模的高点处开始灌注，并逐渐从高处流向四周，这种方法可使模型灌注完全，减少气泡形成，使模型材料充满印模的每个细微部分。也可以采用从一侧向另一侧灌注的方法。若牙弓内有孤立牙，应在该牙印模内插入火柴杆，以增强石膏牙的坚固性，避免在分离模型时折断。

（3）分离模型：应在石膏终凝以后脱模，不同的模型材料灌注模型后，所要求的模型分离时间是不同的。过早地从印模中分离模型，可致模型的薄弱部位折断。一般而言，普通石膏应在灌模后 1 h 再分离模型；硬石膏和超硬石膏分离模型时间应更长一些，灌模 6 h 后再分离模型最好，此时石膏模型强度才能接近最大值。脱模时，应先用工作刀修去托盘周围的石膏，使托盘边缘不被石膏包埋，然后根据不同的印模材料采取相应的脱模方法。弹性印模材料印模脱模比较简单，一手拿住模型底座，一手持托盘，顺着牙长轴方向，轻轻用力，使印模和模型分离；如遇有牙齿倾斜、缺牙造成的间隙较多或有孤立牙等情况，脱模时先去掉托盘，将弹性印模材料破成碎块，取出模型。

4. 修整模型 模型刚脱出时，石膏内含有水分，且尚未达到最大强度，比较松软，便于修整。模型修整常规是利用模型修整机进行，首先应修整模型底面，使其与平面平行，并且模型底座的厚度不应薄于 10 mm。其次再修整模型的后壁、侧壁及后侧壁，使模型的后壁与底面及牙弓中线垂直，使两边的侧壁与前磨牙、磨牙颊尖的连线平行，后壁与侧壁所形成的夹角磨去一段形成后侧壁，并使其与原夹角的平分线垂直。然后，再修整模型的前壁，使上颌模型的前壁呈等腰三角形，其顶角正对中线；下颌模型的前壁修成弧形，约与牙弓前部弓形一致。最后，用工作刀修去咬合障碍的部分，并使下颌舌侧平展，以利于熔模的制作。

在修整模型前，将模型在水中浸湿，防止石膏残屑粘在模型表面；在修整过程中，要求模型的底与𬌗平面平行，周边与底部呈 90°，模型最薄处至少有 10mm，模型的边缘有 3 ~ 5mm；同时保留模型上重要的解剖标志，仔细去除模型上的石膏结节，如有小的气泡，可用较稀的石膏充填。修整后使上颌模型前面为尖形，下颌模型前面为弧形。

【注意事项】

1. 选择合适的托盘，托盘与牙弓协调一致，并能全面覆盖所需印模的部位，托盘与牙弓内外侧应有 3 ~ 4 mm 的间隙，托盘翼缘不能过长或超过黏膜皱襞，不能妨碍唇（颊）、舌的活动，在其唇颊系带部位亦应有相应的切迹。

2. 取印模时注意肌功能修整。

3. 灌注模型时需排出气泡，使模型材料充满印模的每个细微部分，注意加固模型薄弱部位。

4. 修整模型使模型具有一定的形状和厚度。

【结果评定】

制取印模（30 分）	托盘选择不当	取印模体位不当	肌功能修整不到位	印模质量不佳
扣分	3	2	2	5
灌注模型（40 分）	模型材料调拌水粉比不合适	模型灌注不全或折断	分离模型时间不当	分离模型方法不当
扣分	4	10	5	3
修整模型（30 分）	形状不当	厚度不当		
扣分	5	5		

（蒋晓芳）

实训二　可摘局部义齿颌位关系记录及模型观测技术

【实训目的】

1. 掌握：模型观测仪的使用方法；填补倒凹的方法。

2. 了解：模型观测仪的结构及功能。

【实训内容】

1. 认识模型观测仪各个组成部件及用途。

2. 用模型观测仪在石膏工作模型上画出义齿设计范围内的导线，并根据导线填补倒凹。

【实训学时】

6 学时。

【实训器材】

模型观测仪及其附件、红蓝铅笔、雕刻刀、调拌刀、小橡皮碗、石膏工作模型、加色人造石（或磷酸锌粘固粉）、小排笔、毛巾等。

【方法和步骤】

1. 认识观测仪的结构　不同的观测仪具有不同的结构，但都有共同的构件。

观测仪一般由支架、观测台、分析杆及附件组成。

支架包括基座、支柱、横臂。基座又称为平台，表面光滑有利于观测台在其上自由滑动，其上可放置观测台，并在一侧边缘与支柱相连。支柱又称为垂直支柱，位于基座的一侧，垂直于基座，并与横臂相连。横臂又叫水平杆，与支柱相连，与基座平行，横臂的一端上有多个活动关节，便于观测臂在水平方向灵活移动。

观测台放置在基座上，用来安放和固定模型，有一活动关节能做旋转，可使台面做前后左右不同方向和角度的倾斜，从而使模型可以向需要的方向倾斜，倾斜度确定后可用台面下的旋钮固定。

分析杆上端与横臂连接，且与之垂直，可垂直升降，下端附有一夹持器，可固定需要的观测用具，分析杆也必须能流畅地进行升降运动，分析杆下面的工具夹，用来固定观测仪的附件。

观测仪的附件包括：测量规、描记铅笔与笔芯鞘、倒凹量规、铣刀、锥度规等。测量规是使用观测仪操作时，先测量余留牙（特别是基牙）及牙槽嵴倒凹的状况，并用于决定义齿就位道方向的直而细的金属棒。描记铅笔芯为普通的铅笔芯，描记观测线时安装在分析杆上，为防止笔芯的折断，增加了套管状的金属鞘，称为笔芯鞘。倒凹量规是直而细的金属棒，前端带有金属盘，盘缘与金属棒间距有 0.25mm，0.5mm，0.75mm 三种常用规格，用来测量基牙倒凹的深度。铣刀一端为圆柱状金属杆，与分析杆连接，另一端为刀刃状，填塞倒凹后，使用铣刀消除过剩的填塞倒凹材料。锥度规一端为圆柱状金属杆，与分析杆连接，另一端为下细上粗的锥形金属杆，锥度通常有2°、4°与6°三种规格，使用锥度规消除过剩的填塞倒凹材料，切削面可形成与锥度规相同的角度。

2. 使用模型观测仪测绘导线

（1）检查模型：要求模型完整，无气泡，咬合关系好；如有石膏小瘤，则应修除。对好上、下颌模型，作出咬合标志线。

（2）测绘导线：将修好的模型固定在观测仪上，采用平均倒凹法，根据选择就位道的原则，调整观测台，使基牙长轴与分析杆接近平行（垂直向就位），固定工作台，转动分析杆，在基牙及相关软硬组织上画出导线。

（3）测量倒凹深度：拆下分析杆末端铅笔芯，换上倒凹量规，测量各个基牙的倒凹深度并做标记。

3. 填补倒凹 填补倒凹是用石膏或倒凹材料填补余留牙颈部附近及黏膜组织上妨碍义齿就位的倒凹。模型设计完成后，即可明确基牙倒凹及组织倒凹的位置和大小。为了避免不利倒凹对义齿就位及摘戴的影响，需要在制作卡环、支架和基托之前，在模型上对基牙、余留牙和黏膜的不利倒凹进行处理，使得修复后的义齿能摘戴自如，避免造成食物嵌塞及对美观的影响。

（1）填补倒凹的部位。

① 靠近缺隙的基牙、邻牙及邻面的倒凹，颊侧不应超出颊轴面角。

② 基托覆盖区内所有余留牙舌（腭）侧的倒凹及牙龈缘区。

③ 妨碍义齿就位的软组织倒凹。

④ 义齿设计范围内的部分模型缺损处。

⑤ 高拱的腭皱襞。

⑥ 必要时还可填补基牙颊侧部分倒凹，如RPI卡环中的I杆接触点下方倒凹等。

（2）填补倒凹的具体方法。

若用石膏或人造石进行填倒凹，最好加入少许色素，以便与石膏模型区别，且工作模型需浸湿。若用蜡填倒凹，工作模型需干燥。以下介绍石膏填补倒凹的方法：

将工作模型浸泡于清水中，一般约10min左右。取出后，用吸水纸或毛巾吸干模型表面的水分，以利于填补石膏与模型的结合。用调拌刀在小橡皮碗内调拌着色的人造石膏粉，调拌均匀后，用调拌刀挑起适量人造石剂填入牙冠轴面与牙龈的两条观测线之间，从牙龈缘向𬌗方进行填补。填补牙冠轴面倒凹时，应注意刀面与就位道保持一致。待石膏初凝后，用小排笔刷洗多余的石膏，并用雕刻刀修去过多的填补材料，同时补上不足之处。观测线以上的非倒凹区，尤其是𬌗支托凹内若有填塞的人造石粉，需清除于净。

填补倒凹材料初步凝固后，将模型放回到观测仪的观测台上，按模型的设计原则，顺就位道方向，用带刃的分析杆去除多余的填补材料，但要求适量、适度。也可使用锥度规修整填塞处，牙冠长的基牙采用2°锥度规，牙冠短的基牙采用6°锥度规。

4. 画标志线 根据导线，用红蓝铅笔画出各类标志线：蓝线表示金属支架，红线表示基托边缘线。

【注意事项】

1. 正确认识并使用模型观测仪的各个部件。
2. 测绘导线时，选择合适的就位道。
3. 明确需要填补倒凹的位置。
4. 填凹的材料要恰当，不能过多或过少。

【结果评定】

测绘导线（30分）	模型质量不合格	选择就位道不恰当	画导线的位置有遗漏	测量倒凹深度不恰当
扣分	3	2	5	3
填补倒凹（40分）	模型浸水时间过长或过短	填凹位置有遗漏	填凹材料过多	填凹材料过少
扣分	2	5	3	3
模型最终设计（30分）	固位体位置及形状不恰当	支架位置不恰当	基托边缘线不恰当	
扣分	5	5	5	

（蒋晓芳）

实训三　间隙卡环的弯制技术

【实训目的】

1. 掌握：间隙卡环的弯制方法。
2. 熟悉：各种技工钳的使用方法。
3. 了解：连接体的焊接。

【实训内容】

在模型上完成45为基牙间隙卡环的制作。

【实训学时】

4学时。

【实训器材】

1. 器械　齿科模拟综合实验台、观测仪、打磨机、齿科振荡器、红蓝铅笔、橡皮碗、石膏调刀、平头钳、尖头钳（或三德钳）、日月钳、切断钳、蜡刀、雕刻刀、酒精灯、酒精喷灯等。

2. **材料** 上下颌模型一副、模型石膏、0.9mm 不锈钢丝、1.2mm 不锈钢丝等。

【方法和步骤】

一、卡环弯制的要求和要点

1. 要求

（1）将卡环各个部分放在模型正确的位置上。

（2）金属丝避免重复多次的弯曲和扭转，以免造成折断。

（3）制作过程中不能损伤模型。

（4）卡环不能影响咬合，其坚硬部分应与模型贴合，不能进人倒凹区以免影响义齿就位。

（5）尽量选用对金属丝损伤小的器械，减少钳夹痕迹。

（6）卡臂尖应圆顿，防止损伤口腔软组织。

2. 要点

（1）钳子固定手用力。

（2）目测训练要熟悉。

（3）转弯记号要做准。

（4）钳夹位置要适宜。

（5）动作轻巧勤比试。

二、示教弯制间隙卡环

根据设计，用铅笔将基牙卡环的准确位置画在工作模型上，卡臂起始于基牙的（远中）缺隙侧邻面，绕过邻颊（邻舌）轴面角弯向颊（舌）面。舌侧卡臂位于观测线骀方的非倒凹区内，颊侧卡臂起始部分位于非倒凹区，在卡臂长度的 1/2 处越过观测线进入倒凹区。

1. 弯制卡环臂 利用三德钳剪取一段长度为 8 ~ 10 cm，直径为 0.80mm 的不锈钢丝，用日月钳弯制钢丝，卡臂尖要深入牙邻间隙内少许，形成与基牙颊面颈部形态相一致的弧度；在相当于隙卡沟颊侧缘卡体转角部分用记号笔标记，用三德钳大锐角夹住转角画线稍后 0.5mm 处向下后外方向弯曲，转弯与隙卡沟相吻合。（转弯要点：三定一控制即定位、定点、定向，控制力量）。

2. 弯制连接体 在卡臂位于隙卡沟舌侧边缘处用记号笔标记，用尖钳夹住钢丝记号的卡臂一侧，向下弯曲钢丝大于 90° ，形成隙卡小连接体下降部分。倒转卡环，将卡环舌侧的转弯处抵在模型上隙卡沟下方的舌侧龈乳头处，在隙卡沟下方 1mm 处标记，将卡体向下离开组织面约 1 ~ 2mm，翻过卡环，在钢丝上画标记处作水平方向弯曲，使连接体和牙槽嵴保持约 0.5mm 的间隙。

3. 隙卡的走向 由基牙颊侧邻间隙，沿龈缘上 0.5mm 至另一侧邻间隙，然后垂直向上到颊外展隙，隙卡沟、舌外展隙形成连接体。

4. 卡环臂的固定 将完成后的卡环放在模型上，使卡环臂与模型贴合。将熔化的基托蜡滴在小连接体与模型牙槽嵴处，将卡环粘结固定。

三、学生练习

学生按上述示教过程进行操作练习。

【注意事项】

1. 间隙卡环弹性大，可更多利用基牙倒凹区。
2. 转弯与隙卡沟相吻合，不能高于𬌗平面。

【结果评定】

弯制卡环臂（60分）	卡臂尖位置不当	与基牙颊面颈部形态一致程度不当	卡体转角不到位	转弯与隙卡沟吻合不佳
扣分	3	2	2	5
弯制连接体（40分）	连接体形态不当	连接体和牙槽嵴间隙不当	隙卡形态不当	卡环臂固定方法不当
扣分	4	5	5	3

（武竞业）

实训四　三臂卡环的弯制技术

【实训目的】

1. 掌握：支托、卡环颊、舌臂的弯制方法。
2. 熟悉：弯制卡环的各种器械。

【实训内容】

在工作模型上按设计线弯制卡环颊、舌臂。

【实训学时】

12 学时。

【实训器材】

6 缺失的教学石膏模型 1 副、弯丝钳、大弯钳（日月钳）、平钳、切断钳、蜡匙、蜡片、酒精、火柴、0.9 mm 不锈钢圆钢丝、台式电钻、有色铅笔等。

【方法和步骤】

一、理论知识回顾

1. 基础知识　卡环的组成，与观测线的关系及卡环的常见种类。

2. 弯制支架的基本原则

（1）严格按照支架的设计要求弯制各种类型的卡环。

（2）弯制卡环时，应缓慢用力，卡环的各转角处应圆钝，避免形成锐角，金属丝最好弯制完成，勿反复弯折钢丝的同一部位，以免钢丝受损折断。

（3）尽量选用对钢丝损伤小的器械，减少钳夹的痕迹。

（4）卡环与模型轻轻接触，尤其弯制卡环臂、卡环体和𬌗支托时，不能损伤模型，以免影响就位。

（5）卡环臂应呈弧形，与模型贴合，弹性部分应位于基牙倒凹区，坚硬部分及卡环体应位于基牙非倒凹区，以免影响义齿的固位与稳定。

（6）卡环臂尖端应圆钝，防止义齿摘戴时损伤软组织；卡环臂尖端不能抵靠邻牙，以免卡环弹跳影响就位。

（7）卡环各部分不能影响咬合。

（8）卡环连接体的水平部分应离开牙槽嵴顶 0.5 ~ 1mm，以便能被塑料完全包埋。

（9）卡环、𬌗支托和小连接体应焊接在一起，并完全包埋于塑料中。

3. 弯制卡环颊、舌侧臂的要求

（1）卡环臂具有水平和垂直两个方向的弯曲，这样既可与设计线一致，又与基牙密合。

（2）I 型卡环在基牙上的位置。将其划分为近体段、弧形中段和卡臂尖段，其中近体段和臂尖段在观测线下 0.5 ~ 1.0mm，弧形中段在观测线下 1.0 ~ 2.0mm，卡环卡臂尖端离开龈缘至少 1.0mm，以免刺激牙龈。

（3）舌侧臂多为对抗臂，其在基牙上的位置，应与观测线平齐。

（4）间隙卡环的臂可以较低，甚至可靠近龈缘，但不能压迫牙龈。

（5）卡环体部位于基牙观测线以上，不能进入倒凹区，也不能高出𬌗面。卡环臂形成后，应沿基牙邻面向𬌗支托处靠拢形成卡环体，否则卡环的稳定性差。

（6）卡环转弯的点一定要标记准确。钳夹位置应在记号以下 0.5 mm，这样转弯恰好在记号处。

二、示教

三臂卡环弯制：以 57 为基牙，弯制卡环。

1. 弯制支托

（1）目测 6 缺隙大小，用三德钳将支托钢丝弯曲成与缺隙相适应的弧形。

（2）放到模型上比试，呈水平横过缺隙，离开牙槽嵴顶约 1 ~ 1.5mm，并用平钳进行调整，使对准 57 支托凹。

（3）用铅笔在扁钢丝上位于𬌗支托凹边缘嵴处做记号，以三德钳放在铅笔记号上，将钢丝向下弯曲形成支托。

（4）再放到模型上比试，调整，使𬌗支托与支托凹贴合，切除多余钢丝，将𬌗支托磨成圆三角形，末端逐渐变薄，并使其与支托凹进一步贴合，切除多余钢丝。

2. 弯制卡环

（1）弯制卡环臂：先目测基牙牙冠弧形的大小，做到心中有数。以右手（习惯用左手者相反）握弯丝钳，夹紧钢丝的一端，左手执钢丝，中指、无名指、小指夹住钢丝，示指顶在钳喙上作支点，拇指压住钢丝，两手同时向外旋转用力，迫使钢丝在外力作用下形成弧形，然后将其放在模型上比试、调整，使弧形与卡环设计线一致，并与基牙贴合。

（2）弯制卡环体和连接体的下降部分：卡环臂弯制完成后，放在模型上比试，在确定转弯处用铅笔作标记，转弯后形成卡环体和连接体。转弯有正手、反手之分。7 的颊侧臂和 5 的舌侧臂为正手转弯，7 的舌侧臂和 5 的颊侧臂为反手转弯。

①正手转弯：右手握弯丝钳，夹紧卡环臂靠近标记处，如果卡环臂弧度小，就钳夹住卡环臂的弧面。用左手拇指固定卡环臂并抵住钳喙，中指和无名指夹住钢丝，示指和中指用力将其向外、向下（龈方）弯曲约 120° ，并将其向内拉少许，以免连接体下降段进入基牙邻面倒凹区。

②反手转弯：将卡环倒转过来，钳夹紧卡环臂的外侧靠近转弯的标记处，用左手示指固定卡环臂并抵住钳喙，拇指和中指夹住钢丝，拇指用力将钢丝向外推约 120° ，并将其向内拉少许，以免连接体下降段进入基牙邻面倒凹区。

转弯的要点概括起来为“三定一控制”：

定位：确定卡环在基牙上的位置；

定点：确定在何处转弯，用铅笔准确作标记，钳夹位置略在标记下，使转弯恰在标记处；

定向：时刻记住卡环各部位在基牙的位置、行走方向，转弯时固定卡环，勿使转动；

控制：控制好转弯时的用力大小。

（3）弯制连接体的水平段及上升段：连接体的下降段弯制好后，目测缺隙区高度，在适当位置（转弯处）将钢丝微向上弯曲，形成连接体的水平段。再目测，钳夹适当的部位，将水平段向上弯曲约 90° ，形成连接体的上升段。然后放在模型上比试、调整，使水平段与殆支托的连接体水平段平行。再将连接体弯制搭在殆支托的连接体上，切断多余的钢丝，卡环臂尖端磨圆钝。最后在卡环臂末端处滴蜡将其固定在模型基牙上。

三、学生练习

学生按上述示教过程进行操作练习。

【注意事项】

1. 不能磨损基牙模型。
2. 卡环最好一次弯制完成，避免反复钳夹弯折钢丝同一部位而使钢丝受损折断。
3. 卡环臂的尖端应圆钝，防止义齿取戴时刺伤口腔组织。
4. 卡环臂尖端不能顶靠邻牙，以免就位时障碍。
5. 卡环各组成部分均不能影响咬合，卡环连接体（小连接体）水平部分应离开模型 0.5 ~ 1.0mm，以便能被塑料完全包埋。
6. 卡环、殆支托、小连接体应用焊锡连接在一起，并完全将焊接部包埋在塑料中。

【结果评定】

弯制支托（30 分）	支托位置的设计不当	选择钢丝不当	支托长度不为基牙殆面近远中长度的 1/4 ~ 1/3	连接体距牙槽嵴不为 0.5 ~ 1mm
扣分	3	2	2	5

弯制卡环（70 分）	选择钢丝不当	卡环在基牙上的位置不当	转弯位置不当	操作手法不当
扣分	4	10	5	10

（武竞业）

实训五　双侧后牙游离缺失的支架制作技术

【实训目的】

1. 掌握后牙缺失（单侧游离缺失）采用整体带模铸造方法进行义齿修复。
2. 掌握后牙缺失（单侧游离缺失）模型的设计原理及观测仪的使用方法。
3. 掌握填塞倒凹的方法与步骤。
4. 掌握工作模型的准备所包括的内容。
5. 掌握带模整体铸造的复模方法与步骤。
6. 掌握耐火材料、复模材料和磷酸盐包埋材料的理化性能、使用方法和注意事项。
7. 熟练掌握带模铸造法蜡型的制作方法。
8. 熟练掌握带模整体铸造的包埋、焙烧和铸造方法。
9. 掌握铸件的喷砂、打磨和抛光的方法。

【实训内容】

1. 示教上 67 | 56 缺失的带模整体支架的铸造方法与步骤。
2. 学生按照示教内容中上颌 67 | 56 缺失采取带模整体铸造的方法进行修复体的制作。

【实训学时】

16 学时。

【方法和步骤】

1. 器械：模型观测仪、琼脂溶解机、琼脂复模盒或型盒、振荡器、真空搅拌机、橡皮碗、石膏调拌刀、雕刻刀、滴蜡器、酒精灯、石膏打磨机、浇铸口形成器、铸圈、酒精喷灯、电烤箱、高频离心铸造机、切割机、喷砂机、打磨机、电解抛光机、超声波清洗机等。

2. 材料：67 | 56 缺失的石膏模型及对颌模型（要求基牙 支托凹已制备完成）、有色铅笔、薄蜡片、基托蜡、球转、磷酸盐包埋材料、耐火材料模型表面强化剂或蜂蜡、铸造蜡、蜡型表面清洗剂、钴铬合金等、坩埚、金刚砂、电解抛光液、清洗液、砂片、磨头、布轮等。

【方法和步骤】

一、示教

1. 模型设计及工作模型的准备

（1）模型观测：注意观测模型缺牙区、基牙及其义齿的覆盖部分有无气泡；是否与对颌牙有良好的咬合关系；模型中线是否一致：上下第一磨牙或尖牙（第一磨牙缺失）的咬合是否正确；基牙或余留牙倒凹的部位及大小等。如石膏模型上有小瘤需用雕刻刀去除，但不能损伤模型，将上下模型按照咬合关系对好后在其中线和两颊侧用有色铅笔画标志线。

（2）绘制观测线：确定该义齿的共同就位道，即义齿在口内戴入的方向和角度。一般采取以下两种方法确定。

1）平均倒凹法：即将基牙上的倒凹作平均分配，按照这种方法确定的观测线制作的义齿，其共同就位道的方向即是各基牙牙长轴延长线交角的平分线方向，若基牙长轴彼此平行，则就位道的方向与基牙长轴方向一致。此法适用于缺隙多、基牙倒凹较大的情况。具体的方法是：将模型固定在观测仪的平台上，根据缺牙的部位、牙的倾斜度、牙槽嵴的丰满度和唇颊侧倒凹的大小等，来确定模型前后及其左右方向倾斜的程度。将模型方向调节在各基牙的近远中向和颊舌向倒凹较平均的位置，使两侧的基牙都有一定程度的倒凹，画出模型的观测线。

2）调节倒凹法：缺隙两端基牙的倒凹不作平均分配，而是有意将倒凹集中在基牙的一侧，因而可使基牙上形成不同类型的观测线。义齿采取斜向就位，此种就位道适用于基牙牙冠短、基牙长轴彼此平行、𬌗力与义齿的共同就位道方向一致的患者。此种方法是通过调节观测仪的观测台的倾斜度，使模型向前或向后、向左或向右倾斜而调节倒凹，形成所需的就位道。

将以上两种方法分别进行讲解和示教后，按照平均倒凹的方法画出基牙的观测线。在画观测线的同时，将观测仪的分析杆与余留牙及牙槽嵴接触，同时标出余留牙和牙槽嵴的倒凹，作为填补倒凹的依据。

（3）工作模型的准备

1）根据观测线的位置和设计要求，首先在模型上用有色铅笔画出基牙固位臂、对抗臂、支托、金属支架、塑料基托等所在的位置。

2）确定终止线的位置（金属基托与塑料基托连接的部位）：根据人工牙排列的舌面位置确定终止线的位置并给予记录（原则上不影响人工牙的正确排列）。

3）在缺牙区的牙槽嵴顶铺一层薄蜡片，蜡片周围与模型不能有缝隙。目的是为以后树脂包埋金属小连接体余留空间，同时在终止线的部位形成台阶。

4）如义齿所在区有需缓冲的部位，用薄蜡片进行缓冲。

5）金属基托边缘封闭：沿腭杆的边缘用雕刻刀形成 0.5 ~ 1.0mm 的沟，以封闭边缘，减少异物感，同时增加义齿的固位。

（4）填补倒凹：在模型上用基托蜡或有色石膏等将不利于义齿就位和翻制耐火材料模型的基牙或组织倒凹填平，以免误将卡环、人工牙或基托等非弹性部分进入倒凹区，影响义齿的就位或耐火材料模型的准确性。

1）填补倒凹的部位。

①缺隙两侧基牙的近远中倒凹。

②义齿基托范围内妨碍就位的软、硬组织的倒凹。

③基牙及义齿范围内的余留牙的楔状缺损。

④模型缺损、气泡及拔牙创未愈合的凹陷。

⑤余留牙的唇颊、舌侧影响翻制耐火材料模型的不利倒凹。

2）填补方法。

①将模型完全浸泡在水中（5 ~ 10min）。

②取出模型，用纸巾轻轻吸去模型表面的水分。

③调拌少量较稀的有色石膏备用。

④用水门汀调拌刀取适量的有色石膏按照设计要求填补不利倒凹。

⑤待石膏初凝，用小毛笔将多余的石膏去除，并将填补石膏轻轻刷光。

⑥待石膏初凝后，进一步检查修整。

⑦也可用基托蜡进行填补但模型无须浸湿，且填补蜡表面要用酒精喷灯喷光。

2. 耐火材料模型的复制

（1）翻制琼脂印模。

1）将琼脂印模材料切成大小适宜的小块放入琼脂溶解机中熔化待用。如无琼脂溶解机，可将大小适宜的琼脂放入搪瓷罐中水浴加热，边加热边搅拌，注意搅拌幅度不能太大，以免产生气泡，待琼脂熔化后让其自行降温至 50 ~ 55C° 。

2）将工作模型与琼脂复模盒或型盒放置于 30C° 水中浸泡 10min，避免工作模型吸取琼脂印模材料中的水分与琼脂发生粘连，同时也可以增加模型的湿润性。取出后用纸巾吸去表面的水分，把工作模型放在琼脂复模盒的中央，要求其周围的空隙范围基本一致，确保琼脂印模材料的厚度均匀，以免印模收缩不一致而变形。将适宜温度的琼脂印模材料从琼脂复模盒上端的孔中以缓慢的速度灌入，直至灌满为止。

3）琼脂印模材料的冷却方法有两种：一种是在室温下自然冷却至完全。另一种方法是在灌注 20min 后，将型盒放置于水中冷却，水深约为型盒高度的 1/3，使琼脂印模材料自下而上逐渐冷却。20min 后再加水，使整个型盒浸泡在水中，直至琼脂完全凝固后从水中取出。

4）将工作模型从琼脂印模中取出，检查印模有无裂隙、气泡等，如不符合要求则需要重新翻制琼脂印模。

（2）灌注耐火材料模型。

1）取适量的磷酸盐材料，按照生产厂家要求的粉液比例调拌耐火材料。

2）在 30 ~ 60s 内充分调拌均匀，立即将调拌好的磷酸盐材料注入琼脂复模盒的阴模内，同时启动振荡器，直至灌满阴模。

3）灌注好的耐火材料模型需放置 45min 左右完全凝固后，方可从印模中脱出。

4）检查耐火材料模型的完整性和模型表面的光滑程度，有无气泡和小瘤，并给予适当地修整，但不能损伤模型。

3. 蜡型的制作与包埋

（1）耐火材料模型的表面强化处理：将耐火材料模型放入 80 ~ 100℃的干燥箱中干燥 2h 或自然风干后，先浸入熔化的蜂蜡中浸泡 15s，再放入 100℃的烘箱中烘烤 10min，让模型上的蜂蜡均匀吸收后，取出耐火材料模型自然冷却后备用。

（2）制作支架蜡型（熔模的制作）。

1）按照工作模型上的设计，在不损伤耐火材料模型的基础上用有色铅笔将设计转移到耐火材料模型上。

2）在边缘封闭后的基托边缘部位上蜡，并要求表面光滑。同时在双侧终止线的内侧的台阶部位上蜡，形成斜面与腭侧模型衔接。

3）在双侧缺隙区牙槽嵴顶的部位（余留空间）铺置网状连接体，要求其边缘位于余留空间的内侧。

4）在耐火材料模型腭侧金属基托的部位用 0.3 ～ 0.5mm 的薄蜡片贴附，要求贴附后薄蜡片厚度应均匀。

5）制作与塑料基托相连接的终止线：用直径 1mm 的蜡线条制作终止线，将其放置在金属基托蜡型的相关部位，加蜡，使其与金属基托蜡型衔接，再用雕刻刀在该线的颊侧形成锐角线，该线即为终止线，为金属基托与塑料的连接部位。

6）在模型腭侧金属基托的部位用 0.3 ～ 0.5mm 的花纹蜡片贴附，要求厚薄均匀，边缘密合。

7）在网状支架的内侧与金属基托的部位加蜡以形成加强带。

8）在模型的相应部位用铸造蜡按照设计要求分别形成卡环臂、连接体、支托等，并使它们连同网状支架和金属基托连接成一整体。同时用酒精喷灯将其表面喷光。也可选用成品卡环蜡形成卡环臂、连接体、𬌗支托等。并在完成上述的每一步后用酒精喷灯光滑蜡型的表面。

9）蜡型完成，检查支架蜡型各部位的完整性和光滑度以待备用。

10）根据具体的情况修整模型，要求模型距所选择的铸圈内壁至少有 3 ～ 5mm 的距离，距铸圈顶端 8 ～ 10mm 以上。

（3）安插铸道：本实训采用正插法安插铸道，即在两边缺隙侧终止线的部位上各安插铸道，相连并形成储金球，然后再用直径 3 ～ 4mm 的蜡线条形成主铸道，并将其用蜡固定在铸造座上。

（4）清洗蜡型：用蜡型表面清洗剂均匀地喷洒在蜡型表面，待其自然干燥。或用毛笔蘸酒精或肥皂水轻轻洗去蜡型和铸模表面的油脂，并用清水冲洗干净自然干燥备用。

（5）蜡型的包埋：选择大小适中的塑料铸圈，将耐火材料模型按照要求放在铸圈中按照包埋料的要求用真空搅拌机调拌包埋料，在振荡器上进行包埋。待包埋材料凝固后，拆除塑料铸圈，呈无圈铸造。

4. 焙烧、铸造、打磨、抛光

（1）焙烧：按照包埋材料的要求在包埋后 1 ～ 2h 设置焙烧程序进行焙烧。

（2）铸造：采用高频离心铸造机铸造法或真空铸造机铸造法。将适量的高熔合金（钴铬合金）放置于铸造机的坩埚内，从电烤箱中取出焙烧好的铸圈，调整好平衡砣，按照铸造机的操作程序和方法进行铸造。

（3）打磨、抛光。

1）清除包埋料：待铸圈自然冷却到常温，用小锤轻轻敲打铸圈，取出铸件，再用适当的器械去除铸件上的包埋材料。

2）喷砂：用金刚石砂除去铸件表面上的残留包埋料和氧化膜。

3）切除铸道：用金刚砂片或刀边石切除铸道，注意不能破坏铸件，并使用金属基托专用砂轮修整铸道的切断面。

4）打磨、抛光：先用砂轮及各种磨头将铸件不平整的表面遵照由粗到细的原则进行粗磨，使之逐渐平整；打磨时要有适当的压力和速度，仔细去除组织面的小瘤，然后将铸件放在模型上，如有不贴合则找出原因加以磨改；再用砂纸卷消除磨痕，用金刚砂橡皮轮仔细打磨抛光铸件表面，最后用绒轮或橡皮轮蘸氧化铬进行抛光。有条件的也可以采用电解抛光，将经过机械研磨的铸件放入电解槽中，在电解液内对金属进行电化学抛光。

5. 排牙及义齿蜡型的完成　将打磨抛光好的铸件放回工作模型上试戴，如有不贴合应找原因进行磨改，直到铸件与模型完全贴合。用蜡将铸件固定在模型上，按照设计要求铺设蜡基托并在缺牙区放置蜡块。在蜡块尚软时与对颌模型做正中咬合，选择形态、大小、颜色合适的人工牙，在殆架上根据对颌牙的咬合关系完成排牙，并检查咬合关系。根据咬合情况进行调磨，经调磨后按照排牙原则完成人工牙的排列和蜡基托的完成。

6. 其他　装盒、去蜡、填胶、热处理、开盒、打磨、抛光等步骤同前。

二、学生操作

按照示教的步骤和方法，在带教老师的指导下完成67 | 56缺失的无圈带模整体支架的制作。

【注意事项】

1. 蜡型应紧贴于模型上，表面应光滑、圆钝，无锐角、毛边或缺损。
2. 卡环臂和卡环体应呈内扁外圆形，与基牙接触面大而密合。
3. 连接体及加强网应呈扁平状，离开模型少许。
4. 金属和塑料连接处应为直角台阶，以保证塑料边缘有足够的厚度。
5. 蜡型各部位的连接处，应牢固、平整、一致。
6. 雕塑蜡型时应避免损坏模型，尽可能地保持模型的清洁。
7. 在不影响义齿的功能、稳定和坚固的情况下，蜡型应尽量做得小巧、精致和美观。

【结果评定】

模型处理（40分）	添补气泡不当	添补倒凹不当	去除小的瘤体不到位	对各种牙列缺损模型设计不当
扣分	5	5	5	10
铺蜡片（50分）	蜡网没有紧贴模型	邻面板厚度不当	大连接体区作内衬边缘不当	皱纹蜡片覆盖位置不当
扣分	4	10	5	3
外阶台制作（10分）	形状不当	厚度不当		
扣分	5	5		

（武竞业）

实训六　排牙技术及基托塑形技术

【实训目的】

掌握可摘局部义齿人工牙的排列方法；蜡型基托制作的方法。

【实训内容】

1. 排列人工牙。
2. 制作蜡型基托。

【实训学时】

6学时。

【实训器材】

石膏模型、技工用微型电机、蜡刀、雕刻刀、𬌗架、酒精灯、酒精喷灯、人工牙、红蜡片、普通石膏等。

【方法和步骤】

1. 检查　模型、𬌗堤是否符合制作要求，转移颌位关系至𬌗架上。

2. 排列人工牙

（1）根据缺牙间隙的大小，选择合适的成品树脂牙，调磨人工牙颈部及盖嵴部，消除阻碍就位的部分。

（2）将烤软的蜡片放置于缺隙处，将人工牙放置其上进行咬合调整后，用雕刻刀烫蜡，固定人工牙。

（3）以咬合纸检查人工牙在正中𬌗及非正中𬌗时的咬合关系，调磨早接触点，直至天然牙与人工牙形成均匀广泛的接触关系。

3. 制作基托蜡型

（1）在模型绘制的基托范围内，均匀铺置一薄层软蜡，用雕刻刀修去多余的蜡片，使基托厚度约达到2mm。

（2）用热蜡刀烫蜡以封闭蜡基托边缘，以防止装盒时石膏从边缘缝隙处流至蜡基托组织面。

（3）雕刻基托蜡型，人工牙牙颈线可参照对侧同名余留牙或邻牙牙冠的颈缘线，以雕刻刀修整人工牙蜡型颈缘，与余留牙颈缘线协调一致，弧度近于自然。

（4）修整蜡基托磨光面外形，呈现凹斜面状，并形成隐约可见的牙根突度，以增加蜡基托的美观效果。

（5）蜡型基托边缘修整为圆钝、光滑的形态。

（6）去除牙冠表面余蜡，以酒精喷灯喷光基托蜡型。

【注意事项】

1. 排牙时不可导致卡环等装置移位。
2. 调合时不可破坏天然牙及人工牙的𬌗面形态。
3. 排牙应逐一进行，前一颗牙排列恰当后再排下一颗人工牙，且不再调整前一颗人工牙。
4. 使用喷灯时注意应与基托保持一定的角度及距离，以免过度融化基托。

【结果评定】

排牙（50分）	相邻人工牙无邻接	人工牙左右不对称	前牙中线未对齐	牙弓弧度不协调	后牙咬合不紧密
扣分	3	3	4	3	3
蜡型制作（50分）	人工牙牙面有残蜡	颈缘位置不正确	未做牙根突度修整	磨光面形态不良	基托伸展不足或过长
扣分	3	3	2	2	3

（阎　杰）

实训七　可摘局部义齿的完成

【实训目的】

掌握混装法的装盒步骤；水浴加热法进行热处理的方法。

【实训内容】

1. 混装法装盒。
2. 充胶。
3. 热处理。
4. 打磨抛光。

【实训学时】

10学时。

【实训器材】

工作模型、型盒、石膏剪、毛笔、橡皮碗（大、小）、调拌刀（石膏、树脂）、压榨器、水浴箱、模型修整机、普通石膏、分离剂、玻璃纸、热凝树脂粉剂、单体、各类砂石、磨头、技工打磨机，抛光机等。

【方法和步骤】

1. 装盒

（1）仔细完成装盒前型盒和模型的检查，修整并浸泡模型，选择合适大小的型盒。

（2）装下层型盒：调拌石膏，其用量约为下层型盒高度的 1/2 ~ 2/3。将调拌好的石膏排气并充填于下层型盒，轻轻震荡型盒，排出石膏中的气泡。然后将模型压入下层型盒石膏中，使蜡型基托的边缘与型盒边缘平齐或稍低。需用石膏将模型、余留牙、卡环等包埋于下层型盒，仅将人工牙及基托蜡型完全暴露。在石膏处于半凝固状态时，用手或毛笔沾水或在缓慢地流动水下，将包埋石膏表面抹光，除去多余的石膏，使其成为光滑、圆缓、无倒凹的形态。

（3）装上层型盒：待下层石膏初步硬固后，用毛笔将分离剂（如肥皂水）涂布于在石膏表面。将上层型盒放置于下层型盒上，对好位置，使上下层型盒边缘紧密闭合。调拌石膏从型盒一侧边缘缓慢灌入，为防止人工牙颈缘、牙龈乳头、卡环体部等细小部位混入气泡，可先用毛笔沾少量石膏涂布，并轻轻震荡型盒（或将型盒置于振荡器上）排出石膏中的气泡，直至灌满上层型盒（石膏应略溢出上层型盒）。放上型盒盖，轻轻加压使之密合并排除多余石膏，洗净型盒周围外溢石膏。

2. 充填树脂材料

（1）烫盒：待型盒内石膏完全硬固后，将型盒浸没于 80℃以上热水中 5 ~ 10min，待蜡型软化后将其取出。

（2）冲蜡：用雕刻刀去除大块的软化蜡质，将型盒置于漏网上，用沸水彻底冲净型盒内残余碎小蜡质，并用雕刻刀修去石膏型腔边缘的锐角、薄边修圆钝，再用气枪吹除残留在人工牙之间、小连接体等处的多余水分。待模型初步冷却干燥之后，在上、下型盒内的石膏模型及义齿阴模腔表面涂以分离剂。

（3）调拌树脂材料：根据义齿蜡型的大小或按去蜡时保存的完整蜡块重量的 1.2 倍称取牙托粉。将其置于有盖的调拌杯中，并按粉液比 3：1（体积比）或 2：1（重量比）的比例，或从杯的边缘缓慢滴入单体直至粉剂完全浸湿，调拌混合均匀。加盖防止单体挥发。

（4）填塞树脂材料前需将手洗净，取适量面团期的树脂材料，反复揉捏材料至颜色均匀一致并形成适合的外形，压入型盒的石膏阴模空腔内，充填量可稍多。

（5）加压型盒：将上下型盒对准后合拢，并在其中间放置玻璃纸，加盖型盒盖。用手先对准位置施力加压，再置于压榨器上缓慢加压，直至上下层型盒完全对位密合，多余的树脂材料在压力的作用下充满型腔并溢出。在加压状态下静置 1min，打开上下型盒，揭去玻璃纸，检查树脂材料是否充满型盒空腔，人工牙与龈缘是否整齐，支架有无移位。用雕刻刀修去多余的树脂，去除隔湿玻璃纸再次加压。取出玻璃纸，用毛笔在人工牙与基托接触面上涂布少许单体，再将上、下层型盒关闭。用压榨器压紧固定，或用螺丝固定，以备热处理。

3. 热处理 将型盒置于 70 ~ 75℃的水浴环境中并保持恒温 1.5 ~ 2h，然后升温至沸腾并保持 0.5 ~ 1h，待其自然冷却后开盒。

4. 开盒 用扳手卸除固定加压螺丝。先用石膏调拌刀沿上下型盒的间隙轻撬开上、下层型盒，再用小锤敲打型盒底部活动板及型盒周围边缘，使模型脱出型盒。用石膏剪剪去义齿周围石膏及模型，将义齿从模型上分离出来。

5. 打磨抛光 包括粗磨、细磨、抛光三部分，应遵循由粗到细的原则。

（1）粗磨：用砂石、粗砂轮修整义齿基托边缘过长、过厚及锐利的菲边等妨碍义齿就位的部分；使用细裂钻或球钻去除人工牙颈缘处及牙龈乳头处多余的树脂瘤、气泡及石膏残屑，修整基托外形；使用柱状砂石或裂钻，磨去卡环体、支托部附着多余的树脂材料及影响就位的倒凹；将义齿基托组织面上的树脂瘤磨去，并适当缓冲组织面上尖锐的突起部分，并将残留于基托组织面的石膏轻轻去除干净，不可过多修整义齿的组织面。通过粗磨使义齿磨光面逐渐平整。

（2）细磨：用目数较小的砂轮、砂石等细磨头，对经过粗磨处理的义齿基托表面进行修整。

（3）抛光：先将布轮用水充分浸透，并蘸取抛光剂，间断有力地交叉反复抛光义齿基托。随后使用干、细软的布轮，表面蘸取抛光膏，对义齿表面轻轻打磨，即可使之呈现出树脂的光亮度。义齿抛光完成后，用小毛刷轻刷或使用超声波清洗机以清除义齿表面残留的抛光剂，检查并清洗义齿，置于冷水中保存。

【注意事项】

1. 型盒选择时注意大小合适。
2. 装盒时，不可在下型盒内形成倒凹，并保证足够强度。
3. 分离剂不可涂抹到人工牙和卡环表面。
4. 烫盒时间不可过长或不足。
5. 热处理不可升温过快，且结束后要自然冷却。
6. 磨光时应先粗磨后细磨，循序渐进。
7. 抛光时不可损伤卡环、人工牙及基托。

【结果评定】

装盒（25 分）	模型未浸水	模型未修整	包埋模型不正确	形成倒凹	未涂布分离剂
扣分	1	1	2	2	2
充填树脂（25 分）	水浴温度不当	浸泡时间不当	冲蜡不彻底或丢失	冲胶不当	加压压力不足
扣分	1	1	2	2	1
热处理、开盒（25 分）	水浴加热升温过快	骤冷	水浴未浸没型盒	开盒时机不当	开盒方法有误
扣分	2	2	1	1	1
打磨（25 分）	基托边缘形态不当	基托厚度不当	基托组织面处理不当	基托磨光面处理不当	抛光不足
扣分	2	2	2	1	1

（阎　杰）

实训八　可摘局部义齿数字化修复体制作技术

【实训目的】

1. 熟悉：可摘局部义齿数字化系统硬件组成、作用及相互关系。

2. 掌握：可摘局部义齿数字化系统操作流程，使学生具备信息采集、设计和制作数字化可摘局部义齿支架的能力。

【实训内容】

1. 利用计算机扫描系统进行数字化模型的制备。

2. 利用计算机辅助设计系统设计可摘局部义齿支架。

3. 利用计算机辅助制造系统制作修复体。

【实训学时】

6 学时

【实训器材】

1. 牙列缺损石膏牙模型、金刚砂车针（柱状或杵状）、纯钛金属块。

2. 可摘局部义齿数字化系统，包括扫描系统、计算机辅助设计系统、计算机辅助制造系统、3D 打印机器、3D 打印材料、抛光设备。

【方法和步骤】

1. 模型修整　将牙列缺损石膏模型上多余的石膏或气泡去除，使石膏模型表面光滑。用蓝色记号笔，在模型上画出合理的可摘局部义齿支架设计。

2. 数字化印模制备　利用扫描系统，对工作模型及对颌模型进行扫描，数据信息采集，将采集信息通过计算机数据重建系统，完成数字化模型建模。

3. 计算机辅助设计（CAD）　利用 CAD 设计软件对可摘局部义齿支架进行三维设计，设计的流程包括：支托 – 卡环 – 舌杆 – 加强网 – 小连接体 – 大连接体等。

4. 计算机辅助制造（CAM）　将设计好的修复体模型传输到计算机辅助制造系统，使用 CAM 系统，完成可摘局部义齿支架的制作；或者使用 3D 打印技术，完成可摘局部义齿支架的制作。

5. 后处理　如果是打印好的树脂支架，要进行后处理形成金属支架。

6. 抛光　利用抛光设备对金属支架进行打磨抛光。

7. 试戴　将打磨抛光好的可摘局部义齿支架放到模型上进行试戴，并检查支架形态和密合度。

【结果评定】

评定学生对可摘局部义齿数字化修复体制作技术流程的熟练程度，检查学生制作出来的纯钛支架与模型的贴合情况。

（马　杰　王美艳）

参考答案

第一章　绪论

1.E　2.C　3.D

第二章　可摘局部义齿修复工艺技术

1. A　2. D　3. A　4. C　5. C　6. A　7. C　8. B　9. C　10. B
11. E　12. C　13. E　14. C　15. D

第三章　技师与医师的合作交流

1. B　2. E　3. D

第四章　印模与模型技术

1. E　2. E　3. D　4. D　5. C　6. B　7. B　8. C　9. E　10. D
11. C　12. B　13. B　14. E　15. C　16. E　17. C　18. B　19. D　20. C

第五章　颌位记录与模型观测技术

1. A　2. C　3. D　4. A　5. B　6. E　7. A

第六章　支架制作工艺技术

1. C　2. D　3. E　4. C　5. E　6. B　7. B　8. C　9. D　10. E
11. B　12.C　13. B　14.C　15. B　16. D　17. D　18.D　19. E　20. A
21. C　22. E　23. D　24. B

第七章　排牙技术

1. A　2. D　3. C

第八章　可摘局部义齿的完成及试戴

1. E　2. D　3. E　4. D　5. B

第九章　可摘局部义齿戴入后常见问题及处理和义齿的修理

1. E　2. E　3. E　4. C　5. B　6. D　7. D　8. A　9. C　10. B

第十章　附着体义齿修复工艺技术

1. D　2. D　3. E　4. D　5. D　6. A　7. A　8. E　9. D

第十一章　套筒冠义齿修复工艺技术

1. D　2. C　3. B　4. C　5. E　6. D　7. C　8. D　9. A　10. B

第十二章　覆盖义齿修复工艺技术

1. A　2. C　3. C　4. A　5. B　6. D　7. A　8. C　9. B

第十三章　可摘局部义齿 CAD/CAM 技术

1. B　2. A　3. A　4. B　5. D　6. A　7. B　8. B　9. D　10. A

第十四章　可摘局部义齿 3D 打印技术

1. A　2. E　3. E

第十五章　种植义齿上部结构的制作技术

1. E　2. D　3. A　4. C　5. B　6. D　7. D　8. E

第十六章　赝复体修复工艺技术

1. A　2. E　3. E　4. D　5.E　6. D　7. E　8. E

参考文献

[1] 赵铱民．口腔修复学．7版．北京：人民卫生出版社，2012.

[2] 林雪峰，潘灏．可摘局部义齿修复工艺技术．3版，北京：人民卫生出版社，2015.

[3] 赵铱民．口腔修复学．6版．北京：人民卫生出版社，1999.

[4] 冯海兰，徐军．口腔修复学．2版．北京：北京大学医学出版社，2012年12月．

[5] 刘宇飞，易建国．口腔修复学．郑州：郑州大学出版社，2014.

[6] 韩科，彭东．口腔修复工艺学．北京：北京大学医学出版社，2012.

[7] 米新峰，农一浪．可摘义齿修复工艺技术．2版．北京：人民卫生出版社，2008.

[8] 杨亚茹．可摘局部义齿工艺技术．北京：中国中医药出版社，2015.

[9] 苏光伟，方会英．口腔修复学．北京：中国医药科技出版社，2015.

[10] 姚江武，麻健丰．口腔修复学．3版．北京：人民卫生出版社，2015.

[11] 王荃，马惠萍．口腔材料学．3版．北京：人民卫生出版社，2015.

[12] 杜士民，战文吉．可摘义齿修复工艺技术．3版．北京：人民卫生出版社，2016.